Geburt

Sheila Kitzinger

Geburt

Der natürliche Weg

DORLING KINDERSLEY
London • New York • München
• Melbourne • Delhi

Erstausgabe
Redaktion Lindy Newton
Lektorat Carolyn Ryden
Bildbetreuung Sally McKay, Sarah Scrutton
Cheflektorat Daphne Razazan
Chefbildlektorat Anne-Marie Bulat

Neuausgabe
Gestaltung Brightside
Redaktion Corinne Asghar
Bildbetreuung Nicola Rodway
Cheflektorat Corinne Roberts
Bildredaktion Tracey Ward

Bibliografische Information Der Deutschen Bibliothek
Die Deutsche Bibliothek verzeichnet diese Publikation
in der Deutschen Nationalbibliografie;
detaillierte bibliografische Daten sind im Internet über
http://dnb.ddb.de abrufbar.

Titel der englischen Originalausgabe:
Birth Your Way

© Dorling Kindersley Limited, London, 1991, 2001
Ein Unternehmen der Penguin-Gruppe
Text © Sheila Kitzinger, 2001

© der deutschsprachigen Ausgabe
by Dorling Kindersley Verlag GmbH,
Starnberg, 2003

Alle deutschsprachigen Rechte vorbehalten
Übersetzung Inge Olivia Wacker, Magnetsried

ISBN 3-8310-0432-3

Printed and bound in Singapore
by Star Standard Industries

Hinweis
Die Informationen und Ratschläge in diesem Buch sind von
den Autoren und vom Verlag sorgfältig erwogen und geprüft,
dennoch kann eine Garantie nicht übernommen werden. Eine
Haftung der Autoren bzw. des Verlags und seiner Beauftragten
für Personen-, Sach- und Vermögensschäden ist ausgeschlossen.

Besuchen Sie uns im Internet
www.dk.com

Inhalt

Geburt ohne Klinik – warum? 6

Wahlmöglichkeiten
Was ist eine »gute Geburt«?

Was stimmt nicht mit den Kliniken? 12

Das Kliniksystem ♦ Neue Entwicklungen
Die Auswirkungen von Streß
Warum nicht in die Klinik?
Fragen & Antworten: Weheneinleitung
Medikamente und Infektionen in Kliniken
Zärtliche, liebevolle Fürsorge?

Die sichere Hausgeburt 40

Die Risikoeinschätzung
Entwirrung der Statistiken
Fragen & Antworten: Die Risikoeinschätzung ♦ Eine Betrachtung der Risiken ♦ Gesundheitliche Beeinträchtigungen, die medizinischer Überwachung bedürfen ♦ Irrige Annahmen über Hausgeburten ♦ Verantwortung übernehmen
Charlottes Hausgeburt

Eine Geburt ohne Klinik 58

Geburtshäuser: Wie zu Hause?
Fragen & Antworten: Ein Geburtshaus
Entbindungsstationen für sanfte
Geburt und Entbindungspraxen
Fragen & Antworten: Selbstbestimmte
Geburt ♦ Zu Hause ♦ Bestimmt sein
Der Umgang mit Streß
Fragen & Antworten:
Eine Hausgeburt planen

Ihre Hebamme 76

Die Rolle der Hebammen
Hebammen und Hausgeburt
Fragen & Antworten:
Die Rolle der Hebamme
Ein Hebammenbesuch

Sich bereit machen 86

Ihre Vorsorge ♦ Wie ernähre ich mich in der Schwangerschaft am besten? Medikamente ♦ Fragen & Antworten: Yoga ♦ Gymnastik und sportliche Betätigung Ruhe und Entspannung ♦ Soll ich Atemübungen machen? ♦ Sich auf Ihr Baby einstimmen ♦ Wie liegt mein Baby? Wie stelle ich einen Geburtsplan auf? Wie kann ich den Geburtsraum mitgestalten? ♦ Welche Instrumente wird die Hebamme mitbringen? ♦ Für Geborgenheit und die richtige Atmosphäre sorgen Geburtsbilder ♦ Fragen & Antworten: Ist eine Wassergeburt sicher?

Ihr Geburtspartner 116

Geburtsängste von Männern ♦ Gefühle Ist es eine gute Idee, eine Freundin bei der Geburt dabei zu haben? ♦ Die richtigen Geburtspartner auswählen ♦ Die Aufgabe eines Geburtspartners ♦ Berührung, Massage und Halt geben ♦ Fragen & Antworten: Die Rolle des Geburtspartners ♦ Umhergehen

Die Geburt gemeinsam erleben 132

Das Bedürfnis nach Unterstützung
Die richtige Hilfe anbieten ♦ Die Hebamme unterstützen ♦ Kinder ♦ Fragen & Antworten: Größere Kinder und Geburt

Herausforderungen annehmen 142

Der Geburtstermin ist überschritten Sie meinen irrtümlicherweise, daß die Geburt begonnen hat ♦ Vorzeitiger Blasensprung ♦ Nabelschnurvorfall Langsam vorangehende Geburt Wehen, die kommen und wieder aufhören Eine Ruhepause am Ende der Eröffnungsphase ♦ Rückenschmerzen Wenn Sie den Mut verlieren Körperkontrolle ♦ Bedenkliche Herztöne Hyperventilation ♦ Sie werden sehr müde Preßdrang, bevor der Muttermund vollständig eröffnet ist ♦ Der Preßdrang setzt nicht ein ♦ Lange Austreibungsphase Getrübtes Fruchtwasser ♦ Das Baby kommt sehr schnell ♦ Überraschende Steißlage Ist ein Dammschnitt nötig? Steckenbleiben der Schultern Überraschend Zwillinge ♦ Das Baby hat Atemprobleme ♦ Starke Blutungen

Babyflitterwochen 176

Planen Sie Ihre Babyflitterwochen
Das Wochenbett ♦ Ihr Baby willkommen heißen ♦ Ein emotionaler Wandel Ihre größeren Kinder ♦ Der Stillbeginn Fragen & Antworten: Stillen Das Nest für die Nacht ♦ Gefühle nach der Geburt

Nachwort 191
Adressen 192
Anmerkungen 194
Register 202
Dank 208

Geburt ohne Klinik – warum?

Einem Kind das Leben zu schenken, ist einer der wichtigsten Wendepunkte in Ihrem Leben. Sie spüren, wie sich das Baby in Ihnen entwickelt. Während der Geburt überlassen Sie sich den Kontraktionen, die wie Meeresbrandung Ihren Körper erfassen. Wenn Sie Ihr Kind gebären, erleben Sie die Intensität der leidenschaftlichen Hingabe, um dann sehnsüchtig die Arme nach ihm auszustrecken und dieses neugeborene Wesen zu begrüßen und geborgen in Ihren Armen zu halten.

Wahlmöglichkeiten

Ganz gleich, ob die Geburt schwer oder leicht ist, schmerzhaft oder schmerzlos, ob es lange dauert oder schnell geht, ein medizinisches Ereignis braucht sie nicht zu sein. Niemals sollte so damit umgegangen werden, als handele es sich um nichts weiter als das Ziehen eines Zahnes. Geburt bedeutet sehr viel mehr als die Entfernung eines Babys aus dem Körper der Frau. Das aufkeimende Bewußtsein in einem kleinen Menschenwesen, das zum ersten Mal die Augen öffnet und einen Blick auf unsere Welt wirft, hat für die Mutter und den Vater enorme Bedeutung. Und das kann auch für alle anderen zutreffen, die diesem größten aller Abenteuer beiwohnen.

Es gibt aber auch Frauen, die der Ansicht sind, daß zuviel Aufhebens vom Geburtserlebnis gemacht wird. Sie wünschen sich lediglich, daß es nicht schmerzt und sobald wie möglich vorbei ist. Diese Einstellung hat ihre Berechtigung. Manche Frauen nehmen gerne eine Geburtseinleitung, eine Periduralanästhesie (PDA) und eine Zangengeburt oder einen geplanten Kaiserschnitt in Kauf und fühlen sich sicherer in der Gewißheit, daß die Geburt von einem renommierten Geburtshelfer geleitet wird, der über Fähigkeiten verfügt, die den natürlichen Vorgang ergänzen oder ersetzen können. Ich vertrete die Ansicht, daß Frauen bei der Geburt das erhalten sollten, was sie wollen. Die Geburt geschieht mit uns und unserem Körper, deshalb sollten nicht andere für uns Entscheidungen treffen oder uns Schuldgefühle vermitteln, weil sie sich anders entschieden hätten.

Geburt ohne Klinik – warum?

Andere Frauen wünschen sich eine Geburt, bei der sie und nicht die Ärzte diejenigen sind, auf die es ankommt. Sie möchten Informationen bekommen, aufgrund derer sie ihre eigenen Entscheidungen treffen und sich auf ein Erlebnis vorbereiten können, an dem sie ganz und gar beteiligt sind. Sie wollen nicht, daß die Eröffnungsphase und die Geburt von anderen in die Hand genommen werden.

Diese Frauen wissen, daß sich das in einer Umgebung leichter verwirklichen läßt, wo die Ärzte und Hebammen, die sie bei der Geburt betreuen, bei ihnen zu Gast sind. Sie möchten daher ihr Kind an einem anderen Ort als der Klinik zur Welt bringen. Das kann entweder ihr eigenes Zuhause sein oder ein Geburtshaus, wo die Körperrhythmen einer Frau berücksichtigt werden, wo die Geburt ohne Eingriffe verlaufen kann und die Menschen im Mittelpunkt stehen.

»Es ist ein Unterschied, ob Schwestern Ihnen eilig auf dem Flur nachhuschen – an einem Ort, an dem Sie sich fremd fühlen – oder ob Sie Menschen zu sich nach Hause einladen.«

Es gibt Kliniken, in denen das gesamte Klinikpersonal eine solche Einstellung hat, doch diese sind rar. Es braucht nur eine Person nicht mit dieser Einstellung übereinzustimmen, sondern von der aktiven Geburtsleitung überzeugt zu sein und die Frau als Patientin zu betrachten, die sich der Klinikroutine anpassen muß, es braucht nur eine Person kein Vertrauen in die körperlichen Vorgänge zu haben, um die Atmosphäre, in der die Geburt stattfindet, zu beeinträchtigen. Dann sind für eine gute Geburt notwendige intensive Konzentration und innere Zuversicht nicht mehr möglich.

Was ist eine »gute Geburt«?

Es geht hierbei nicht nur um Sicherheit oder darum, daß Mutter und Kind gesund sind. Wir wünschen uns die Geburt so sicher wie möglich; es sollte jedoch nicht wie selbstverständlich davon ausgegangen werden, daß eine Kreißsaalentbindung unbedingt der beste Weg ist, um dieses Ziel zu erreichen. Geburt hat mit Gefühlen ebenso zu tun wie mit der reinen Geburtsmechanik beim Tiefertreten, bei der Drehung und der Geburt des Kindes. Das kann gar nicht anders sein, weil Geburt einen wichtigen Übergang im Leben der Mutter, des Vaters und der ganzen Familie darstellt.

Alles, was bei der Geburt geschieht, hat Einfluß darauf, wie eine Frau sich danach wahrnimmt. Die Geburt kann sich über Jahre auf die Beziehung zwischen ihr und dem Baby und zwischen beiden Eltern und dem Kind auswirken. Frauen haben mir geschrieben, weil sie Hilfe suchten, um mit ihren intensiven negativen Gefühlen nach einer Geburt, die 30 oder 40 Jahre zurücklag, zurechtzukommen, weil sie sich endlich von der Selbstentfremdung, den Selbstvorwürfen und den Schuldgefühlen befreien wollten, unter denen sie seither gelitten hatten.

Geburt ohne Klinik – warum?

Eine gute Geburt ist eine Geburt, auf die eine Frau zufrieden und erfüllt zurückblickt, egal, wie sie verlaufen sein mag. Eine Geburt kann ein positives Erlebnis sein, selbst wenn sie aus unvermeidlichen Gründen äußerst schmerzhaft oder manchmal auch mit Trauer verbunden war. Ich weiß von einer Frau, die ein Baby zur Welt brachte, von dem sie wußte, daß es tot ist. Neben dem schmerzlichen Verlust wurde sie auch gewahr, daß es eine mit Empfindsamkeit, Mitgefühl und tiefer innerer Bewegung verbundene Erfahrung war.

Sie halfen mir, ihn in ein weiches Tuch zu wickeln. Er weinte ein wenig. Meine Brust interessierte ihn nicht besonders, aber gelegentlich leckte er daran. Nick hielt ihn auf dem Arm, als die Plazenta kam, fünf Minuten nach der Geburt und ohne daß die Gabe von Syntocinon notwendig gewesen wäre.

Geburt ohne Klinik – warum?

Frauen, die ihr Kind zu Hause oder in einem Geburtshaus zur Welt bringen, halten das für die beste Geburtsumgebung für sich selbst und das Baby. Das ist keineswegs eine egoistische oder gedankenlose Entscheidung; wenn sie sich für eine solche Geburt einsetzen und sie gar erkämpfen, ist das mit sehr viel innerer Auseinandersetzung, sehr vielen Fragen und sorgfältigem Abwägen verbunden.

Gründe für eine Geburt ohne Klinik Bei Gesprächen mit Frauen darüber, weshalb sie sich für eine Hausgeburt oder eine Geburt in einem Geburtshaus entschieden haben, werden stets die gleichen Prioritäten genannt:

♦ Eine entspannte, friedliche Atmosphäre während der Eröffnungsphase und der Geburt.

♦ Die Sicherheit und Geborgenheit einer vertrauten Umgebung.

♦ Die Gewißheit, während des gesamten Geburtsvorganges Sie selbst sein und Ihren eigenen Impulsen folgen zu können, volle Bewegungsfreiheit zu haben, das Kind in der von Ihnen gewählten Haltung zur Welt bringen zu können und so geräuschvoll sein zu dürfen, wie sich das spontan ergibt.

♦ Keinerlei Eingriffe, weder im Zusammenhang mit hochtechnisierter Geburtshilfe und Apparatemedizin noch durch sonstige Routinemaßnahmen wie das Sprengen der Fruchtblase.

♦ Die Möglichkeit, auch ohne Medikamente auszukommen und sich andere Möglichkeiten der Schmerzlinderung zunutze zu machen.

♦ Das Bewußtsein, daß Ihre Betreuer bei Ihnen zu Gast sind anstatt die Geburtsleitung zu übernehmen und daß Entscheidungen gemeinsam getroffen werden anstatt sie Ihnen aufzudrängen.

In der ersten Stunde ist das Baby wach und reagiert auf äußere Reize. Es dann kennen zu lernen ist viel interessanter, als wenn es eingepackt in seinem Bettchen liegt.

Geburt ohne Klinik – warum?

- Daß die Beziehung zu Ihren Betreuern auf Gleichwertigkeit beruht.
- Daß es eine Geburt mit einer Hebamme und keine geburtshilflich geleitete Entbindung ist.
- Eine intime Atmosphäre mit Menschen, die Ihnen nahestehen, so daß Sie sich von liebevoller Gemeinsamkeit getragen fühlen können.
- Die Familie bleibt beisammen; die größeren Kinder können dabei sein oder bleiben in der Nähe.
- Die Vermeidung eines Dammschnitts, so daß der Damm möglicherweise unverletzt bleibt.
- Daß Sie keine Sekunde lang vom Baby getrennt werden.
- Daß Sie nach der Geburt ganz persönlich versorgt werden und eine intime Atmosphäre herrscht.

Frauen, die das Gefühl haben, daß sie beeinflussen können, was bei der Geburt mit ihnen geschieht und die über die Wahlmöglichkeiten Bescheid wissen, erleben die Geburt sehr viel eher als befriedigend als Frauen, die die Betreuung bei der Geburt passiv über sich ergehen lassen müssen. Eine Frau fühlt sich degradiert, mißbraucht und verstümmelt, wenn ihr bei der Geburt jede Einflußnahme entzogen wird.[1]

Als ich mich eingehend mit den Erfahrungen von Frauen bei einer PDA beschäftigte[2], stellte ich fest, daß Frauen, auf die kein Druck ausgeübt wurde und die an der Entscheidung beteiligt waren, sehr viel positiver zur Geburt eingestellt waren als Frauen, die man zu einer PDA gedrängt hatte und die sich ihrer Autonomie bei der Geburt beraubt gefühlt hatten. Eine Frau meinte: »Ich kam mir hilflos vor, wurde wie ein Stück Fleisch behandelt, gedreht und gewendet, untersucht und katheterisiert, ohne daß ich gefragt wurde, so, als ob meine Geburt jetzt den Ärzten gehörte.« Frauen dagegen, deren Entscheidung für eine PDA ein Ausdruck ihrer Eigenständigkeit bei der Geburt war und nicht die Konsequenz von Machtlosigkeit, äußerten: »Ich behielt die Kontrolle.« oder »Es ging mir großartig. Ich fühlte und verhielt mich nicht mehr wie ein gefangenes wildes Tier, sondern war wieder ich selbst, ein vernunftbegabtes menschliches Wesen.« Im Mittelpunkt der Geburtserfahrung steht also die eigene Selbstbehauptung: ob wir Einfluß auf das behalten, was mit unserem Körper geschieht, oder ob uns der Einfluß entzogen wird.

Wenn Sie alle Möglichkeiten ausfindig machen, wo Sie Ihr Kind zur Welt bringen können, und sich dann für eine Hausgeburt oder ein Geburtshaus Ihrer Wahl entscheiden und alle Vorkehrungen treffen, um die Geburt zu ermöglichen, die Sie sich wünschen (wo Sie immer Leute um sich haben können, die Sie mögen, wo Sie die Verantwortung übernehmen und gemeinsam mit Ihren Betreuungspersonen Vorbereitungen für ein bestmögliches Geburtserlebnis treffen), fließt Ihnen sehr viel Kraft zu.

Was stimmt nicht mit den Kliniken?

Ein Grund, weshalb Sie Überlegungen zu einer Geburt ohne Klinik anstellen, könnte sein, daß Sie von den unangenehmen Erlebnissen anderer Frauen gehört haben, sich Kliniken angesehen haben und Ihnen die Atmosphäre nicht zusagte, oder schon ein Kind in der Klinik zur Welt gebracht haben und eine solche Erfahrung nicht noch einmal machen möchten. Eine Klinik, die eine optimale Versorgung für kranke Menschen gewährleistet, kann für die natürlichen körperlichen Vorgänge bei einer Geburt eine Umgebung darstellen, die unnötige Risiken mit sich bringt, den normalen physiologischen Vorgang behindert und Frauen bei der Geburt Angst einflößt, so daß diese ihre Eigenständigkeit aufgeben, ängstlich werden und das Selbstvertrauen verlieren.

Das Kliniksystem

Die Entbindungskliniken des 18. und 19. Jahrhunderts waren wohltätige Einrichtungen für Frauen, die in Armut lebten, und für unverheiratete Frauen, für die die Geburt als Schande galt (alle anderen Frauen brachten ihr Kind zu Hause zur Welt). Diese Einrichtungen lieferten das »Rohmaterial«, um Routine in der Geburtshilfe zu bekommen. Die Mütter dienten als Demonstrationsobjekte für Studenten der Geburtshilfe und Frauenheilkunde sowie als Versuchsobjekte der Forschung. Die ersten Experimente mit künstlicher Geburtseinleitung wurden an mittellosen Frauen durchgeführt, die in diesen Häusern Aufnahme fanden.

In den USA stellen in Armut lebende Frauen, die keine Sozialversicherung haben, immer noch einen Patientinnenkreis dar, an dem Medizinstudenten üben können. In Großbritannien kann es Frauen, die ihr Kind in einem Lehrkrankenhaus zur Welt bringen, passieren, daß sich eine Traube von Studenten um ihr Bett versammelt, und sie erfahren vielleicht nie, daß der Arzt, der eifrig einen Dammschnitt nähte, ein Assistenzarzt war, der seine Nähkünste bei Ihnen zum ersten Mal ausprobieren durfte.

Was stimmt nicht mit den Kliniken?

Nach dem Zweiten Weltkrieg gewährleistete die staatliche Gesundheitsfürsorge in Großbritannien allen eine kostenlose medizinische Versorgung. In anderen europäischen Ländern wurden Sozialversicherungen und Krankenversicherungen geschaffen, die von Steuergeldern finanziert werden und auf der Prämisse beruhen, daß die Gesundheitsfürsorge Angelegenheit des Staates sei.

Mit Hilfe der Schaffung der britischen staatlichen Gesundheitsfürsorge geriet die Geburtshilfe unter den Einfluß der Gesundheitspolitik der Regierung, und das betraf auch den Ort, an dem Geburten stattfinden. Es wurde der Beschluß gefaßt, daß genügend Betten zur Verfügung stehen sollten, damit alle Frauen ihr Kind in der Klinik zur Welt bringen können. Die Geburt geriet immer mehr unter medizinischen Einfluß. Gleichzeitig stieg der Lebensstandard beträchtlich. In Großbritannien wuchs eine Kindergeneration heran, für die die einfache, gute Ernährung der Kriegsjahre (Vollkornbrot, Orangensaft, Milch, wenig Fett, wenig Fleisch und viel Gemüse) von Vorteil gewesen war. Die Menschen waren gesünder als je zuvor. Das führte dazu, daß die Frauen während der Schwangerschaft gesund waren, keine Anämie hatten und Schwangerschaft nicht als Krankheit erlebten. Es kamen gesündere Babys zur Welt, und die perinatale Sterblichkeit (kindliche Todesfälle während oder unmittelbar nach der Geburt) nahm deutlich ab; sie hat gegenwärtig den bisher niedrigsten Stand von acht pro 1000 erreicht.

Die Frauenärzte behaupten, daß das auf eine bessere geburtshilfliche Versorgung und darauf zurückzuführen sei, daß alle Frauen in der Klinik gebären. Doch auch heute noch ist die Wahrscheinlichkeit, daß das Kind stirbt, bei Frauen aus einer niedrigen sozialen Schicht, deren Partner Hilfsarbeiter oder arbeitslos ist, gegenüber Frauen aus der Mittelschicht doppelt so hoch. Soziale Unterschiede hinsichtlich der Bildung, der allgemeine Gesundheitszustand, die Möglichkeit, sich zu informieren, die Wohnverhältnisse, die Ernährung, die Einstellung zum Rauchen und Verständigungsbarrieren zwischen Betreuer und Patientin wirken sich entscheidend auf die perinatale Sterblichkeit aus. Daß Babys bei der Geburt sterben und Frauen leiden, ist oft auf Armut und Benachteiligung zurückzuführen.

Es ist richtig, daß eine komplizierte technische Ausrüstung und hochmoderne Apparatemedizin, Anästhesisten und Ärzte mit chirurgischer Ausbildung nur in der Klinik zur Verfügung stehen. Diese Geräte und diese Fertigkeiten können lebensrettend sein – für eine kleine Zahl von Babys. Doch seitens der Wissenschaftler taucht immer häufiger die Frage auf, ob die oftmals routinemäßig vorgenommenen Eingriffe bei vielen Klinikgeburten nicht auch gefährlich sind. Die meisten technischen Maßnahmen sind ohne entsprechende Untersuchungen in der Geburtshilfe eingeführt worden. Ungeklärt ist, ob Maßnahmen – wie das Sprengen der Fruchtblase, hochdosierte Schmerzmittel und kontinuierliche Herzton-Wehenüberwachung – für die Mütter und die Babys schädlich sind, wenn sie routinemäßig durchgeführt werden und nicht situationsgemäß.

Klinikrituale

Das Problem ist, daß fast jede Frau, die heute zur Geburt in die Klinik geht, feststellen muß, daß Maßnahmen, die sie nicht wünscht, obligatorisch sind, weil von den Ärzten Regeln und eine bestimmte Vorgehensweise für die Geburtsleitung festgelegt wurden:

> »Sie sagten mir nur, was sie als Nächstes tun würden. Nach dem, was ich wollte, wurde ich nicht gefragt.«

- Das Sprengen der Fruchtblase bei drei bis vier Zentimeter Eröffnung.
- Der Muttermund muß sich innerhalb einer Stunde um einen Zentimeter eröffnen (anderenfalls wird ein Venenzugang gelegt und Sie bekommen wehenverstärkende Mittel verabreicht).
- Die Verabreichung von Schmerzmitteln, obwohl Sie diese nicht wünschen.
- Die Austreibungsphase nach der vollständigen Eröffnung des Muttermundes darf nur zwei, eineinhalb, eine Stunde oder sogar nur 45 Minuten dauern; nach Ablauf dieser Zeit werden Zange oder Saugglocke eingesetzt.

Es gibt auch sehr viel subtilere Eingriffe, Dinge, die die Atmosphäre, in der die Geburt stattfindet, und die Einstellung aller bei der Geburt Anwesenden beeinflussen. Hierzu gehören:

- das Tragen eines Kliniknachthemds;
- wie bei einer Krankheit das Bett hüten zu müssen;
- nichts essen und trinken zu dürfen;
- der Wettlauf mit der Zeit bei der Überprüfung des Geburtsfortschritts;
- die Schichtwechsel des Klinikpersonals;
- die Anwesenheit von Fremden, die über Sie sprechen anstatt mit Ihnen;
- daß Sie behandelt werden wie ein unmündiges Kind, das kein Mitspracherecht hat.

In manchen Kliniken wird eher das Pathologische betont – die Überwachung von Vorgängen, die falsch laufen könnten –, anstatt den spontanen Geburtsverlauf zu fördern.

Durch solche Eingriffe kann das Selbstvertrauen einer Frau nachhaltig erschüttert werden. Es wird von ihr erwartet, daß sie passiv und gehorsam ist, sich wie eine gute Patientin verhält. Sie beginnt, ihrem eigenen Körper zu mißtrauen. Es kann passieren, daß sie alles, was mit ihr geschieht, mit Abstand betrachtet, obwohl ihre Helfer sich um Freundlichkeit bemühen. Möglicherweise nimmt sie ihre Gefühle und die Verzweiflung, die in ihr aufsteigt, nicht mehr wahr, so daß sie sich erst Tage, Wochen oder Monate,

Was stimmt nicht mit den Kliniken?

nachdem das Baby geboren ist, bemerkbar machen. Dann glaubt sie vielleicht, daß all ihre negativen Gefühle im Zusammenhang mit der Geburt und wie sie diese immer wieder in Gedanken durchspielt sowie manchmal auch die Feinseligkeit gegenüber ihrem Kind, die bei ihr durchbricht, allein auf ihr Versagen zurückzuführen sind, und sie bekommt heftige Schuldgefühle.

Neue Entwicklungen

In den Jahren zwischen 1970 und 1990 kam es zu einer erstaunlichen Veränderung in den Einstellungen der Frauen. Eine neue Partnerschaft zwischen der Geburtshilfe und der Elektronik schuf durch Ultraschall ein Fenster zur Gebärmutter; durch technische Neuerungen wurde die Geburt komplizierter und zwang die Frau noch stärker in die passive Patientinnenrolle, und die Geburtshelfer betrachteten Geburt als medizinisches Ereignis, das nur in der Umgebung einer Intensivstation, die auf alle denkbaren Katastrophen eingestellt ist, stattfinden konnte. Zur gleichen Zeit forderten Frauen in fast allen Industrieländern eine menschlichere, persönlichere Betreuung, bei der ihre Bedürfnisse stärker berücksichtigt werden, und setzten sich für eine Geburtsumgebung ein, in der sie im Einklang mit den spontanen psycho-biologischen Vorgängen bei der Geburt und mit der schöpferischen Energie in ihrem Körper sein konnten.

»Das Äußere ist nicht so wichtig: Die Geburtszimmer in den Kliniken sind alle etwas phantasielos. Doch das Personal entscheidet darüber, was man wann zu tun hat. Sie bestimmen. Ich möchte aber von niemandem bevormundet werden.«

Das hatte einerseits immer mehr geburtshilfliche Eingriffe zur Folge und andererseits eine Reformbewegung, in der Frauen den Wert einer Geburtsumgebung im kleinen Rahmen mit wenig Technik wiederentdeckten, sich für alternative Gebärmöglichkeiten wie Geburtshäuser und Gebärzimmer einsetzten und sich trotz entschiedener Opposition seitens des medizinischen Systems dafür entschieden, ihr Kind zu Hause zur Welt zu bringen.

Frauen wurden dazu ermuntert, in der Eröffnungsphase umherzugehen, und Hebammen, seltener Ärzte, ermöglichten es den Frauen, in jeder Haltung, die ihnen angenehm war, ihr Kind zur Welt zu bringen. Es wurden Geburtspläne eingeführt. Frauen wurden nach ihren Wünschen gefragt, und die Betreuungspersonen hörten ihren Patientinnen besser zu und trugen deren Wünsche in die Patientinnenunterlagen ein. Das alles ist nur zu begrüßen. Wir machen Fortschritte.

Eine Frage, die zu klären ist: »Ist die Geburt an einem solchen Ort für mich als Frau sicher, und kann ich dort auch all meine Kräfte entfalten?«

Was stimmt nicht mit den Kliniken?

Dennoch bleiben Kliniken »Institutionen«, und oft sind das sehr große, komplexe, bürokratisch und hierarchisch organisierte Einrichtungen. Es muß alles geregelt sein, damit die verschiedenen Bereiche der Gesamtstruktur effizient zusammenarbeiten können. Unter solchen Bedingungen ist es einfach, Verantwortung hintanzustellen und es zum Hauptanliegen der einzelnen zu machen, die Rädchen des Systems zu ölen, damit es reibungslos funktioniert. Es ist kein Wunder, daß die Bedürfnisse und Wünsche der Frauen oft ignoriert oder trivialisiert werden. Kliniken könnten viel besser funktionieren, wenn es keine Patienten gäbe.

In den Kliniken haben Patientinnen vielleicht Wahlmöglichkeiten, jedoch keinen wirklichen Einfluß. Die Klinikverwaltung übt das Hoheitsrecht aus. Bei der Analyse von Aussprüchen und Sätzen von 40 Frauen, die eine Hausgeburt hatten, im

»Geburt ist nicht gleich Schmerz. Wenn ich die Augen schließe, kann ich mir einen kreißenden Berg vorstellen, so gewaltig sind die Kräfte, die in meinem Körper wirkten.«

»Das beste daran war, daß es zu Hause geschah, im Kreise meiner Familie.«

Was stimmt nicht mit den Kliniken?

Vergleich zu 40 Frauen, die ihr Kind vaginal in der Klinik zur Welt gebracht hatten, stellte ich fest, daß viele Klinik-Mütter Ausdrücke wie »durfte« oder »ließ man mich« gebrauchten, jedoch keine der Frauen mit einer Hausgeburt. Manche Frauen mit einer Klinikgeburt waren dem Geburtserlebnis gegenüber sehr positiv eingestellt, doch hatten sie nicht in gleichem Maße erlebt, daß sie Einfluß auf das hatten, was mit ihnen geschah.

Beim Schmerz geht es nicht einfach nur um eine »hohe« oder »niedrige« Schmerzschwelle. Er hat immer eine Bedeutung. Erinnerungen an frühere Schmerzerfahrungen werden wach, daran, andere leiden zu sehen. Unsere Einstellung zu Schmerz kann davon beeinflußt werden, wie andere Frauen eine Geburt beschreiben, oder durch die Darstellung von Geburt in den Medien, oft auch durch fast vergessene Erinnerungen aus der Kindheit.

»Ich atmete langsam, der Schmerz hatte etwas Befriedigendes und Lustvolles, ich war in meiner gewohnten Umgebung, alles war friedlich.«

Wenn Sie einmal überlegen, wie Sie sonst mit Schmerzen umgehen, kann das hilfreich sein. Wenn Sie sofort zu Tabletten greifen, damit die Schmerzen aufhören, ist eine Hausgeburt vielleicht nicht das Richtige für Sie. Geht es Ihnen aber eher um die Ursachen und Sie versuchen also, die Streßquellen zu verringern, sich anders zu ernähren, Haltungen und Bewegungen bewußt einzusetzen und herauszufinden, wie Entspannung, Atmung und konzentriertes Fokussieren Ihnen beim Umgang mit Schmerzen hilft, kann die Hausgeburt ein guter Weg sein.

Frauen, die mit den Schmerzen umgehen möchten und sie nicht loswerden wollen, indem sie von Experten erwarten, daß sie sie verringern oder ausschalten, kommen am besten mit einer Hausgeburt zurecht.

Geburtsschmerzen sind anders als Schmerzen durch Verletzung. Sie entstehen durch Muskeldehnung, Druck auf Nerven und das Sich-Öffnen des Körpers. Sie sind eher mit Regelschmerzen zu vergleichen, nur sind sie viel stärker. Sie kommen in Wellen. Dieser Rhythmus gewährt eine Ruhepause nach jeder Wehe. Wenn sich der Muttermund immer mehr öffnet, werden diese Ruhepausen immer kürzer. Es bleibt gerade noch genug Zeit zum Ausatmen, die Schultern sinken zu lassen, sich zu entspannen und sich bereit zu machen, bevor die nächste Welle kommt.

»Der Kopf trat durch, und als die Wehe vorbei war, spürte ich diese enorme Dehnung! Ich atmete kurz und flach, bis die nächste Wehe kam und hatte das Gefühl, es zerreißt mich! Bobbie hielt mir einen Spiegel hin, ich schüttelte den Kopf, wollte nicht abgelenkt werden. Kurz darauf kam eine Preßwehe und der Kopf war da.«

Geburtsschmerz hat eine andere Bedeutung als zum Beispiel Zahn- oder Ohrenschmerzen, ein Knochenbruch oder Koliken. Schöpferisch tätig zu sein, verursacht diesen Schmerz. Wenn es gut läuft, beginnt jede Wehe allmählich und steigert sich dann bis zum Höhepunkt, um wieder abzuebben. Das ist Schmerz, der einen Sinn hat – positiver Schmerz.

Das soll nicht heißen, daß Wehenschmerzen leicht zu ertragen sind. Viele Frauen erleben sie als die stärksten Schmerzen, die sie je hatten. Sie gehören zu den allerheftigsten Schmerzen.³ Doch diese werden grundlegend durch Ihre Gedanken und die Einstellung Ihrer Geburtshelfer beeinflußt.

Schmerzen sind etwas sehr Persönliches. Niemand kann behaupten, daß seine Schmerzen stärker sind oder schwächer als Ihre. Deshalb lassen sie sich so schwer beurteilen und auf einer Skala von 0–10 einordnen. Es kommt auf die Bedeutung an, die Schmerzen in Ihrem Leben, in Ihren Beziehungen zu anderen Menschen und in Ihrem Umfeld haben.

Eine Frau, die eine Geburt als sehr schwirig erlebt hat, kann kaum nachvollziehen, wie andere Frauen Geburt als etwas Schönes beschreiben. Manche Frauen sind der Meinung, daß diese Berichte über die Lustgefühle dabei und wie jede Wehe siegessicher überwunden wurde, auf Verklärung oder Unwahrheit beruhen. Eine Frau zum Beispiel, die darauf eingestellt ist, daß sie in der Klinik sofort eine PDA bekommt, was dann aber nicht eintritt, weil der Anästhesist nicht zur Stelle ist oder weil die Hebamme es schon für zu spät hält oder meint, daß das zu unnötigen operativen Eingriffen führen würde, wird wahrscheinlich heftige, unerträgliche Schmerzen empfinden. Und die Wut, die sie hat, richtet sich gegen diejenigen, die ihr die gewünschte Schmerzlinderung vorenthalten haben und gegen die Frauen, die gerne zufrieden an ihre Geburt zurückdenken. Und das ist verständlich. Doch es ist ein Faktum, daß eine Frau ihre Geburt durchaus genießen kann, wenn sie in der richtigen Umgebung und in Anwesenheit der richtigen Geburtshelfer stattfindet. Deshalb ziehen Frauen eine Hausgeburt in Betracht. Sie möchten in ihrer vertrauten Umgebung sein.

> »Ich sah sie dort am Boden liegen, ihren sich windenden kleinen Körper, die faltige Haut, ganz bleich mit braunen Flecken, das Haar feucht und am Kopf klebend. ›Hallo, mein Schatz, alles o.k.‹, sagte ich, legte meine Hände um sie und nahm sie hoch.«

Untersuchungen haben ergeben, daß Frauen, die sich nicht auf ihr Baby freuen, mehr Schmerz empfinden als Frauen mit viel Vorfreude. Wenn der Partner negativ oder ablehnend zur Schwangerschaft eingestellt ist, kann auch das zu einer schmerzhafteren Geburt führen.⁴

> »Innerhalb eines einzigen Tages hatte ich den Annapurna bestiegen und den Nobelpreis erhalten.«

Eine Frau, die gegen Ende der Schwangerschaft ängstlich ist, empfindet möglicherweise mehr Schmerzen als eine Frau, der es gut geht, und wenn sie große Schmerzen erwartet, hat sie auch mehr Schmerzen, wahrscheinlich, weil sie angespannt ist, und in einem psychisch-körperlichen »Kampf-oder-Flucht-Zustand« ist.⁵ Noch schmerzhafter wird es, wenn eine Frau in der Eröffnungsphase einsam und allein ist.⁶

Die Auswirkungen von Streß

Geburt ist für die meisten Frauen mit Streß verbunden, auch an einem Ort außerhalb der Klinik, an dem sie sich sicher und im Kreis von Freundinnen geborgen fühlen. In der Klinik wird dieser psychische Streß jedoch verstärkt.

Was stimmt nicht mit den Kliniken?

Eine Geburt in der Klinik ist deshalb oft mit viel Streß verbunden, weil die Frau sich an einem fremden Ort befindet, mit verschiedenen Pflegepersonen konfrontiert ist und das Augenmerk immer auf die Dinge gerichtet ist, die schiefgehen könnten. Es geht hierbei nicht nur um Schmerz. Dieser zusätzliche Streß tritt in Verbindung mit dem Schmerzstreß auf, und dann gerät eine Frau in Verzweiflung. Ein solcher Zustand stört die geburtswirksame Wehentätigkeit, es kommt zu einer Wehenschwäche, oder die Frau kann das Baby nicht hinausschieben. Weil der physiologische Geburtsvorgang dadurch gestört ist, kann sich dieser übermäßige Streß auf den Zustand des Kindes vor und nach der Geburt auswirken.

Unter Streß produziert unser Körper Katecholamine, die »Streßhormone«, die bekanntesten sind Adrenalin und Noradrenalin. Das ist normal und in den meisten Fällen von Vorteil, weil Katecholamine dem Körper helfen, sich auf Streß einzustellen. Wenn es jedoch zu übermäßigem Streß kommt oder er zu lange andauert, hat der Körper keine Reserven mehr und kann sich nicht mehr auf die erhöhten Anforderungen einstellen.

> »Sie war so glitschig, und ich zitterte am ganzen Körper, also legte Bobby sie mir in die Arme, ich lehnte mich zurück und hielt sie auf meinem Bauch, was gar nicht so leicht war, weil ich so zitterte und sie sich so wand und so glitschig war, doch sie war da und ich versuchte, uns beide zu beruhigen.«

Steigen bei einer Frau die Katecholaminwerte während der Geburt abnorm an, sind die Wehen nicht mehr so geburtswirksam, sie werden schwächer oder krampfartig, der Muttermund eröffnet sich langsamer und die Geburt dauert länger.[7] Es kann auch zu einem Wehenstillstand kommen. Häufig passiert das, sobald die Frau in der Klinik ankommt, auch wenn sie zu Hause starke, regelmäßige Wehen hatte. Der erhöhte Katecholaminspiegel bewirkt, daß sie ängstlicher wird, was bedeutet, daß sie auch mehr Schmerzen empfindet. Dadurch steigen wiederum die Katecholaminwerte. Es ist ein Teufelskreis.

Wenn es jedoch zu keinem zusätzlichen Streß kommt, dann sind die anstrengende Wehentätigkeit, die Aufregung der Mutter, die viele Energie, die ihr zur Verfügung steht, um mit den immer stärker werdenden Wehen zurechtzukommen, die immer länger dauern und in kürzeren Abständen aufeinander folgen, für das Baby gut. Immerhin produziert auch das Kind Katecholamine.

> »Es war ein Hochgefühl, auch wenn ich zitterte, unter Schock stand, alles brannte. Es war unglaublich. Ich hielt dieses kleine Wesen im Arm, mit dem ich all die Monate über gesprochen und nach dem ich mich so gesehnt hatte. Ich war dankbar, daß wir die Geburt wohlbehalten überstanden hatten und flüsterte: ›Wir haben es geschafft. Wir sind sicher. Ich liebe dich.‹«

Wenn die Katecholaminwerte normal sind,

♦ wird die Prostaglandinproduktion erhöht, die Sauerstoffaufnahme wird gesteigert.

♦ ist das Kind gegen die Auswirkungen einer verminderten Blutversorgung durch die Plazenta während des Höhepunkts einer Wehe geschützt.

Was stimmt nicht mit den Kliniken?

♦ wird das Blut besser von der Hautoberfläche des Babys zu den lebenswichtigen Organen (Herz, Gehirn und Leber) gepumpt.

Die Katecholamine helfen dem Baby außerdem bei der Anpassung an das Leben außerhalb der Gebärmutter, indem sie:
♦ die Flüssigkeitsabsorption in der Lunge erleichtern,
♦ ihm die Erzeugung der eigenen Körperwärme ermöglichen,
♦ den wachen, aufmerksamen Zustand hervorrufen, der es den Eltern leicht macht, sich in ihr Neugeborenes zu verlieben.

Doch falls der Katecholaminspiegel die physiologischen Werte übersteigt, wenn sich die Frau während der Geburt unter großem Streß befindet:
♦ gelangt weniger sauerstoffhaltiges Blut zur Gebärmutter und über die Plazenta zum Baby,
♦ versucht das Kind, dies durch seine eigene Überproduktion von Katecholaminen wettzumachen, was aufgrund des Sauerstoffmangels zu unregelmäßigen Herztönen führt.

Sehr hohe Katecholaminwerte können auch für das Neugeborene problematisch sein:
♦ es kann zu Atemproblemen kommen,
♦ es können Schwierigkeiten bei der Temperaturregulierung auftreten,
♦ das Plasmavolumen (der flüssige Blutanteil) kann sich verringern,
♦ eine Azidose (eine Störung des chemischen Gleichgewichts im Blut) kann auftreten,
♦ es kann zu Neugeborenengelbsucht (zuviel Gallenfarbstoff im Blut) kommen,
♦ es besteht sogar die Möglichkeit einer nekrotisierenden Enterokolitis (Durchfall mit blutigem Stuhl).

Eine Ärztin

»Ich habe gerade zu Hause mein erstes Kind zur Welt gebracht. Das war eine unglaubliche Erfahrung – nur zu vergleichen mit einer Mount-Everest-Besteigung.«

In der Geburtshilfe tätige Anästhesisten, die über die Auswirkungen hoher Katecholminwerte auf Babys beunruhigt sind, empfehlen als Lösung, daß alle kleinen Entbindungskliniken geschlossen werden und allen Frauen ihr Kind in großen zentralen Kliniken zur Welt bringen sollen, wobei so vielen Frauen wie möglich eine PDA anzubieten ist.[8] Eine PDA kann eine willkommene Erleichterung sein, wenn eine Frau unerträgliche Schmerzen hat. Doch häufig entstehen die Schmerzen durch die Art, wie die Frau behandelt wird oder werden dadurch unerträglich. Die Umgebung in der Klinik mit ihren Regeln, Tests und den ständig drohenden Eingriffen läßt sowohl die mütterlichen Katecholaminwerte wie auch die des Babys in die Höhe schnellen.

Was stimmt nicht mit den Kliniken?

Warum nicht in die Klinik?

Häufig ist die Klinik ein gefährlicher Ort für eine Geburt. Meist gilt es als selbstverständlich, daß Krankenhäuser sicher sind, weil sie die Ausrüstung für medizinische Notfälle und das entsprechende Personal haben. Doch nicht selten werden diese Notfälle durch sie verursacht: Viele in der Klinik routinemäßig durchgeführten Eingriffe sind iatrogen, das heißt, sie ziehen durch Ärzte verursachte Krankheiten nach sich.

Geburtseinleitung

Das ist der häufigste Grund, weshalb Frauen vor Wehenbeginn in die Klinik eingewiesen werden. Die Häufigkeit von Einleitungen ist sehr unterschiedlich, was die einzelnen Länder und auch was die Frauenärzte anbetrifft. Oft kennen die Frauen nicht einmal den Grund dafür. Der Arzt entscheidet, von der Frau wird erwartet, daß sie sich ihres Kindes wegen fügt. Eine Einleitung ist jedoch nicht immer erfolgreich, am ehesten noch, wenn der Muttermund geburtsreif ist. Die Geburtsreife wird nach dem Bishop-Score beurteilt. Nur wenn dieser Wert höher als 8 ist, sind die Erfolgsaussichten bei einer Einleitung ebenso hoch wie bei einem spontanen Geburtsbeginn.

Die Risiken bei einer Einleitung[9]

♦ Nicht immer funktioniert eine Einleitung. Wenn sie nicht wirkt, kommt es zu einem Kaiserschnitt.

♦ Wenn der Kopf des Babys sich noch nicht ins kleine Becken eingestellt hat und die Fruchtblase gesprengt wird, kann das Abgehen des Fruchtwassers einen Nabelschnurvorfall hervorrufen und es beim Baby dadurch zu Sauerstoffmangel kommen.

♦ Das Sprengen der Fruchtblase kann eine Infektion nach sich ziehen.

♦ Eine eingeleitete Geburt ist oft schnell und heftig und deshalb schmerzhafter als Wehen, die von selbst beginnen. Aus einer von mir durchgeführten Untersuchung über die Erfahrungen von Frauen bei einer eingeleiteten Geburt[10] ergab sich, daß zwei Drittel der Frauen ihre zweite Geburt, die eingeleitet worden war, im Vergleich zur ersten Geburt als schmerzhafter beschrieben, obwohl die zweite Geburt in der Regel mit weniger Schmerzen verbunden ist.

♦ Bei eingeschränkter Bewegungsfreiheit geht die Eröffnung langsamer vor sich, weshalb der Tropf weiter aufgedreht wird, so daß mehr künstliches Oxytozin ins Blut gelangt. Eine große Flüssigkeitsmenge kann zu einer Blut-

> **Ein Frauenarzt**
> »Wenn die Frau zu Hause gebiert und man eingreifen möchte, überlegt man sich, ob das wirklich notwendig ist. Dadurch, daß in den Kliniken so bereitwillig eingegriffen wird, erhöht sich das Risiko unnötiger Maßnahmen.«

Weheneinleitung

F A Warum werden Wehen eingeleitet?

Wie andere Interventionen auch kann eine Einleitung in bestimmten Situationen sehr sinnvoll sein. Wenn eine Frau beispielsweise Präeklampsie hat und ihr Blutdruck gefährlich hoch ist, könnte die lebenserhaltende Funktion der Plazenta so gestört sein, daß eine vorzeitige Geburt des Babys sicherer ist. Das Kind einer Diabetikerin ist meist sehr groß, und die vorzeitige eingeleitete Geburt ist dann für das Baby trotz fehlender Geburtsreife vielleicht besser.

F A Gibt es noch andere Gründe?

Ein Arzt kann eine Einleitung für notwendig halten, wenn der Geburtstermin um zwei Wochen, zehn Tage oder auch nur ein paar Tage überschritten ist. Manche Frauenärzte leiten die Geburt zum errechneten Termin ein, vor allem, wenn die Mutter schon älter ist. Es gibt auch Frauen, die der Schwangerschaft überdrüssig sind oder denen es lieber ist, den Tag der Geburt ganz genau zu wissen. Doch auch diese Einleitungen werden oft als medizinisch indizierte Einleitungen bezeichnet.

F A Wie werden Wehen eingeleitet?

Für das künstliche Auslösen von Wehen gibt es drei Möglichkeiten, die auch miteinander kombiniert werden können: künstliches Oxytozin wird dem Blutkreislauf zugeführt, Prostaglandine in Gelform werden auf den Muttermund aufgetragen, und/oder die Fruchtblase wird gesprengt, das heißt, die Eihäute, von denen das Baby umgeben ist, werden mit einem häkelnadelähnlichen Instrument oder einer kleinen Zange geöffnet.

F A Besteht dennoch die Möglichkeit einer aktiven Geburt?

Nein. Es ist nicht möglich, sich frei zu bewegen. Im Arm haben Sie den Tropf, am Oberarm ist die Manschette zur Blutdruckmessung befestigt, die Blase ist katheterisiert, an der Kopfhaut des Babys ist eine Elektrode zur Aufzeichnung der Herztöne befestigt, und in Ihrem Rücken wird im Fall einer Periduralanästhesie ein Zugang gelegt, so daß das Narkosemittel aufgefrischt werden kann.

F A Welche anderen Eingriffe können erfolgen?

Weil die Wehen durch die Einleitung schmerzhafter werden, geht eine Einleitung oft mit einer PDA einher. Das kann weitere Eingriffe nach sich ziehen, die wiederum Risiken in sich bergen. Wenn z.B. ein Blasenkatheter angelegt wird, besteht ein Infektionsrisiko. Nach einer Einleitung werden die Wehen elektronisch überwacht. Dadurch erhöht sich die Wahrscheinlichkeit einer operativen vaginalen Entbindung oder eines Kaiserschnitts.

volumenüberlastung führen. Eine Frau, die während der Wehen nach Bedarf trinkt, nimmt nicht zuviel Flüssigkeit auf. Wenn jedoch durch einen Tropf Flüssigkeit aufgenommen wird, verändert sich ihr Stoffwechsel, und wenn sie zuviel Flüssigkeit aufnimmt, kann es zu Krämpfen kommen. Wenn über den Tropf zusätzlich zu der Glukoselösung Oxytozin in den Kreislauf der Frau eingeführt wird, besteht ein noch höheres Risiko einer Blutvolumenüberlastung.

♦ Es kann zu einer Hypertonie der Gebärmutter kommen. Das bedeutet, daß diese sich durch sehr starke Wehen, die zwei Minuten und länger dauern, heftig zusammenzieht, wodurch die Blutversorgung des Kindes beeinträchtigt ist. Durch normale Geburtswehen wird das Baby gedrückt, als würde es heftig umarmt. Auf dem Wehenhöhepunkt ist die Blutzufuhr verringert, nimmt jedoch nach jeder Wehe wieder zu. Bei einer eingeleiteten Geburt besteht das Risiko, daß der Rhythmus der Wehen verlorengeht und sich die Gebärmutter verkrampft. Die Folge davon ist, daß die Herztöne des Kindes entweder sehr schnell werden (Tachykardie) oder sehr langsam (Bradykardie). Dann können nach der Geburt Wiederbelebungsmaßnahmen notwendig werden, und das Baby kommt zur Beobachtung auf die Intensivstation.

»Der Schmerz war überwältigend – ich hatte Wehen, die fast zwei Minuten dauerten und zwei Höhepunkte hatten.«

♦ Eine übermäßige Wehenstimulation kann zu einer Gebärmutterruptur führen, vor allem, wenn die Frau schon einmal geboren hat.

♦ Es besteht ein erhöhtes Risiko einer Fruchtwasserembolie – d. h. eine Flüssigkeitsblase gelangt in den Kreislauf der Frau.

Bei einer Geburt zu Hause oder in einem Geburtshaus werden die Wehen nicht künstlich ausgelöst, denn es wird davon ausgegangen, daß eine Einleitung Risiken mit sich bringt und zu weiteren Eingriffen führen kann, einschließlich Schmerzmitteln und geburtshilflichen Maßnahmen, die mit einer Betreuung außerhalb der Klinik unvereinbar sind. Eine Hausgeburt ist eine Möglichkeit, eine ganze Risikokategorie auszuschließen, die mit einer Geburtseinleitung beginnt, durch Schmerzmittel eskaliert und ihren Höhepunkt erreicht, wenn immer mehr wehenverstärkende Mittel gegeben werden, weil die Wehen durch die Schmerzmittel schwächer oder unregelmäßig geworden sind.

Aktive Geburtsleitung

In vielen Kliniken wird die Geburt heute »aktiv« geleitet, die programmierte Geburt praktiziert. Das bedeutet, daß der Arzt die Sache in die Hand nimmt, damit die Geburt einer Norm entspricht. Zum Beispiel sollte die Geburt nicht länger als zwölf Stunden dauern, der Muttermund sollte sich pro Stunde jeweils um mindestens einen Zentimeter öffnen, und das Kind muß innerhalb einer Stunde nach vollständiger Eröffnung des Muttermundes geboren sein.

Wenn eine Geburt nicht nach diesem Muster verläuft, wird über einen Wehentropf Oxytozin verabreicht, um die Gebärmutter zu vermehrter Wehentätigkeit anzuregen, anderenfalls wird die Geburt mit Hilfe der Zange, der Saugglocke oder durch einen Kaiserschnitt beendet.[11] Die programmierte Geburt wurde erstmals in Dublin praktiziert. Dort wird Wert auf eine kurze, komprimierte Geburt gelegt, wobei pro Patientin eine Schwester zur Verfügung steht. (Die irischen Geburtshelfer, die dieses System entwickelt haben, erwähnen Hebammen überhaupt nicht, es ist immer nur von »Schwestern« die Rede.) Sie bezeichnen das als »militärische Effizienz mit menschlichem Anstrich«.[12] Ursprünglich war vorgesehen, daß die Väter bei der Geburt nicht dabei sind, daß keine PDA gegeben und Dolantin nur in geringen Dosen verabreicht wird. »Der Zeitpunkt der Geburt wird in einem Toleranzbereich von 30 Minuten vorhergesagt: Mittags wird einer Frau gesagt, daß ihr Baby um vier Uhr am Nachmittag auf der Welt sein wird, plus oder minus 30 Minuten«.[13] Die Frauen müssen bei der Geburt still sein: »Eine Frau ist es sich selbst, ihrem Mann und ihrem Kind und auch jeder anderen Frau schuldig, *die das Pech hat gleichzeitig mit ihr in den Wehen zu sein* (Hervorhebung der Autorin), daß sie sich zusammennimmt. Die Folgen, wenn nur eine einzige Frau die Kontrolle auf der Geburtsstation verliert und Angst bekommt, gefährdet nicht nur ihr eigenes Wohlbefinden und ihre Sicherheit, und das sollte ihr klargemacht werden.«

Mütter sind auch jenen gegenüber verpflichtet, die sie während der Geburt betreuen: »Ganz klar sollte sein, daß von den Schwestern nicht erwartet werden kann, daß sie das manchmal unerhörte Verhalten völlig gesunder Frauen tolerieren, die sich nicht dazu bewegen lassen, sich ... in den wichtigsten Stunden ihres Lebens würdevoll und kooperativ zu verhalten – auch sollten die Schwestern in keiner Weise verantwortlich gemacht werden für die peinlichen Situationen, die sich daraus manchmal ergeben.«[14] Wenn also eine Frau um Schmerzmittel bittet, aus Angst weint oder vor Schmerz schreit, gehen diese Ärzte davon aus, daß das ihre Schuld ist.

Oxytozin zur Wehenverstärkung ist nicht harmlos. Ebenso wie bei einer Geburtseinleitung sind die Wehen schmerzhafter, die Gebärmutter kann überstimuliert werden und das Baby unter Sauerstoffmangel leiden. Aus diesem Grund wird von den Geburtshelfern in Dublin bei Frauen, die bereits geboren haben, die Anwendung von Oxytozin nicht empfohlen.

> »Die Fruchtblase wurde gesprengt, ich bekam einen Glukosetropf, das Baby eine Kopfschwartenelektrode. Ich kam mir wie in einer Falle vor. Dann bekam ich über den Tropf Syntozinon und Dolantin.«

> »Ich hatte einen Tropf und war an zwei CTG-Geräte angeschlossen. Ich wäre so gerne aufgestanden, doch das war ausgeschlossen.«

Was stimmt nicht mit den Kliniken?

Anderswo kann die routinemäßige Wehenverstärkung durchaus Bestandteil der aktiv geleiteten Geburt sein, auch wenn das Problem gar nicht in einer »unzulänglichen« Wehentätigkeit besteht, sondern in einem Mißverhältnis zwischen mütterlichem Becken und kindlichem Kopf (wenn das Baby also nicht durch das Becken der Mutter hindurchpaßt). Dann kann es zu einer Gebärmutterruptur kommen (die Muskeln reißen), und das Kind leidet eventuell unter Sauerstoffmangel (Hypoxie); in einigen Fällen kann das eine Gehirnlähmung des Babys zur Folge haben, und es kann sogar zu Frakturen des mütterlichen Beckens kommen.[15]

Wenn Sie Ihr Kind in einer Umgebung zur Welt bringen, wo Sie Entscheidungsfreiheit haben, und nicht durch Regeln einer Geburtsleitung festgelegt ist, wie die Geburt durchgeführt werden soll, sind Sie selbst die Aktive. Darin besteht der grundlegende Unterschied zwischen einer Geburt in der Klinik und einer Hausgeburt oder einer Geburt in einem Geburtshaus; dort übt nicht der Arzt Macht aus, sondern Sie selbst bestimmen.

»Ohne jede Erklärung bekam ich Oxytozin. Zu meinem Mann sagten sie: ›Es geht ein bißchen zu langsam voran.‹ Es war ganz furchtbar für mich.«

Elektronische Herztonüberwachung

Viele Ärzte sind der Überzeugung, daß bei allen Geburten »sicherheitshalber« eine kontinuierliche Herzton-Wehen-Überwachung durchgeführt werden sollte. In der Klinik wird diese CTG-Überwachung (Cardiotokographie) entweder vom Zeitpunkt der Ankunft bis zur Geburt durchgeführt, oder es werden ca. eine Stunde lang die Herztöne und die Wehen aufgezeichnet, und wenn alles in Ordnung ist, werden diese Aufzeichnungen nur wiederholt, sofern im Verlauf der Geburt weitere Informationen benötigt werden.

Unter den Geburtshelfern gibt es sehr unterschiedliche Meinungen darüber, was unternommen werden sollte, wenn die Aufzeichnungen von dem abweichen, was normalerweise erwartet wird. Bei der Auswertung der gleichen Herztonaufzeichnungen durch vier erfahrene Geburtshelfer stimmten sie nur in einem von fünf Fällen in der Frage überein, ob sie eine sofortige Geburt anordnen würden.[16] Fast zwei Jahre später wurden diesen Geburtshelfern die gleichen Aufzeichnungen noch einmal zur Beurteilung vorgelegt. In einem von fünf Fällen kam es zu einer anderen Beurteilung als beim ersten Mal.

»Mit mir wurde alles ›gemacht‹. Ich wurde überhaupt nie um meine Zustimmung gebeten; ich hatte überhaupt keine Einflußmöglichkeit.«

Es gibt keine Beweise dafür, daß durch die CTG-Überwachung das Leben von Kindern gerettet wird oder daß der Zustand der Babys bei der Geburt damit zusammenhängt, ob während der Geburt eine CTG-Überwachung durchgeführt wurde oder nicht.[17] Es wurde jedoch festgestellt, daß es bei Kindern nach einer kontinuierlichen CTG-Überwachung seltener zu neonatalen Krämpfen kommt.[18] Das könnte ein sehr wichtiges Ergebnis sein, abgesehen davon, daß weitere Untersuchungen ergeben haben, daß diese Krämpfe nicht mit Folgeproblemen verbunden sind.[19]

Risiken der elektronischen Herztonüberwachung Auf den ersten Blick kann der Eindruck entstehen, als würde gerade diese Technologie nur Vorteile haben. Doch leider verursacht die elektronische Überwachung selbst Probleme, und sie ist mit Risiken verbunden.

♦ Damit die CTG-Überwachung sicher ist, muß das Bedienungspersonal sich damit auskennen und wissen, wie die Informationen richtig zu interpretieren sind. Das ist nicht immer der Fall. Zum Beispiel werden manchmal die mütterlichen statt der kindlichen Herztöne aufgezeichnet. Da der Herzschlag des Babys normalerweise doppelt so schnell ist wie der der Mutter, entsteht dann der Eindruck, daß eine fötale Bradykardie vorliegt. Es kommt zu unnötigen Eingriffen, und das Kind wird mit der Zange oder durch Kaiserschnitt zur Welt gebracht.[20]

♦ Manchmal geschieht genau das Gegenteil: Die Betreuer wiegen sich in falscher Sicherheit, wenn die Frau an ein CTG angeschlossen ist, niemand schaut sich regelmäßig die Aufzeichnungen an oder macht sich ein Bild vom gesamten bisherigen Geburtsverlauf. Das CTG-Gerät kann kein Kind zur Welt bringen; es zeichnet lediglich Daten auf, und was daraufhin getan oder unterlassen wird, richtet sich nach den Fähigkeiten der Geburtshelfer.

»Sie schlossen mich gegen meinen Willen an einen Tropf an. Eine Hebammenschülerin blieb bei mir; sie las Zeitung und ignorierte mich völlig.«

♦ Es gibt CTG-Geräte, die drahtlos aufgrund von Telemetrie funktionieren, so daß die Frau umhergehen kann. Doch meistens bedeutet CTG-Überwachung, daß sie an einem Ort bleiben muß, wobei die Elektroden entweder mit einem Gürtel an ihrem Bauch befestigt sind oder sie an ein Kabel angeschlossen ist, das zur Kopfschwartenelektrode am Kopf des Babys gehört. Diese Einschränkung in der Bewegungsfreiheit verursacht unnötige Schmerzen und kann zu einer Wehenschwäche führen, wodurch die Eröffnung langsamer vorangeht. Manchmal werden die Wehen so schwach, daß beschlossen wird, sie durch einen Oxytozintropf zu beschleunigen.

♦ Oft wird eine Frau angewiesen, ganz still zu liegen, um deutliche Aufzeichnungen zu erhalten.[21] Wenn die Frau auf dem Rücken liegt, bekommt sie nicht nur Rückenschmerzen, sondern es besteht auch die Gefahr, daß durch die schwere Gebärmutter die Aorta, das große Blutgefäß im unteren Körperbereich, zusammengedrückt wird, was einen verzögerten Blutrückfluß zum Herzen zur Folge hat. Ihr wird übel, schwindelig, unter Umständen verliert sie das Bewußtsein. Auch das Baby bekommt weniger Sauer-

Was stimmt nicht mit den Kliniken?

stoff. Dann zeichnet das CTG verdächtige Abweichungen der Herztöne auf und liefert Informationen über einen Zustand, dessen Zustandekommen auf die Anwendung des CTG zurückzuführen ist.

♦ Wenn zu wenig Personal da ist oder wenn es nicht weiß, wie wichtig es ist, daß die Frau im Mittelpunkt steht und eine ruhige, liebevolle Atmosphäre herrscht, wird dem Partner oft gesagt, er möge doch das CTG-Gerät im Auge behalten, oder von Zeit zu Zeit schaut eine Hebamme herein, wirft eine Blick auf die Aufzeichnungen, sagt ein paar aufmunternde Worte zur Frau und verschwindet wieder. Die ganze Aufmerksamkeit ist auf das CTG-Gerät gerichtet und nicht auf die Bedürfnisse der Frau; es fehlt ihr die emotionale Unterstützung. Auch wenn ihr Partner ganz in ihrer Nähe ist, kommt sich eine Frau dann vielleicht allein gelassen vor. Ein elektronisches Gerät kann menschliche Fürsorge und Verständnis nicht ersetzen. Psyche und Körper sind bei der Geburt nicht zwei voneinander getrennte, unterschiedliche Systeme. Der Körper der Frau kann seine Arbeit am besten verrichten, wenn sie Selbstvertrauen hat, sich sicher fühlt, emotionale Unterstützung erfährt und sich in vertrauter Umgebung befindet.

♦ Um dem Baby eine Kopfschwartenelektrode anzulegen, muß die Fruchtblase geplatzt sein. Wenn das nicht spontan zum Geburtsbeginn geschehen ist, wird sie gesprengt, meist bei einer Eröffnung von drei bis vier Zentimetern. Ohne Eingriff platzt die Fruchtblase gewöhnlich nicht am Anfang der Geburt, sondern erst am Ende der Eröffnungsphase. Wird die Fruchtblase gesprengt, befindet sich das Kind nicht mehr in seiner sterilen Umgebung, und es kann zu einer Infektion kommen. Auch fehlt das Schutzpolster, das das Baby, die Nabelschnur und die Plazenta vor übermäßigem Druck schützt, der Blutfluß kann beeinträchtigt sein. Die CTG-Aufzeichnungen zeigen dann, daß das Kind in einem schlechten Zustand ist. Doch erst das Sprengen der Fruchtblase, um die Kopfschwartenelektrode anzubringen, hat den Streß des Babys verursacht.

♦ Manche Ärzte experimentieren mit Möglichkeiten, die Elektroden durch Saugnäpfe oder Kleber zu befestigen. Bisher ist es jedoch nicht gelungen, eine wirkliche Alternative zu Kopfschwartenclips oder Schraubdrähten zu finden. Wenn die Kopfschwarte des Kindes vom Haken oder dem spiraligen Draht durchbohrt wird, besteht bei Entfernen der Befestigung Verletzungsgefahr.[22] Es kann zu kahlen Stellen kommen, an denen nie mehr Haar wächst, oder zu Abszessen, die mit Antibiotika behandelt werden müssen.[23]

♦ In den meisten Kliniken schnellt bei der Einführung der elektronischen CTG-Überwachung die Kaiserschnittrate um das Dreifache nach oben. Wenn diese Methode eine Weile angewendet wurde, entspannt sich das Klinikpersonal ein wenig, und die Kaiserschnittrate sinkt wieder. Doch weltweit kommt es in den Industrieländern zu einer ständig steigenden Kaiserschnittrate, was zum Teil auf die Verwendung der elektronischen Herzton-

Was stimmt nicht mit den Kliniken?

überwachung zurückgeführt werden kann. Ein Kaiserschnitt birgt sehr viel mehr Risiken in sich als eine vaginale Geburt. Nach einem Kaiserschnitt sterben fünfmal mehr Frauen als nach einer vaginalen Geburt (50 im Vergleich zu 10 pro 100 000 Geburten), und es besteht ein sehr viel größeres Risiko für eine Infektion und andere Nachgeburtskomplikationen.[24]

♦ Die Informationen, die das CTG liefert, stehen in keinem oder nur in einem geringen Zusammenhang mit dem Zustand des Babys bei der Geburt. Es ist zuwenig über die normalen Abweichungen der kindlichen Herzfrequenz bekannt, als daß allein auf der Grundlage von verdächtigen Aufzeichnungen Eingriffe gerechtfertigt wären.

♦ Viele CTG-Geräte funktionieren nicht immer zuverlässig. Frauen berichten, daß zu ihnen gesagt wurde: »Kümmern Sie sich nicht darum. Es funktioniert nicht richtig«, oder der Mann wurde angewiesen, dem Gerät einen Tritt zu versetzen, wenn das Signal aufleuchtet, weil »es das immer macht. Das hat nichts zu bedeuten«. Die Regel lautet, daß die Frau an ein CTG-Gerät angeschlossen sein muß, auch wenn dieses keine zuverlässigen Daten liefert! Das kann sehr beunruhigend sein. Unter solchen Umständen ist das CTG-Gerät mehr als nutzlos, es ist gefährlich.

> **Ein Arzt**
>
> »Ich habe eine Hausgeburt betreut und dabei zum erstenmal volles Vertrauen gehabt, weil alles von selbst ging. Jeglicher medizinischer Eingriff wäre völlig fehl am Platz gewesen.«

Zeitweise Herzton-Wehen-Überwachung

Die ältere Methode, den Zustand des Babys während der Geburt zu überprüfen, bestand darin, die Herztöne des Babys über ein Hörrohr abzuhören.

Wie genau diese Methode ist, hängt davon ab, wie oft und wann die Herztöne abgehört werden. Wichtig ist die Information, ob die Herztöne regelmäßig nach einer Wehe wieder schneller werden. Wenn ein Baby in einem schlechten Zustand ist, schlägt das Herz oft sehr schnell – über 160 Herzschläge pro Minute –, und die Herztöne sinken unter 120 pro Minute während einer Wehe und bleiben in den Wehenpausen hoch oder niedrig. Wenn die Herztöne auf dem Höhepunkt einer Wehe langsamer werden, was ganz natürlich ist, wird das als frühe (oder variable) Verlangsamung bezeichnet. Wenn die Herztöne danach langsamer bleiben, handelt es sich um eine späte Verlangsamung. Und diese ist bedenklich. Geht es dem Kind wirklich schlecht, schwanken die Herztöne wenig oder gar nicht. Auf dem CTG-Gerät erscheint eine flache Kurve.

Wenn also mit dem Hörrohr die Herztöne abgehört werden, sollte das in der Eröffnungsphase immer am Ende einer Reihe von starken Wehen erfolgen, in der Austreibungsphase häufiger, denn hier sind die Wehen für das Baby am anstrengendsten. Wenn unmittelbar nach Ende der Wehe das Hörrohr bei Ihnen angelegt wird, kann das unbequem und irritierend sein. Viele

Was stimmt nicht mit den Kliniken?

Frauen und Hebammen bevorzugen eine neuere Methode der zeitweisen Herztonüberwachung, bei der Doppler-Ultraschall mit Hilfe eines tragbaren Verstärkers angewendet wird. Das Gerät ist so groß wie eine Kamera und hat einen Schallkopf, der wie ein kleines Mikrophon aussieht. Der Schallkopf wird über dem Herzen des Babys angesetzt. Die registrierten Herztöne werden in hörbare Signale umgesetzt, was sich anhört wie galoppierende Pferde.

Hierbei gibt es keine dokumentierten Aufzeichnungen der Herztöne in Form einer ausgedruckten Kurve, und das kann aus der Sicht derjenigen Geburtshelfer ein Nachteil sein, die fürchten, nach der Geburt verklagt zu werden. Doch ist das nach einer Geburt, die auf Wunsch der Frau ohne Klinik ihren Lauf genommen hat und bei der es selten zu Eingriffen kommt, sehr unwahrscheinlich.

Die Errungenschaften der Technik können von großem Nutzen sein; das trifft aber nur auf die Geräte und Apparate zu, bei denen das Einstimmen auf den eigenen Körper und die Kraft, die sich in Ihnen entwickelt, nicht gestört werden, um voll zur Verfügung zu stehen, damit Ihr Baby gut auf die Welt kommt.

Schmerzmittel

Eine Geburt ohne künstliche Schmerzmittel ist mit ein Grund, weshalb Frauen eine Hausgeburt wählen. Alle betäubenden und schmerzlindernden Medikamente, die die Mutter bekommt, gelangen über die Plazenta zum Fötus. Ein Anästhesist für Geburtshilfe hat die Plazenta einmal als »Sammelbehälter für Medikamente« bezeichnet. Die Übertragung von chemischen Stoffen ist vom Blutfluß abhängig. Das fötale Plasma hat einen niedrigeren pH-Wert als das mütterliche Plasma, so daß sich die Medikamente im Fötus ansammeln. Dolantin zum Beispiel ist ein schwaches Schmerzmittel, wirkt sich aber stark hemmend auf die Atmung aus. Nach einer einzigen Gabe ist dieses Medikament im Fötus höher konzentriert als bei der Mutter, es kann 62 Stunden lang beim Neugeborenen nachgewiesen werden.

Periduralanästhesie (PDA)

Eine PDA kann eine willkommene Schmerzlinderung bewirken und führt nicht zu Atemhemmung. Von einem erfahrenen Anästhesisten verabreicht ist das in der Regel ein ungefährlicher Eingriff. Jedoch kann es sowohl bei der Mutter als auch beim Baby zu Nebenwirkungen kommen. Zum Beispiel bekommen 15% der Mütter und der Babys während der Geburt Fieber. Möglicherweise muß das Baby auf die Intensivstation verlegt werden, um es auf eine Infektion hin zu untersuchen.

Auch kann es zu einem plötzlichen Blutdruckabfall bei der Mutter kommen, wenn eine PDA verabreicht wird. Dadurch verringert sich die Sauerstoffzufuhr zum Baby. Also muß sie Medikamente zur Blutdruckerhöhung erhalten. Dann kommt es unter Umständen zu einer Zangen- oder Saugglockengeburt, weil der Muskeltonus der Gebärmutter nachläßt, der Kopf falsch eingestellt ist und steckenbleibt und die Mutter das Baby nicht hinausschieben kann. Die Häufigkeit von Zangen- oder Sauglockengeburten ist viermal so hoch gegenüber Geburten ohne PDA, die Kaiserschnittrate ist doppelt so hoch. Ganz selten kommt es auch zu Lähmungserscheinungen.[25]

Zeitdruck während der Austreibungsphase

Das Diktat der Uhr ist in den Kliniken die Regel. Wenn Frauen ihre Geburt in der Klinik beschreiben, erwähnen sie häufig die Zeit und berichten dann:

»Meine Einleitung wurde zeitlich so gelegt, daß sie gut mit der Arbeitszeit des Personals übereinstimmte« oder »Die Hebammenschülerin sagte mir, ich solle auf die Uhr schauen, um die Wehendauer zu messen« oder »Das Baby befand sich in der hinteren Hinterhauptslage. Die Hebamme meinte, daß sie mir ein paar Stunden Zeit ließen, um zu sehen, was sich tut«. Wenn Frauen ihr Kind zu Hause zur Welt gebracht haben, berichten sie über die Mahlzeiten, die Morgendämmerung, das Sonnenlicht, das durch das Fenster fiel, die Abenddämmerung und die Nacht, aber sie beziehen sich nicht bei allem, was bei der Geburt geschah, auf die Uhrzeit.

In meiner eigenen Untersuchung über die Sprache, die Frauen bei der Beschreibung von 40 Klinikgeburten und 40 Hausgeburten verwendeten, berichteten drei Viertel der Frauen nach einer Hausgeburt, daß sie es genossen hatten, daß niemand sie zu irgend etwas drängte, und daß sie viel Zeit hatten.[26] Nur vier Frauen beschrieben nach einer Krankenhausgeburt ähnliches.

In der Klinik regiert die Uhr und trifft die Unterscheidung zwischen dem Normalen und dem Abnormen, zwischen einer Geburt, die ohne geburtshilfliche Eingriffe vor sich gehen darf, und einer Geburt, die sofortige Eingriffe notwendig macht.

Ärzte und Hebammen, die Hausgeburten betreuen, wissen meist, wie sie am besten beobachten und abwarten. Ihnen ist klar, daß die Gebärmutter ihre Arbeit am besten verrichten kann, wenn die Frau eine aufrechte oder halb hockende Haltung einnimmt und ihre Position jederzeit verändern kann.

»Der Arzt gab mir 20 Minuten Zeit zum Pressen, während sie die Zange herrichteten. Es war eine Qual.«

Sie wissen, daß durch Umhergehen häufig eine ungünstige Position oder Geburtslage des Kindes behoben wird. Und sie wissen auch, daß Ängste dazu führen können, daß die Frau sich nicht so gut öffnen und ihr Baby hinausschieben kann. Wenn die Gebärende keine Energie durch Pressen verschwendet und nur mitschiebt, so oft und so lange sie das will, kann sie mit ihrem Körper zusammenarbeiten, anstatt gegen ihn anzukämpfen.

Was stimmt nicht mit den Kliniken?

Eine Austreibungsphase, bei der Sie zur Eile angetrieben werden, kann zu einer beängstigenden und panikauslösenden Qual werden. In den Kliniken werden die Frauen wegen der festgelegten Zeitspanne oft dazu überredet oder aufgefordert, zu pressen. Sie werden angewiesen, jedesmal die Luft anzuhalten und so fest zu drücken, wie sie nur können.

In britischen Kliniken haben Erstgebärende gewöhnlich vom Zeitpunkt der vollständigen Eröffnung bis zur Geburt des Babys nur eine Stunde Zeit. Manche Frauenärzte finden das viel zu lang und begrenzen die Zeit bei Erstgebärenden auf 45 Minuten oder gar nur eine halbe Stunde und bei Mehrgebärenden auf 20 Minuten.[27]

Es gibt keine Hinweise darauf, daß die Geburt durch die Verkürzung der Austreibungsphase sicherer wird, daß dadurch Kindersterblichkeit verhindert oder für gesündere Babys gesorgt wird.[28] Wenn ein Kind im Verhältnis zum mütterlichen Becken zu groß ist, gibt es dafür viele klinische Anzeichen einschließlich Hochstand des Kopfes, mangelnder Geburtsfortschritt, Arrhythmie der kindlichen Herztöne oder späte Verlangsamungen.

Oft wird die Frau aufgefordert, beim Pressen möglichst lange den Atem anzuhalten. Das kann gefährlich sein, weil die Sauerstoffzufuhr zum Baby dadurch verringert sein kann.[29] Als problematisch erweist es sich in vielen Kliniken, daß der Beginn der Austreibungsphase mit der vollständigen Eröffnung des Muttermundes gleichgesetzt wird. Wenn häufig vaginal untersucht wird, dann wird sehr bald nach der völligen Eröffnung des Muttermundes dieser Befund festgestellt und in die Patientinnenunterlagen eingetragen, manchmal sogar schon vorher. Dieser Zeitpunkt wird als Beginn der Austreibungsphase festgesetzt. Doch hat die Frau möglicherweise noch gar keinen Preßdrang. Das ist natürlich. Drückt der Kopf des Babys nicht auf den Beckenboden, ergibt sich kein spontaner Preßdrang. Dieser Reflex wird erst ausgelöst, wenn Druck auf die Nervenendigungen im Beckenboden ausgeübt wird.

Von diesem Moment an geht es nur noch darum, möglichst schnell das Ziel zu erreichen. Möglicherweise wird die Frau eingeschüchtert, um sie dazu zu bringen, das Baby bei Eintreffen des Arztes zur Welt zu bringen. Nachdem dieser da ist, wird die Geburt dann oft mit einem Dammschnitt, der Zange, der Saugglocke oder mit einem Kaiserschnitt beendet.

Dammschnitt

Die Wahrscheinlichkeit, einen Dammschnitt zu bekommen, ist bei einer Klinikgeburt sehr viel höher als bei einer Geburt zu Hause oder in einem Geburtshaus. Die Dammschnitthäufigkeit ist von Land zu Land und auch in den verschiedenen Kliniken sowie bei den verschiedenen Ärzten in derselben Klinik verschieden. In einigen Kliniken bekommen neun von zehn

Frauen einen Dammschnitt.[30] Manche Frauenärzte sind der Ansicht, daß bei allen Erstgebärenden ein Dammschnitt durchgeführt werden sollte.

Die Ärzte sind außerdem oft der Überzeugung, daß jede Frau, die schon einmal einen Dammschnitt hatte, auch bei der nächsten Geburt wieder einen bekommen sollte, weil sie davon ausgehen, daß sich Narbengewebe gebildet hat, das sich nicht genügend dehnt, um das Baby hindurchzulassen. Dieses Vorgehen führt dann dazu, daß alle Frauen einen Dammschnitt bekommen, außer den Frauen, bei denen das Kind bereits da ist, noch bevor einer durchgeführt werden kann.

Das Für und Wider beim Dammschnitt Ein Dammschnitt wird gemacht, damit das Baby nicht gegen den Beckenboden der Mutter »gestoßen« wird, so daß diese Muskeln nicht verletzt werden und um einen Riß in den Anus hinein zu verhindern, um einer späteren Harninkontinenz vorzubeugen und um durch »einen geraden, sauberen Schnitt, der sich besser nähen läßt als ein häßlicher, ausgefranster Riß«, eine bessere Heilung zu erreichen. Es gibt keinerlei Beweise dafür, daß ein Dammschnitt diese Erwartungen erfüllt.[31] Selbst wenn es keine Rolle spielte, was mit der Mutter geschieht, und wenn Dammschnitte nur zum Wohl des Babys gemacht würden, werden Behauptungen, daß durch einen Dammschnitt der Kopf des Kindes geschützt wird oder es bei der Geburt in einem besseren Zustand ist, durch Untersuchungsergebnisse nicht bestätigt.[32]

Da von den Frauenärzten festgelegt wird, wie lange die Austreibungsphase bei ihren Patientinnen dauern darf, machen, falls kein Frauenarzt anwesend ist, Hebammen und Assistenzärzte einen Dammschnitt, um die Geburt zu beschleunigen, wenn das Zeitlimit erreicht ist.[33]

Es kommt zwar manchmal vor, daß der Kopf des Babys beim Schneiden gezwickt wird, doch gewöhnlich ist ein Dammschnitt für die Frau und nicht für das Kind gefährlich, und zwar in verschiedener Hinsicht:

♦ Ein Dammschnitt ist oft schmerzhaft. Wenn er auf dem Höhepunkt einer Wehe gemacht wird, der Damm also maximal gedehnt und vorgewölbt ist, spürt die Frau vielleicht nichts. Doch wegen einer möglichen Kopfverletzung des Babys gibt es Klinikregeln, nach denen ein Dammschnitt nur in einer Wehenpause gemacht werden darf. Häufig wird vorher lokal betäubt, und das führt dann zu einem Schmerz in einem sehr empfindlichen Bereich. Auch wird in vielen Kliniken nicht lange genug gewartet, bis der Damm völlig betäubt ist.[34]

♦ Die Versorgung eines Dammschnitts ist oft ebenso schmerzhaft. Die Wunde muß sorgfältig vernäht werden, wobei das beschädigte Gewebe richtig zusammengefügt werden muß. Es kann sein, daß die lokale Betäubung nicht ausreicht oder ein Bereich überhaupt nicht betäubt ist, oder es wird nicht abgewartet, bis die Wirkung des Betäubungsmittels einsetzt. Für manche Frauen ist das Nähen des Damms schmerzhafter als alles, was sie bei der Geburt erlebt haben – viel schmerzhafter als die Wehen oder die Geburt.

♦ Oft gibt es in diesem Bereich Blutergüsse. Das kann daran liegen, daß der Kopf des Kindes dagegen gestoßen ist, doch die schlimmsten Blutergüsse resultieren aus einem zu früh durchgeführten Dammschnitt, noch bevor der Kopf des Babys am Damm war. In einigen Kliniken ist das üblich, mit der Begründung, daß so der Druck des kindlichen Kopfes vermieden wird. Die Schere kann stumpf sein, so daß das Gewebe gleichzeitig gequetscht und durchtrennt wird, und auch das führt zu heftigen Blutergüssen.

♦ Der Blutverlust bei einem Dammschnitt kann zu Anämie führen, so daß sich die Frau sehr schwach und müde fühlt zu einem Zeitpunkt, zu dem sie hellwach sein möchte, um ihr Baby zu begrüßen. Mit Schmerzen verbundene Erschöpfung kann sehr demoralisierend sein – und das Muttersein beginnt mit Ängsten.

♦ Viele Dammschnitte infizieren sich, es kann zu einem Abszeß kommen. Das ist äußerst schmerzhaft. Eine Infektion kommt in der Klinik häufiger vor als bei einer Hausgeburt, und viele Klinikbakterien sind inzwischen resistent gegen Penizillin. Durch die Infektion verzögert sich die Heilung, und wenn die Wunde schließlich verheilt ist, kann Narbengewebe zurückbleiben.

♦ Dammschnitte werden zwar mit der Begründung durchgeführt, daß durch einen bewußten Schnitt ein Afterriß, ein Riß dritten Grades, verhindert wird, doch tritt dieser bei einem Dammschnitt häufiger auf als bei einem natürlichen Riß. Bei einer geringen Anzahl von Frauen geht der Dammschnitt in einen Riß über. Die komplizierte Naht, die dann gemacht werden muß, erfordert möglicherweise eine Vollnarkose und die Abheilung kann sehr lange dauern. Die Frauen haben anschließend sehr viel mehr Schmerzen als nach einem Riß zweiten Grades.[35]

♦ In der ersten Woche nach der Dammnaht, wenn die Wunde heilt, hat die Frau wahrscheinlich ständig Beschwerden und akute Schmerzen, sobald sie zur Toilette muß, umhergeht, im Bett die Haltung ändert oder ihr Baby hochnimmt und stillt. Auf der Wochenstation schlurfen die Frauen dann gebeugt und mit geschlossenen Knien den Gang entlang. Der zweite, der dritte oder der vierte Tag sind oft am schlimmsten, danach wird es leichter. Nach einem Riß ersten Grades – einem oberflächlichen Riß der Haut – treten sehr viel weniger Schmerzen auf als nach einem Dammschnitt, der einem Riß zweiten Grades entspricht und bei dem auch Muskelgewebe verletzt wird.[36]

Die Folgen eines Dammschnittes

Die Beschwerden dauern oft einige Monate an. Am unteren Bereich der Vagina kann sich knotiges Narbengewebe gebildet haben, das so schmerzempfindlich ist, daß die kleinste Berührung unangenehm ist. Viele Frauen haben auch noch drei Monate nach der Geburt hin und wieder Schmerzen: wenn sie sich schnell auf einen harten Stuhl setzen, enge Hosen tragen, lange stehen oder sich heftig bewegen. Hat die Periode wieder eingesetzt, stellen manche Frauen fest, daß sie keinen Tampon einführen können.[37]

Nach einem Dammschnitt ist Geschlechtsverkehr erst wieder möglich, wenn der Damm völlig geheilt ist.[38] Nach drei Monaten haben mehr Frauen nach einem Dammschnitt Schmerzen beim Geschlechtsverkehr als Frauen nach einem großen Riß. Am häufigsten treten Schmerzen bei Frauen auf, die sowohl einen Dammschnitt als auch einen Riß hatten.[39] Eine Frau, der jeglicher Gedanke an Geschlechtsverkehr unerträglich ist, meint dann, es sei ihre Schuld.

»Mein Mann ist sehr geduldig und verständnisvoll, doch meint er, daß ich jetzt doch wohl wieder in Ordnung sei.«

Bei einigen Frauen bleibt, selbst wenn mit größter Sorgfalt genäht wurde, eine Rektovaginalfistel zurück (ein Gang in der Scheidewand zwischen Rektum und Vagina), und es gelangt Stuhl in die Scheide. Das bedeutet, daß sie Wochen oder Monate später eine weitere Operation über sich ergehen lassen müssen. Die emotionale und die körperliche Beeinträchtigung sollten nicht unterschätzt werden. Sie fühlen sich verstümmelt, mißhandelt und schmutzig. Sie haben entweder große Wut oder sind zutiefst deprimiert.

Einige Frauen leiden nach dem Nähen jahrelang unter Schmerzen. Die Ursache liegen darin, daß die Scheide zu eng genäht wurde, so daß das Gewebe schmerzt, wenn es gedehnt wird. Manchmal sind Nerven durchtrennt worden. Manchmal bleibt ein großer Knoten im Narbengewebe schmerzempfindlich, die Frau hat dann das Gefühl, auf Dornen zu sitzen.

Wenn sie Hilfe sucht, wird ihr oft geraten, den schmerzenden Bereich einzucremen, ihr wird gesagt, daß der Schmerz irgendwann aufhören wird, oder sie wird zur Psychotherapie oder zur Eheberatung geschickt. Es kann auch sein, daß ihr ein operativer Eingriff vorgeschlagen wird, um Narbengewebe zu entfernen und ein besseres »kosmetisches« Ergebnis zu erzielen.

Bei Hausgeburten und in Geburtshäusern wird nicht automatisch ein Dammschnitt gemacht. Er bleibt Situationen vorbehalten, in denen ein Baby schnell geboren werden muß. Die Hebammen formen mit der Hand einen »Dammschutz«, so daß die Frau ihr Kind langsam und sanft hinausschieben kann und der Damm nicht überdehnt wird, was die Wahrscheinlichkeit, daß dieser reißt, verringert.

Was stimmt nicht mit den Kliniken?

Sie wenden auch heiße Kompressen, warmes Wasser oder Massagen mit Öl an, um das Dammgewebe zu erweichen, damit es sich auffächern kann, und sie verwenden Worte, die lebhafte Bilder von Weitwerden und Öffnen auslösen, z. B. ein Fächer, der sich öffnet, fließendes Wasser oder eine Blume, deren Blütenblätter sich öffnen.[40] Viele setzen auch neue Methoden wie die Geburt im Wasser ein, was dazu beitragen kann, daß das Dammgewebe der Frau elastisch bleibt.

Medikamente und Infektionen in Kliniken

Antibiotikaresistenz und Infektionen sind gegenwärtig zwei große Probleme, die eng miteinander zusammenhängen. Zu Hause ist eine Frau an das Bakterienmilieu ihrer eigenen Familie gewöhnt. Und da zu Hause keine geburtshilflichen Eingriffe vorgenommen werden, kann es gewöhnlich auch nicht dazu kommen, daß an der Hautoberfläche oder im Körperinneren durch Gewebeverletzungen schädliche Bakterien eintreten. Das Baby besitzt gegen zahlreiche Infektionen eine Abwehr, und zwar aufgrund der Immunität, die durch die Plazenta im Mutterleib entsteht und durch das Kolostrum und die Muttermilch nach der Geburt.

Entzündungen des Unterleibs, der Blase, des Dammgewebes und der Brust werden in der Regel mit Penicillin und ähnlichen Antibiotika behandelt. Dieses sind hochwirksame Mittel, wenn sie bei einem Kaiserschnitt eingesetzt werden (der mit einem erhöhten Infektionsrisiko der Unterleibsorgane und der Operationsnarbe einhergeht). Doch eine zu großzügige Anwendung von Penicillin bringt resistente Erreger hervor.

Bakterien sind sehr anpassungsfähig. »1941 konnte man mit 10 000 Einheiten Penicillin, die viermal am Tag vier Tage lang verabreicht wurden, eine durch Pneumokokken hervorgerufene Lungenentzündung kurieren«, schreibt ein an der Columbia University tätiger Facharzt.[41] Seiner Meinung nach könnten heutzutage möglicherweise 24 Millionen Einheiten gegeben werden – und der Patient würde dennoch sterben!

Kliniken begannen um 1950 mit der Anwendung von Penizillin. Heute wird etwa jeder dritte Patient mit Antibiotika behandelt. Noch weiß man nicht, wann es so viele genetisch veränderte penizillinresistente Bakterienstämme geben wird, daß Penizillin nicht mehr wirkt. Einige Ärzte prophezeien schon heute eine weltweite Epidemie.

Neugeborene als Patienten

In der Klinik werden Babys vom Moment der Geburt an und auch schon vorher wie Patienten behandelt und einer Reihe schmerzhafter Prozeduren unterzogen, die eine Belastung für sie darstellen und den sanften Übergang ins Leben empfindlich stören. Die Babys finden nur schwer zur Brust der Mutter und schreien sehr viel.

♦ In vielen Kliniken besteht der erste Übergriff auf die Babys bei der Geburt darin, daß mit Hilfe eines Röhrchens in Nase und Mund Schleim abgesaugt wird, der sich in den Atemwegen befinden könnte. Das Absaugen des Nasen- und Rachenraums ist für das Neugeborene besonders belastend, wenn dies unsanft mit einem Katheter, anstatt mit einem speziellen Absauggerät gemacht wird.[42] Das kann zu einer Herzarhythmie führen, und falls der Katheter den Kehlkopf berührt, kann es zu einer Kehlkopfverkrampfung kommen. Es kommt auch vor, daß durch den Absaugkatheter Herpesviren oder Bakterien von der Hebamme oder dem Arzt auf das Kind übertragen werden.[43] Selbst bei Babys, die schon Mekonium (den ersten Darminhalt) ausgeschieden haben – was ein Zeichen dafür ist, daß sie in einem schlechten Zustand sind –, ist nicht erwiesen, ob das Intubieren nicht mehr Schaden anrichtet als nützt.[44]

♦ In manchen Kliniken wird ein Röhrchen bis in den Magen des Babys eingeführt, um jede Magensekretion zu entfernen, die sich dort gebildet haben könnte. Dieses Reinigen des Magentrakts ist ein weiterer Übergriff. Es führt zu langsameren Herztönen und Kehlkopfkrämpfen, was sich auf den gesamten Bewegungsablauf des Kindes beim Saugen und Schlucken auswirken kann, was möglicherweise Stillschwierigkeiten mit sich bringt.[45]

♦ In einigen Ländern gibt es eine Bestimmung, daß bei allen Neugeborenen eine Augenprophylaxe gegen Erblindung durch Gonorrhoe durchgeführt werden muß. Oft werden dafür Silbernitrat-Tropfen verwendet, die sehr brennen, so daß das Baby die Augen geschlossen hält, wodurch der Austausch zwischen Mutter und Kind in den ersten Stunden nach der Geburt gestört ist. Normalerweise ist das die Zeit, in der das Baby sich in einem aufmerksamen Wachzustand befindet.[46] Die Wirkung von Erythromyzin ist besser als die von Silbernitrat[47]; es wirkt auch – im Gegensatz zu Silbernitrat – gegen Chlamydien, die von der Scheide der Mutter auf das Kind übertragen werden können.[48]

In der Klinik haben Sie möglicherweise wenig oder keinen Einfluß darauf, welche Augentropfen das Baby erhält, denn oft gibt es Anweisungen, die Ihnen keine Wahl lassen. Bei einer Hausgeburt jedoch treffen Sie die Entscheidung gemeinsam mit Ihrer Hebamme.

Was stimmt nicht mit den Kliniken?

Zärtliche, liebevolle Fürsorge?

In einigen Kliniken werden sehr viele Babys auf die Säuglingsintensivstation verlegt, wenn auch manchmal nur zur Beobachtung. In vielen Ländern werden die Neugeborenen routinemäßig von der Mutter getrennt und liegen dann mutterseelenallein in einem kleinen Zimmer mit einer großen Scheibe, durch die die Schwester gelegentlich nach ihnen schaut (das habe ich in Italien erlebt); oder sie sind zusammen mit Dutzenden anderer Babys in einem großen Kinderzimmer, geblendet vom hellen Licht (wie zum Beispiel in den USA), oder sie liegen sogar in einer geräumigen Abstellkammer, wohin die Schwestern sich zum Unterhalten und Rauchen zurückziehen (etwas, das mir in der ehemaligen Sowjetunion aufgefallen ist).

Ganz abgesehen davon, daß der Mutter emotional etwas vorenthalten wird, wenn man ihr das Kind sofort nach der Geburt wegnimmt – die Belohnung für all ihre Mühen und Anstrengungen – und abgesehen von der Einsamkeit und Verwirrung des Neugeborenen ist das eine unsägliche Praxis, die gefährlich sein kann. Wenn Babys so dicht beieinanderliegen, besteht ein hohes Risiko gegenseitiger Ansteckung, und niemand beobachtet ein Neugeborenes so unermüdlich und so aufmerksam wie die Mutter selbst.

Babys werden immer noch so behandelt, als gehörten sie der Klinik und als wäre nur ausgebildetes Fachpersonal in der Lage, ihren Zustand zu beurteilen und sich um sie zu kümmern. Eine Umfrage der WHO (Weltgesundheitsorganisation) über die übliche Vorgehensweise in 24 europäischen Ländern ergab, daß in 17 Ländern Kinder für einen bestimmten Zeitraum nach der Geburt automatisch von ihren Müttern getrennt werden.[49]

»Ich war völlig erfüllt von etwas, das ich nur als ›ekstatische Liebesempfindung‹ beschreiben kann. Ein solch intensiver Austausch war in der Klinik gleich nach der Geburt nicht möglich gewesen, denn jedesmal war mir das Baby gleich weggenommen worden. Aber ich weiß nicht, ob das dort überhaupt hätte passieren können – es war etwas so Einzigartiges, und ich glaube, daß bei uns beiden genau die richtige Empfänglichkeit dafür vorhanden gewesen sein muß.«

Mutter-Kind-Beziehung

Die Entstehung einer Bindung zwischen Mutter und Kind wird oft als etwas gesehen, das aktiv »gefördert« oder vom Personal bewußt angeleitet werden muß, und nicht als ein Geschehen, das seine Zeit braucht und ganz von selbst vor sich geht, sofern die Mutter ihr Kind ständig bei sich haben kann, wenn sie das möchte und so lange sie das möchte, und sofern sie unterstützt und freundlich behandelt wird.

In manchen Kliniken wirkt sich die Art, wie die Bindungstheorie zum Bestandteil der üblichen Behandlung geworden ist, sehr destruktiv aus.

»Ich wußte, daß sie mich beobachten, ob wir das richtige Bindungsverhalten zeigten. Doch war die Geburt so anstrengend gewesen, daß ich noch Zeit brauchte. Das geht nicht auf Befehl. Ich hatte das Gefühl, ihnen etwas vormachen zu müssen.«

Frauen berichten, daß sie sich zu einem bestimmten Verhalten genötigt fühlen und auf eine ganz bestimmte liebevolle Art mit ihrem Baby umgehen sollen; sie bemerken, daß sie vom Personal mit Argusaugen beobachtet werden, ob sie auch das richtige Bindungsverhalten zeigen.

Wenn sich eine Frau unter dem Druck befindet, innerhalb weniger Stunden oder gar Minuten nach der Geburt des Babys quasi eine Prüfung als gute Mutter ablegen zu müssen, ist das nicht gerade die beste Voraussetzung für den Anfang einer Beziehung. Das wirkt sich hemmend auf die möglicherweise heftig in Ihnen aufwallenden Gefühle aus, macht Sie wahrscheinlich befangen, und Sie stellen sich selbst in Frage. Die meisten Frauen überwinden diese Hindernisse. Schwer ist es jedoch für diejenigen, die eine anstrengende Geburt hinter sich haben. Sie brauchen Zeit und Ruhe und erst einmal selbst Zuwendung, damit sie sich ihrem Kind zuwenden können.

Eine sanfte Alternative

In vielen Kliniken wird mittlerweile eine »sanfte Geburt« angeboten. Bei der Geburt herrscht gedämpftes Licht, es wird mit leiser Stimme gesprochen, mit dem Baby wird sanft umgegangen, und die Mutter bekommt es sofort. Sie kann das Neugeborene unter einer Wärmelampe oder warmen Decken bei sich auf ihrer nackten Haut haben, und Mutter, Vater und Kind können etwa eine Stunde lang nach der Geburt ungestört zusammen sein.

Soweit, so gut, doch den meisten Frauen ist nicht klar, daß sie danach vom Baby getrennt und dieses zur kinderärztlichen Untersuchung in eine anderes Zimmer gebracht wird. Das ist dann das hell erleuchtete, laute Kinderzimmer, das sich sehr von der Umgebung unterscheidet, in der es die erste Stunde nach der Geburt in intimer Nähe mit seiner Mutter verbracht hat.

»Ich möchte Zeit mit dem Baby und meinem Mann verbringen, möchte über die Geschehnisse und unsere Gefühle sprechen können, ohne Zeitdruck und ungestört – in einer mir vertrauten Umgebung.«

Nur zu Hause oder in einem Geburtshaus, wo Mutter und Baby nicht voneinander getrennt werden, kann eine Frau sicher sein, daß ihr gesundes Kind bei ihr bleibt, immer in Sichtweite, wenn sie es gerade nicht in den Armen hält, und daß es unter keinen Umständen von ihr getrennt wird, außer sie möchte das. Das Kind kann die ganze Nacht über bei der Mutter im Bett oder ganz nahe bei ihr bleiben, damit sie es stillen kann, sobald es sich meldet. Sie kann sich ihr Baby genau ansehen, fasziniert jede seiner Bewegungen beobachten und sich die schnellen, wechselnden Rhythmen seiner Atmung anhören. Die Geschehnisse sind wichtig für die Entwicklung der Beziehung zwischen Mutter und Kind. Wenn diese Intimität gestört oder zunichte gemacht wird, besteht das Risiko, einen lebenswichtigen psychischen Prozeß zu unterbrechen, was das Selbstvertrauen der Frau als Mutter schwächt und den Austausch zwischen ihr und dem Baby stört.

Die sichere Hausgeburt

Die Entscheidung, wo sie ihr Kind zur Welt bringen, sollte auf einer realistischen Einschätzung der Risiken und Ihren eigenen inneren Wertvorstellungen beruhen. In einer Gesellschaft, die der Entscheidungsfreiheit bei der Geburt ablehnend gegenübersteht, übernimmt jede Frau, die beschließt, daß eine Geburt ohne Klinik für sie das Richtige ist, die Verantwortung. Gleichzeitig bringt sie den Mut auf, autokratischen Verhältnissen, dogmatischen Bestimmungen und der Macht des medizinischen Systems Widerstand entgegenzubringen.

Die Risikoeinschätzung

»Sie sind eine Risikoschwangere, denn Sie sind 31 Jahre alt. Es ist Ihr erstes Kind und Ihr Becken ist noch nicht ›geburtserprobt‹ ... Sie hatten letztes Jahr eine Fehlgeburt ... Sie gehören einer ethnischen Gruppe mit hohem Risiko an ... Sie sind alleinstehend ... Das ist Ihr fünftes Kind ... Die letzte Geburt wurde bei Ihnen eingeleitet und Sie hatten eine Zangengeburt ... Sie hatten einen Kaiserschnitt.«

Bei der ersten Vorsorgeuntersuchung zieht Ihre Ärztin möglicherweise eine Risikoliste heran, um herauszufinden, welche Intensität der Betreuung bei Ihrer Schwangerschaft in Frage kommt: normale Betreuung in der Hausarztpraxis, spezielle Betreuung durch eine Facharzt oder Risikobetreuung und Intensivversorgung in einer Spezialklinik. Es kann sein, daß Sie wenig Einfluß darauf haben. Frauen werden entweder aufgrund einer solchen Risikoliste in eine Gruppe mit geringem oder hohem Risiko eingestuft oder einfach aufgrund klinischer Vermutungen des Arztes. So können – je nach Bewertung der Befunde und der Vorgeschichte – neun von zehn Frauen unter Umständen als Risikoschwangere eingestuft werden.

Wenn Frauen auf diese Weise mit einem Etikett versehen werden, ist das schädlich. Wurde eine Frau einer hohen Risikokategorie zugewiesen, werden bei ihr wahrscheinlich Eingriffe vorgenommen, durch die die Geburt komplizierter wird, und Frauen, denen nun bewußt ist, daß sie »Risikoschwangere« sind, verlieren das Selbstvertrauen und werden ängstlich. Wenn alle in Ihrer Umgebung erwarten, daß es Probleme gibt, glauben auch Sie langsam daran.

Häufig wird Frauen eine Risikoschwangerschaft attestiert, ohne ihre Lebenssituation miteinzubeziehen. Schlechte Wohn- oder Arbeitsbedingungen, nicht genug Geld für Lebensmittel, ein gewalttätiger Partner, mangelnde Sozialkontakte, Arbeitslosigkeit oder Probleme in der Familie sind gesellschaftliche Bedingungen, die der perinatalen Säuglingssterblichkeit und -morbidität (Erkrankung) zugrunde liegen.

Eine Geburt birgt immer ein gewisses Risiko in sich. Doch die meisten der verwendeten Risikoindikatoren sind zur Vorhersage ungeeignet. Manche Ärzte glauben zum Beispiel immer noch, daß Frauen mit kleinen Füßen auch einen engen Beckenausgang haben; deshalb werden Frauen nach ihrer Schuhgröße gefragt, und Frauen mit Größe 36 werden automatisch einer Risikogruppe zugeordnet. Untersuchungen beweisen, daß das jeglicher Grundlage entbehrt.[50]

»Ich bekomme zu hören: ›Wie mutig du bist, daß du dein Kind zu Hause zur Welt bringen willst!‹ So komme ich mir überhaupt nicht vor. Ich finde, daß sie die Mutigen sind, wenn sie in die Klinik gehen und sich auf das Risiko einlassen, all das mit sich machen zu lassen, was dort üblich ist.«

Damit Sie sich hinsichtlich Ihrer Betreuung und des Geburtsorts entscheiden können, benötigen Sie genaue und ausführliche Informationen über die möglichen Risiken, um dann selbst herauszufinden, was Sie für sich wünschen. Einige Risiken sind allerdings in Kauf zu nehmen. Wir möchten weitab Ferien machen, also besteigen wir ein Flugzeug; wir fahren gerne Ski oder machen Bergtouren – dafür nehmen wir das Risiko eines Knochenbruchs in Kauf. Die Risiken stehen dafür. Wenn Seeleute sich ständige Gedanken über die Risiken machen würden, würden sie sich nie auf das Meer wagen.

Davon abgesehen können wir uns darauf vorbereiten, mit solchen Risiken umzugehen – vernünftige Vorsichtsmaßnahmen für die wahrscheinlichsten Gefahren treffen, beispielsweise auf einem Segelboot Schwimmwesten tragen oder uns im Auto anschnallen –, und wir können ein bestimmtes Verhalten erlernen, falls Risiken sich vergrößern.

Entwirrung der Statistiken

Oft wird behauptet, die Ursache dafür, daß sehr viel weniger Frauen und Kinder sterben als noch vor etwa 60 Jahren, als die meisten Frauen ihre Babys zu Hause zur Welt brachten, sei auf die Tatsache zurückzuführen, daß Frauen in der Klinik gebären. Doch nur weil zwei Ereignisse gleichzeitig stattfinden, heißt das noch nicht, daß das eine Ereignis das andere bedingt.

Auch sollten statistische Daten über Hausgeburten aus der Vergangenheit oder aus Entwicklungsländern nicht miteinander verglichen werden. Vieles verändert sich, einschließlich des Gesundheitszustands der Frauen, die Möglichkeiten zur Empfängnisverhütung und zur Abtreibung sowie die sozialen und wirtschaftlichen Bedingungen. Und das wirkt sich entscheidend auf die Sterblichkeitsrate bei der Geburt aus. Mit wachsendem Lebensstandard sterben in jedem Land weniger Babys bei der Geburt, ganz unabhängig davon, ob Hausgeburten erlaubt sind oder nicht und wie die geburtshilfliche Vorgehensweise ist.

Geburten, die ungeplant außerhalb der Klinik stattfinden, werden oft in die Hausgeburtsstatistiken miteinbezogen, und das vermittelt einen völlig falschen Eindruck von den vergleichbaren Risiken von Hausgeburten gegenüber Klinikgeburten.

1980 empfahl der Sozialausschuß des britischen Unterhauses, daß mehr Geburten in großen Kliniken stattfinden und Hausgeburten noch mehr »in den Hintergrund treten« sollten.[51] Diese Politik stützte sich auf ein Schaubild über eine höhere Säuglingssterblichkeit bei Hausgeburten gegenüber Klinikgeburten. Was in dieser statistischen Darstellung nicht zum Ausdruck kam: Die erhöhte Sterblichkeitsrate ergab sich aus ungeplanten Hausgeburten, die ganz überraschend nicht in der Klinik stattfanden.[52]

Bei Frauen, die ihr Baby ungeplant außerhalb der Klinik zur Welt bringen, kommt es vielleicht lange bevor das Kind geburtsreif ist zur Geburt, oder Teenager haben die Schwangerschaft verheimlicht und bringen ihr Kind an irgendeinem Ort zur Welt, dort, wo sie hoffen, daß ihre Eltern es nicht erfahren. Oder Frauen geraten in Panik, wenn ihr Kind auf dem Weg in die Klinik geboren wird. Manchmal sind das auch Frauen, die nie zur Vorsorge gegangen sind und die sehr arm, geistig verwirrt oder drogenabhängig sind oder unter schweren Depressionen leiden.

Hausgeburt in verschiedenen Ländern

Weltweit nehmen Kaiserschnitte zu. In Großbritannien haben sie sich innerhalb einer Generation verdoppelt, jedes Jahr kommt es zu über 93 000 Kaiserschnitten. Die Kaiserschnittrate in Deutschland beträgt um die 20%. Man könnte annehmen, daß Kaiserschnitte anstatt Zangen- oder Saugglockengeburten gemacht werden, doch dem ist nicht so. Auch diese Eingriffe nehmen zu. Bei immer mehr Frauen werden intensive medizinische Eingriffe vorgenommen.

Gleichzeitig nimmt das Interesse der Frauen an Hausgeburten wieder zu. In den Niederlanden, wo Geburten sehr sicher sind, ist das ganz üblich, ein Drittel aller Frauen gebären zu Hause. Doch bleibt das die Ausnahme. Aber sogar in Ländern mit einem zentralisierten und eher autoritären Gesundheitssystem wie zum Beispiel in Rußland wünschen Frauen Hausgeburten.

Die Risikoeinschätzung

F Was bringt die Hebamme zur Hausgeburt mit?

A Die Hebamme hat ein Hörrohr oder ein tragbares Herztongerät sowie betäubungsmittelfreie Schmerzmedikamente, Wehenhemmer, Infusionslösungen und Medikamente bei sich, die bewirken, daß sich die Gebärmutter nach der Geburt zusammenzieht, falls Sie starke Blutungen haben. Vielleicht hat sie homöopathische Mittel, Akupunkturnadeln, Aromatherapie-Öle, Bach-Blüten und einen Gebärhocker dabei. Sie bringt ein Absauggerät für das Baby, eine Dammschnittschere, ein Lokalanästhetikum und Nahtmaterial mit.

F Was ist, wenn das Baby nicht gut atmet?

A Dazu kommt es eher, wenn die Mutter während der Wehen Schmerzmittel, vor allem Dolantin, erhalten hat. Bei einer Hausgeburt bekommt die Frau wahrscheinlich überhaupt keine Medikamente. Falls doch, sind sie betäubungsmittelfrei und gering dosiert. Die Hebamme hat Sauerstoff und eine Wiederbelebungsausrüstung für den Notfall dabei.

F Ich hatte bei der letzten Geburt einen Kaiserschnitt. Kann ich eine Hausgeburt machen?

A Sie werden sicher nicht so leicht eine Ärztin oder Hebamme finden, die das befürwortet. Es besteht zwar ein höheres Risiko bei einer Geburt außerhalb der Klinik, doch auch unnötige Eingriffe, zu denen es in der Klinik kommen kann, stellen ein Risiko dar. Womöglich war der frühere Kaiserschnitt die Folge eines Eingriffs wie zum Beispiel einer Einleitung, oder Sie mußten im Bett liegen, hatten eine PDA oder ein Dauer-CTG.

F Ich bin übergewichtig. Kann ich eine Hausgeburt machen?

A Ein normales Gewicht ist die bessere Voraussetzung. Machen Sie aber keine strenge Diät. Das schadet Ihnen und dem Baby. Wenden Sie sich an eine Ernährungsberaterin.

F Ich bin eine »späte« Erstgebärende. Ist eine Hausgeburt für mich ratsam?

A Wenn Sie gesund sind und Ihre Schwangerschaft normal verläuft, spricht nichts gegen eine Hausgeburt. Es besteht eher das Raisiko, daß Sie in der Eröffnungsphase in die Klinik geschickt werden, weil sie bei Ihnen länger dauert.

Mit den Risiken einer Hausgeburt umgehen

Wenn Sie Ihr Kind zu Hause zur Welt bringen möchten:

- Suchen Sie sich eine gute Hebamme. Sie sollte hausgeburtserfahren sein, Zuversicht vermitteln und Gelassenheit bewahren.
- Gehen Sie selbstbewußt und positiv eingestellt an die Geburt heran.
- Bringen Sie in Erfahrung, wie Sie den Wehen mit Entspannung, Ihrer Atmung und konzentrierter Aufmerksamkeit begegnen können. Lernen Sie verschiedene Haltungen und Bewegungen kennen.
- Sorgen Sie dafür, daß mehr als eine Person für Ihre Betreuung bereitsteht und daß Ihre Geburtshelferinnen gut zusammenarbeiten.
- Stellen Sie sicher, daß Ihnen ein Telefon und Auto zur Verfügung stehen.
- Ziehen Sie die Möglichkeit einer Wassergeburt in Betracht.

In Westdeutschland betrug der Anteil der Hausgeburtshilfe 1952 noch 52,6%, 1982 (dem letzten Jahr der statistischen Differenzierung nach Geburtsort) nur noch 1,1%. Zur Zeit liegt der Anteil der Hausgeburten je nach Region zwischen 2 und 5%.

In Großbritannien sank der Anteil der Hausgeburten um 1980 auf den Tiefststand von 1%, jetzt nehmen sie wieder zu. Jährlich entscheiden sich 5000 Frauen für eine Hausgeburt. In Teilen Südenglands beträgt der Anteil der Hausgeburten bis zu 20%, viele schwangere Hebammen entscheiden sich selbst für eine. Das Gesundheitsministerium geht davon aus, daß bis 2005 7% aller Geburten zu Hause stattfinden werden. Das würde mehr als 18000 Hausgeburten pro Jahr in England und Wales bedeuten.

In den USA bringen ungefähr 35000 Frauen pro Jahr ihr Kind zu Hause oder in einem Geburtszentrum zur Welt. Es wären viel mehr, wenn es Hebammen gäbe, die sie dabei betreuten, doch es gibt zu wenige, und sie wohnen zu weit entfernt. In Kanada ist es je nach Rechtslage in einigen Provinzen einfacher, von einer Hebamme betreut zu werden, Hebammen sind sowohl an einer Klinik tätig und machen auch Hausgeburtshilfe.

Wenn Frauen um eine Hausgeburt kämpfen müssen, lassen sie sich nicht so leicht vom Gegenteil überzeugen, selbst wenn für sie ein hohes Risiko besteht, weil sie meinen, daß Ärzte nicht die Wahrheit sagen und nicht auf ihre Wünsche eingehen. Im Westen Australiens zum Beispiel hatten 43 Prozent der Mehrgebärenden, die ihr Baby zur Hause zur Welt brachten, bei früheren Geburten Komplikationen.[53] Sie waren entweder nicht gut informiert worden oder hatten wegen vorheriger Erfahrungen so große Angst vor der Klinik, dass sie beschlossen, das Risiko einzugehen. Vorzuwerfen ist das dem Klinksystem, und nicht den Frauen, die darunter leiden.

Sicherheit

Aufschlußreich ist ein Blick nach Holland, wo 38 Prozent der Babys zu Hause zur Welt kommen. Frauen, die dort ihr Kind zu Hause zur Welt bringen, können mit der Vorsorge entweder eine Hebamme oder eine Allgemeinärztin betrauen, in der Klinik werden sie entweder von Hebammen oder Ärzten betreut. Hinsichtlich der Säuglingssterblichkeit in bezug auf den Geburtsort und auch auf die Vorsorge ergibt sich, daß die Betreuung durch eine Hebamme zu Hause sicherer ist als die Hebammenbetreuung in der Klinik, und die Hausgeburt mit einer Hebamme ist am sichersten.[54]

Aus einer Analyse, basierend auf aussagekräftigsten Untersuchungen über geplante Hausgeburten in verschiedenen Ländern, geht hervor, daß die Hausgeburt eine zuverlässige Alternative darstellt, wenn bei Ihnen kein besonderes Geburtsrisiko besteht, und es ergibt sich zudem, daß Sie bei einer Hausgeburt weniger medizinischen Eingriffen ausgesetzt sind. Diese

Die sichere Hausgeburt

Die Fürsorge, die Sie sich selbst in der Schwangerschaft zukommen lassen, ist mehr als alles, was Ihnen eine Klinik anbieten kann.

Untersuchung analysierte 24 092 Hausgeburten im Vergleich zu Geburten von Frauen mit geringem Geburtsrisiko, die sich für eine Klinikgeburt entschieden hatten.[55] Bei bedeutend weniger Frauen, die eine Hausgeburt planten, wurde die Geburt eingeleitet, die Dammschnittrate war wesentlich niedriger, und es kam viel seltener zu Zangen- oder Saugglockengeburten oder einem Kaiserschnitt. Die Wahrscheinlichkeit eines tiefen Dammrisses war wesentlich geringer, und ihre Babys waren zum Geburtszeitpunkt in einem besseren Zustand. Das Ergebnis lautet: »Die Hausgeburt ist für eine bestimmte Gruppe von Schwangeren eine Alternative zur Klinikgeburt, medizinische Eingriffe sind erheblich seltener.«

Eine normale Geburt in der Klinik ist gar nicht so leicht zu erreichen. Bei einer Untersuchung über 6000 geplante Hausgeburten in England und Wales ergab sich, daß die Wahrscheinlichkeit einer Geburtseinleitung hundertmal höher war, wenn die Frauen sich für eine Klinikgeburt entschieden hätten. Nur bei sieben Prozent der Frauen, die ihr Kind zu Hause zur Welt brachten, wurde die Fruchtblase gesprengt, bevor der Muttermund 4 cm eröffnet war, im Vergleich zu einem Sprengen der Fruchtblase bei 25 Prozent der Frauen in der Klinik. Dolantin bekamen acht Prozent der Frauen zu Hause gegenüber 30 Prozent in der Klinik.[56] Viermal so viele Frauen in den Kliniken hatten eine Wehenschwäche und doppelt soviele Frauen hatten eine Zangen- oder Sauglockengeburt oder einen Kaiserschnitt. Nur bei wenigen Frauen kam es überhaupt zu übermäßigen Blutungen, doch waren es doppelt soviele Frauen in den Kliniken, die einen hohen Blutverlust hatten. Bei Hausgeburten war die Wahrscheinlichkeit, daß der Damm unverletzt bleibt, größer, und falls es zu einem Riß kam, war es nur ein Riß 1. Grades, bei dem lediglich die Haut gerissen und nicht das Muskelgewebe verletzt worden ist.

Auch den Babys ging es nach einer Hausgeburt besser. Die Zahl der Klinikbabys, die in einem schlechten Zustand waren, war dreimal so hoch. Doppelt so viele hatten einen niedrigen Apgarwert (das ist das Punkteschema zur Beurteilung des Zustands des Neugeborenen) und doppelt so viele brauchten Sauerstoff.

Bei Müttern mit geringem Risiko ist eine Hausgeburt sowohl für die Mutter als auch für das Baby ebenso sicher wie eine Klinikgeburt. Sie kann sogar sicherer sein.

Eine Betrachtung der Risiken

Rauchen

Falls Sie rauchen, sollten Sie vor der Schwangerschaft oder in der ersten Hälfte der Schwangerschaft damit aufhören oder ihren Zigarettenkonsum zumindest auf unter zehn Zigaretten pro Tag reduzieren, um das Risiko für Sie selbst und das Baby zu verringern. Viele Hebammen in den USA und Kanada übernehmen Frauen, die rauchen, wegen der damit verbundenen Risiken nicht zur Betreuung bei der Hausgeburt.

Durch Nikotin verengen sich die Blutgefäße, wodurch die Blutversorgung der Plazenta verlangsamt wird, was zu intrauterinen Wachstumsverzögerungen führen kann. Auch durch die in Zigarettenrauch enthaltenen Stoffe Kohlenmonoxid und Thiozynat kann sich das Wachstum des Babys verzögern. Raucherinnen haben ein höheres Risiko einer Fehlgeburt, einer Frühgeburt und starker Nachgeburtsblutungen. Eine Frau, die raucht und trinkt, geht ein noch höheres Risiko ein.

Alkohol

In Nordamerika stellt das fötale Alkoholsyndrom die häufigste teratogene Ursache (das Baby wird noch im Mutterleib geschädigt) für eine geistige

Schädigung dar. Dazu kann es kommen, wenn eine Frau etwa acht Gläser Wein oder vier Flaschen Bier pro Tag trinkt. So hoch braucht der Konsum jedoch gar nicht zu sein, um die Wahrscheinlichkeit eines geringen Geburtsgewichts zu erhöhen. Es gibt Hinweise dafür, daß bei einem Konsum von mehr als zehn Gläsern Wein pro Woche das Baby in der Gebärmutter weniger gut gedeiht.[57]

Ihr Gewicht

Wenn Sie sehr wenig oder sehr viel wiegen, kann sich auch das auf Schwangerschaft und Geburt auswirken. Sind Sie untergewichtig, besteht die Möglichkeit, daß das Baby nicht gut versorgt wird. Sind Sie dagegen sehr dick, ist die Wahrscheinlichkeit eines hohen Blutdrucks und der Entwicklung eines Schwangerschaftsdiabetes höher; bei beidem wird Ihnen von einer Hausgeburt abgeraten.[58]

Übergewicht kann auch heißen, daß es bei Ihnen leichter zu einer Blasenentzündung kommt oder zu einem Blutgerinnsel während der Schwangerschaft. Wenn Sie jedoch gesund sind, besteht für das Baby kein zusätzliches Risiko; gesunde übergewichtige Frauen bringen gesunde Kinder zur Welt.[59] Die übliche Praxis des regelmäßigen Wiegens während der Schwangerschaft und all die damit verbundenen Befürchtungen sind mehr als sinnlos.

Ihr Blutdruck

Es ist ganz natürlich, daß der Blutdruck gegen Ende der Schwangerschaft etwas ansteigt.[60] Wenn jedoch Ihr Blutdruck erhöht ist und gleichzeitig Eiweiß (Albumin) in Ihrem Urin festgestellt wird, dann haben Sie Präeklampsie, und dann wird Ihnen außer in sehr leichten Fällen meist dazu geraten, Ihr Baby in der Klinik zur Welt zu bringen, weil die Plazenta möglicherweise ihre Funktion nicht mehr ausreichend erfüllen kann.

Falls Ihr Blutdruck steigt, sollten Sie herausfinden, wie Sie Streß vermeiden können. Lassen Sie es sich gutgehen, legen Sie sich nach Möglichkeit ins Bett, und bitten Sie andere, für Sie einzukaufen, zu kochen und sauberzumachen. Hören Sie Musik, lesen Sie, machen Sie Entspannungsübungen, und lassen Sie sich mit einem Aromatherapieöl massieren. Falls Sie bereits Kinder haben, läßt sich das nur sehr schwer bewerkstelligen, wenn Sie niemanden in Ihrer Nähe wissen, der Ihre Kleinen betreut. Mit einem Kind im Lauflernalter können Sie sich ins Bett kuscheln, Bilderbücher oder Kindersendungen ansehen oder neues Spielzeug ausprobieren. Die Therapie für Ihren hohen Blutdruck ist ein Kompromiß zwischen Ihrem Wohlergehen und den Freuden und Pflichten des Mutterseins. Auf jeden Fall bietet mehr Ruhe die besten Möglichkeiten, bis zum Ende der Schwangerschaft gesund zu bleiben und dann Ihr Baby zu Hause zur Welt zu bringen. Vergessen Sie nicht, daß Sie nach der Geburt des Kindes keine Möglichkeit mehr haben werden, es sich so bequem und gemütlich zu machen wie jetzt. Also genießen Sie es!

Steißlage

Jedes dritte oder vierte von 100 Babys kommt mit dem Po zuerst auf die Welt.[61] Das kann problematisch werden, weil zwar der Körper wahrscheinlich leicht durch das Becken gleitet, der Kopf aber nicht vorwärtskommt. Eine solche Verzögerung bei der Geburt kann zu Sauerstoffmangel führen.

In manchen Ländern wird bei den meisten Steißgeburten ein Kaiserschnitt gemacht, mit der Begründung, daß Sicherheit vorgeht. In Schweden zum Beispiel kommen neun von zehn Steißlagen durch Kaiserschnitt zur Welt. In Norwegen dagegen wird nur bei vier oder fünf von zehn Steißlagen ein Kaiserschnitt gemacht. Wenn Sie davon ausgehen können, daß Sie einen Kaiserschnitt bekommen, falls Sie in die Klinik gehen, kommt Ihnen die Geburt zu Hause oder in einem Geburtshaus vielleicht als Ausweg vor, vorausgesetzt, Sie sorgen für geschickte und erfahrene Geburtshelfer. Es kann allerdings sein, daß Ihre Betreuer nicht so ohne weiteres bereit sind, das zusätzliche Risiko einer Steißgeburt zu übernehmen. Ihre Hebamme muß sich ihrer Aufgaben sicher sein.

Mehr als 30% der Steißlagengeburten sind darauf zurückzuführen, daß die Kinder zu früh (vor der 37. Woche) geboren werden. Erst wenn das Baby immer mehr zunimmt, dreht es sich mit dem Kopf nach unten.

Babys, die gegen Ende der Schwangerschaft in der Steißlage liegen, machen oft noch eine Drehung und liegen dann bei Wehenbeginn mit dem Kopf nach unten. Etwa 14 Prozent der Kinder befinden sich in der 32. Woche in der Steißlage.[62] Drei von fünf Babys drehen sich noch nach diesem Zeitpunkt[63], wobei die Wahrscheinlichkeit allerdings geringer ist, wenn das Kind die Beine gestreckt hat, weil sie dann wie eine Schiene an seinem Körper wirken, so daß ihm die Drehung schwerer fällt. Manche Babys strampeln sich sogar in die richtige Richtung, wenn die Geburtswehen begonnen haben, vorausgesetzt, sie haben genug Platz.

Eine äußere Wendung gegen Ende der Schwangerschaft ist in 60 Prozent aller Fälle erfolgreich. Das ist eine einfache, sichere Alternative zum Kaiserschnitt. Leiten Sie das auf jeden Fall in die Wege, wenn Ihr Baby eine Beckenendlage ist und Sie eine Hausgeburt planen.

Wenn Sie bereits eine Frühgeburt hatten

In diesem Fall besteht ein erhöhtes Risiko, daß es wieder zu einer Frühgeburt kommt, doch die Wahrscheinlichkeit, daß sie das Baby voll austragen, beträgt 83 Prozent. Selbst wenn Sie zweimal eine Frühgeburt hatten, besteht immer noch eine Wahrscheinlichkeit von 72 Prozent, daß sich das nicht wiederholt.[64]

Ein früherer Kaiserschnitt

Wenn Sie einen Kaiserschnitt hatten, werden Ihnen die Ärzte mit Sicherheit empfehlen, Ihr nächstes Kind und alle weiteren Kinder in der Klinik zur Welt zu bringen. In den USA machen viele Ärzte auch bei den folgenden Geburten einen Kaiserschnitt, selbst wenn bei diesen Geburten gar nicht die gleichen Probleme auftreten wie früher. Das ist einer der Gründe, weshalb sich die Kaiserschnittrate in den letzten 20 Jahren verfünffacht hat.

In England haben die Ärzte eine andere Einstellung. Sie gewähren einen »Wehenversuch«. Dabei wird die Narbe auf die Probe gestellt, wobei alles für einen Kaiserschnitt bereitsteht, falls die Narbe nicht hält. Das setzt natürlich voraus, daß die Frau in die Klinik geht. Es kommt sehr selten zu einem Gebärmutterriß. Im Verlauf von 110 000 Geburten nach einem vorherigen Kaiserschnitt traten 13 Uterusrupturen auf.[65]

Die meisten Beiträge in medizinischen Zeitschriften, nach denen Ärzte sich richten, warnen vor Rupturen, die infolge des früher vorgenommenen »klassischen« Kaiserschnitts auftreten können, bei dem ein senkrechter Schnitt ausgeführt wird. Heute wird in den meisten Fällen ein waagerechter Schnitt im unteren Uterinsegment gemacht, etwa dort, wo ein Bikinihöschen enden würde. Nach einem solchen Schnitt im unteren Uterinsegment ist das Risiko einer Ruptur wesentlich geringer, und selbst wenn die Narbe nicht hält, reißt sie nicht plötzlich, sondern gibt leicht nach.

Gesundheitliche Beeinträchtigungen, die medizinischer Überwachung bedürfen

Der ärztliche Rat bei bestimmten Krankheiten, beispielsweise Diabetes, lautet meist, daß die Frau ihr Kind in der Klinik zur Welt bringen muß. Dabei können gewichtige Gründe ins Feld geführt werden, weil die Babys bei dem hohen Zuckergehalt im Blut oft sehr groß werden. Früher hatten Kinder von Müttern mit Diabetes häufig Atemprobleme. Doch jetzt ist eine sehr gute Insulinkontrolle in der Schwangerschaft möglich, und weniger als zwei von 100 Babys haben Probleme mit der Atmung.[66]

Wenn Sie unter einer Krankheit leiden, die sich bei Streß verschlimmert, ist das eigene Zuhause wahrscheinlich für Sie am besten, weil Sie sich dort sicherer fühlen und mehr Selbstvertrauen haben. Bei Asthma zum Beispiel besteht für das Baby kein erhöhtes Risiko, und es spricht viel für eine Hausgeburt.[67] Auch bei multipler Sklerose kann es sein, daß Sie zu Hause am besten aufgehoben sind.[68]

Wenn Sie Rhesus-negativ sind

In der Frühschwangerschaft wird Ihr Blut auf den Rhesusfaktor untersucht. Wenn Sie Rhesus-negativ sind und Ihr Partner Rhesus-positiv, werden später weitere Tests durchgeführt, um festzustellen, ob Sie Antikörper gegen das Rhesus-positive Baby entwickeln. Falls es Ihre erste Schwangerschaft ist und Sie vorher keine Fehlgeburten hatten, ist das äußerst unwahrscheinlich. Doch Sie sollten wissen, daß das Risiko zunimmt, wenn es in der Schwangerschaft zu einer Blutung kommt, wie zum Beispiel durch eine Chorionzottenbiopsie, eine Amniozentese oder Fetoskopie.

Auch Eingriffe während der Eröffnungs- und der Austreibungsphase können eine Vermischung des kindlichen Blutes mit Ihrem Blut verursachen und zu einer Sensibilisierung in der nächsten Schwangerschaft führen. Dazu gehört das Befestigen einer Kopfschwartenelektrode zur internen Ableitung der kindlichen Herztöne, eine Zangengeburt oder ein Kaiserschnitt, versehentliches Reißen der Nabelschnur (wenn bei dem Versuch, die Geburt der Plazenta zu beschleunigen, daran gezogen wird) und die manuelle Plazentalösung. Eine Geburt ohne unnötige Eingriffe ist also der sicherste Weg, und das kann bedeuten, daß eine Geburt zu Hause oder in einem Geburtshaus das Beste ist.

Jede Schwangerschaft ist einzigartig. Nur weil eine Frau eine Problemschwangerschaft hat, bedeutet das nicht, daß sie eine zweite Schwangerschaft nicht genießen würde.

Durch die Entdeckung der Gammaglobuline (um 1960) und ihre regelmäßige Anwendung bei Rhesus-negativen Frauen, deren Baby wahrscheinlich Rhesus-positiv ist, konnten viele Leben gerettet werden. Die Anti-D-Prophylaxe wird entweder in der Schwangerschaft, bei der Geburt oder fünf Tage nach der Geburt eines Rhesus-positiven Babys durchgeführt, um eine Sensibilisierung in der nächsten Schwangerschaft zu verhindern. In folgenden Schwangerschaften werden regelmäßige Untersuchungen durchgeführt.

Heute liegt die Todesrate im Zusammenhang mit dem Rhesusfaktor unter ein pro Tausend Babys. Vorausgesetzt, die Mutter entwickelt in der Schwangerschaft keine Antikörper, besteht für sie und das Baby kein erhöhtes Risiko. Deshalb sollte sie bei der Entscheidung, wo sie ihr Kind zur Welt bringen möchte, eine Wahlmöglichkeit haben.

Irrige Annahmen über Hausgeburten

»Wenn Sie schon älter sind, sollten Sie keine Hausgeburt machen.«

Wenn Sie Ihr erstes Kind mit über 35 Jahren bekommen, gelten Sie als »späte Erstgebärende«, wobei manche Ärzte dieses Alter auch schon sehr viel früher ansetzen; bei Ihnen besteht dann ein höheres Risiko für etwas, was manche Ärzte als »schlechte Gebärfreudigkeit« bezeichnen. Es gibt Ärzte, die ältere Mütter als »geburtshilflich im Alterungsprozeß« oder als »geriatrisch« bezeichnen.[69]

Heute kann man nicht mehr davon ausgehen, daß Frauen, die ihr erstes Kind mit 30 bekommen, schon lange mit Unfruchtbarkeitsproblemen gekämpft haben (was mit einem höheren Risiko in Verbindung gebracht wird), sondern sie haben mit der Familiengründung wegen ihrer beruflichen Interessen gewartet oder fühlten sich noch nicht reif für ein Kind. Aufgrund ihrer Ausbildung und ihres Sozialstatus gehören sie einer Gruppe mit geringem Risiko an (beispielsweise im Vergleich mit Teenagern, die ungewollt schwanger wurden oder deshalb, weil sie sich nach einem Menschen sehnen, den sie liebhaben können). Die Säuglingssterblichkeitsrate ist bei diesen älteren Müttern nicht höher als bei jüngeren.[70]

Ein Unterschied besteht bei der Anzahl der geburtshilflichen Eingriffe, die bei einer Frau über 35 in der Klinik vorgenommen werden. In einem Londoner Krankenhaus ist die Wahrscheinlichkeit für Frauen über 35 doppelt so hoch, daß die Geburt mit Oxytozin eingeleitet wird (53 Prozent im Vergleich zu 20 Prozent bei Frauen unter 35), daß sie einen Dammschnitt bekommen (74 Prozent gegenüber 38 Prozent), daß eine Zangengeburt (35 Prozent gegenüber 25 Prozent) oder ein Kaiserschnitt (28 Prozent gegen-

Die sichere Hausgeburt

über 13 Prozent) gemacht wird.[71] Die hohe Kaiserschnittrate dürfte dadurch zu erklären sein, daß bei älteren Frauen häufiger eine kontinuierliche Herzton-Wehen-Überwachung vorgenommen wird, und Ängste seitens der Geburtshelfer zu der eingreifenden Geburtsleitung bei älteren Frauen beitragen. Eine Möglichkeit, wie Sie das vermeiden können, besteht darin, daß Sie Ihr Baby in einem Geburtshaus oder zu Hause zur Welt bringen.

»Eine langandauernde Geburt zu Hause ist gefährlich.«

Eine Geburt, die sich lange hinzieht, ist sehr ermüdend, doch wenn sich keine anderen Probleme ergeben, ist das nicht gefährlich. Trotzdem wird bei Geburten, die länger als 48 Stunden dauern, in der Klinik häufig die Zange oder die Saugglocke angewendet oder ein Kaiserschnitt gemacht, was eigene Risiken mit sich bringt. Es besteht kein Zusammenhang zwischen einer langen Geburt (über 24 Stunden) und der geistigen Behinderung von Babys.[72]

Wenn ein Mißverhältnis zwischen kindlichem Kopf und Becken der Mutter vorliegt, kommt es oft zu Fehldiagnosen – nur aufgrund der Tatsache, daß sich die Geburt lange hinzieht und aus diesem Grund wird dann ein Kaiserschnitt gemacht. Wenn es während der Wehen offensichtlich wird, daß der Kopf des Babys nicht durch das Becken paßt, sollte die Frau sich in die Klinik begeben. Dabei handelt es sich nicht um einen plötzlich auftretenden Notfall. Diese Entscheidung wird nach ausführlichen Gesprächen von der Hebamme getroffen, wenn klar ist, daß es nicht vorangeht.

> **Eine Allgemeinärztin, die ihr erstes Kind erwartet**
>
> »Hebammen haben Sauerstoff bei sich, um ihn nötigenfalls dem Baby zu verabreichen: Doch die Ärzte, die ich aufsuchte, wußten nichts davon. Ich möchte eine Hausgeburt, weil ich unbedingt vermeiden möchte, daß meine Geburt zu einem medizinischen Ereignis wird, wie ich das während meiner Ausbildung erlebt habe.«

»Wenn das Baby Probleme mit der Atmung hat, kann man nichts tun.«

Die Wahrscheinlichkeit, daß Atemprobleme beim Baby auftreten, ist am größten, wenn die Mutter während der Geburt Schmerzmittel – Dolantin, Beruhigungsmittel, Tranquilizer oder eine PDA – erhalten hat. Bei einer Hausgeburt erhält eine Frau in den Wehen in der Regel überhaupt keine Medikamente oder nur in geringer Dosierung, sofern sie das möchte. Einfache Methoden der Wiederbelebung – Freimachen der Atemwege, Sauerstoff und Massage – können während der Hausgeburt angewendet werden.

»Sie können verbluten.«

Starke Nachgeburtsblutungen sind nach geburtshilflichen Eingriffen oder nach dem Versuch, die Plazenta herauszuziehen, bevor sie sich völlig gelöst hat, am wahrscheinlichsten. Wenn es zu starken Blutungen kommt, kann künstliches Oxytozin in Form von Syntometrin injiziert werden, damit die

Gebärmutter sich zusammenzieht. Das läßt sich auch bei einer Hausgeburt leicht bewerkstelligen.

Die Sicherheit des Babys

Wenn eine Frau sich für eine Hausgeburt entscheidet, bekommt sie oft zu hören, daß das Baby entweder wegen mangelnder Versorgung sterben oder daß es wegen Sauerstoffmangel geistig behindert sein könnte. In England und Wales ist die perinatale Sterblichkeitsrate bei geplanten Hausgeburten jedoch sehr niedrig (drei bis vier Kinder pro 1000 gegenüber acht bei 1000 Geburten insgesamt).

Zudem sind zwei dieser drei oder vier Todesfälle ganz unabhängig vom Ort unvermeidlich, weil das Baby viel zu früh geboren wird oder wegen einer Schädigung nicht lebensfähig ist. Alles, was dann in einer technisch voll ausgerüsteten Klinik erreicht werden kann, ist die Verlängerung des Lebens um ein paar Tage oder Wochen.

»Bei meiner Arbeit auf der Intensivstation erlebe ich es immer wieder, wie Babys am Leben erhalten werden, die man meiner Meinung nach besser in Frieden hätte sterben lassen sollen. Das ist einer der Gründe, weshalb ich mich für eine Hausgeburt entschieden habe.«

Zweiundneunzig Prozent aller geistigen Schädigungen treten vor Geburtsbeginn auf, entweder infolge einer angeborenen Mißbildung (ca. 63 %) oder durch Ereignisse und Vorgänge während der Schwangerschaft, beispielsweise intrauterine Wachstumsverzögerung (8 %), Infektionen wie Röteln (6 %) oder Unfälle wie Bleivergiftungen. Zu der Schädigung kam es lange vor Geburtsbeginn.[73]

In einer Klinik mit Säuglingsintensivstation werden bei einem Kind mit schweren Mißbildungen sofort alle lebensrettenden Maßnahmen getroffen. Das kann bei einer schweren Mißbildung die Entscheidung zwischen Leben und Tod sein. Manche Frauen entscheiden sich für eine Hausgeburt, weil Sie sich nicht wünschen, daß alles Machbare versucht und die extremsten Mittel eingesetzt werden, um das Leben eines schwer behinderten Babys zu retten. Andere Frauen entscheiden sich für die Klinik, weil sie ihrem Kind jede Möglichkeit der Lebensrettung bieten möchten, wie sehr es auch behindert sein mag.

Verantwortung übernehmen

Ein Baby in die Welt zu setzen bedeutet eine enorme Verantwortung. Es gibt Ärzte, die eine Frau der »Kindesmißhandlung« bezichtigen, weil sie eine Hausgeburt machen. Für sie ist das eine Entscheidung, die nur von sehr egoistischen Frauen getroffen werden kann. Doch Ihre wohlüberlegte Entscheidung für eine Geburt zu Hause, oder in einem Geburtshaus kann Ausdruck eines großen persönlichen Verantwortungsbewußtseins für Ihr Kind sein.

Charlottes Hausgeburt

Charlotte ist Lehrerin. Dies ist ihr drittes Kind.

Bei ihr »zeichnete« es, doch in den nächsten 48 Stunden hatte sie nur Wehen, wenn sie umherging.

Um die Wehen in Gang zu bringen, machten sie und Janet, ihre Geburtsbegleitung, einen langen Spaziergang. Erst am späten Abend hatte Charlotte regelmäßige Wehen in fünfminütigen Abständen. Um 11 Uhr rief sie die Hebamme an, die sie untersuchte und meinte: »Der Muttermund hat sich noch nicht geöffnet.« Also ging sie schlafen. Um halb fünf am nächsten Morgen wurde sie durch heftige Wehen wach. »Aber weil man mir gesagt hatte, daß sich der Muttermund noch nicht geöffnet hätte, nahm ich sie nicht ernst. Erst um viertel nach sieben kam mir der Gedanke: ›Jetzt mußt du was unternehmen!‹« Plötzlich war es so, als hätten die Wehen zwei Temposprünge gemacht. Charlotte kauerte sich auf den Boden, fühlte sich von der Schwerkraft nach unten gezogen, wiegte sich, schaukelte und stöhnte. »Noch nie habe ich etwas so Heftiges erlebt.« Die beiden Hebammen waren um halb neun da. Inzwischen kniete Charlotte abgestützt auf dem Bett. Sie wurde untersucht. »Ich stellte mir vor, wie ich aus dem Fenster springen würde, wenn sich wieder nichts getan hatte.« Doch der Muttermund war vollständig eröffnet. »Ich wußte genau, was ich tat. Ich brauchte fast überhaupt nicht mitzuschieben. Es tat nicht weh, und um 8 Uhr 40 glitt das Baby ganz langsam heraus. Es war wunderbar!«

»Ich konnte es gar nicht glauben, daß da plötzlich ein wunderschönes, gesundes Baby war. Ich war völlig aus dem Häuschen! Ich lachte. Ich empfand ein tiefes Glücksgefühl. Ich habe das Gefühl, seitdem ist das Leben ein Fest – das ist wie Sektlaune, wie die Perlen im Champagner.«

»Janet gab mir das Gefühl, ganz besonders zu sein. Ihr Beistand während der Geburt war so wichtig, weil ich wußte, daß sie sich nicht auf die Seite der Ärzte ziehen lassen würde. Ich hatte in ihr eine Verbündete. Wenn ich nicht deutlich machen konnte, was ich wollte, würde sie das für mich tun. Auch danach umsorgte sie mich. Sie kam ›ganz zufällig‹ vorbei und fragte mich, ob ich zu einer gemeinsamen Mahlzeit Lust hätte. Eine Woche lang war ich von Frauen umgeben, die mir vertraut waren.«

»Imogen ist auch Janets Baby. Wir waren völlig aufeinander eingestimmt Wenn dir eine Frau bei der Geburt beisteht, dann weißt du, daß sie mit sehr viel mehr Klarheit als ein Mann versteht, was du fühlst oder denkst. Es hatte etwas sehr Beruhigendes, von Frauen umgeben zu sein, die mich liebevoll unterstützten. Ich fühlte mich sicher, geborgen und sehr stark. Wir hatten alle gemeinsam etwas vollbracht.«

»Das war etwas ganz Besonderes, daß die Kinder gleich da waren und an dem Wunder teilhaben konnten. Ich brauchte sie. Ich hätte nicht ertragen, von ihnen getrennt zu sein. Es war wunderbar, anschließend mit all meinen Kindern im Bett zu schlafen.«

»Louise ist fünf und William dreieinhalb. Sie kamen sofort herein, als das Baby aus mir herausgeglitten war, und waren vollkommen fasziniert von ihm. Louise ging am nächsten Tag strahlend zur Vorschule, durch und durch von Freude erfüllt.«

Charlotte machte sich in der Badewanne frisch, das Baby dicht an sich gekuschelt.

Eine Geburt ohne Klinik

Je nachdem, wo Sie wohnen, haben Sie die Wahl, Ihr Kind in einem Geburtshaus, einem Entbindungsheim, einer Klinik, an der es Beleghebammen gibt, oder zu Hause zur Welt zu bringen. Es lohnt sich auf jeden Fall, alle Möglichkeiten zu erkunden.

Geburtshäuser: Wie zu Hause?

Ein Geburtshaus oder Geburtszentrum bietet idealerweise ausschließlich Betreuung ohne hochtechnische Apparatemedizin. Es herrscht dort eine häusliche Atmosphäre, und die Frauen gehen mit ihrem Baby wenige Stunden nach der Geburt wieder heim, wenn sie das möchten. In New York wurde 1975 das erste Geburtszentrum gegründet, und dort sind solche Zentren seitdem wie Pilze aus dem Boden geschossen. Die Geburten werden hauptsächlich von Schwestern mit Hebammenzusatzausbildung oder von Schwestern in Zusammenarbeit mit Ärzten geleitet.

Es gibt unabhängige Geburtshäuser und auch Geburtszimmer innerhalb der Entbindungsstationen von Kliniken. Wichtig ist, daß dort eine ganz eigene Atmosphäre herrscht und das Personal speziell für diese alternative Einrichtung vorgesehen ist. Ziel des Geburtszentrums in Salt Lake City beispielsweise ist es, »für Familien mit geringem Risiko außerhalb der Klinik in einer Atmosphäre wie zu Hause sichere Geburtsbetreuung zu bieten«. Es sorgt für »zufriedene Eltern durch informative, persönliche Betreuung, die den Kontakt der Familienmitglieder untereinander und die Beteiligung bei der Geburtsbetreuung fördert ... Die Geburt stellt einen Erfahrungshöhepunkt im Leben dar und wird als gesunder Vorgang angesehen. Bei der gesamten Betreuung wird das Vertrauen in die Körperfunktionen beim Geburtsvorgang bestärkt.« In der Gesundheitsförderung tätige Angehörige der medizinischen Berufe sind Multiplikatoren und Wissenvermittler, die Frauen dazu verhelfen können, die Verantwortung für ihre eigene Gesundheit zu übernehmen.

Viele Kliniken haben Geburtszimmer mit Bildern an der Wand, Tapeten, Topfpflanzen und Schaukelstuhl eingeführt, in denen es aber keine spezielle Betreuung aufgrund einer ganzheitlichen Sicht der Geburt gibt und wo

Eine Geburt ohne Klinik

ebenso viele Eingriffe vorgenommen werden wie im angrenzenden, komplett klinisch anmutenden Kreißsaal.

Unterschiede Geburtshaus – Klinik

In einem alternativen Geburtshaus, das diesen Namen zu Recht trägt, gibt es:
- keine Geburtseinleitung,
- keine Wehenverstärkung durch Oxytozin,
- kein elektronisches CTG mit Ausnahme des Doppler-Ultraschalls,
- keine schmerzstillenden Medikamente außer örtlichen Betäubungsmitteln für eine Dammnaht,
- nur selten Dammschnitte,
- keine operativen Entbindungen,
- als technische Ausrüstung lediglich Sauerstoff und ein Absauggerät, um die Atemwege des Babys freizumachen.

Im Geburtshaus in Dearborn in Michigan, das sich »Garten des Lebens« nennt und das die kulturellen Besonderheiten von Mohammedanern, Italienern, Menschen spanischer Herkunft, Polen und angelsächsischer Eltern berücksichtigt, ist das einzige technische Gerät die Kaffeemaschine. Das Personal trägt ganz normale Kleidung. Die Frauen können in der Eröffnungsphase umhergehen und bei der Geburt jede beliebige Haltung einnehmen. Geburtsvorbereitung ist Bestandteil des Programms, und andere Familienmitglieder können bei der Geburt dabei sein. Es gibt ein bequemes, niedriges Doppelbett, in dem Mutter, Vater und das Neugeborene Platz finden.

Hebammen und Krankenschwestern, die in Geburtshäusern und kleinen Kliniken eigenständig arbeiten, erschließen sich selbst in Ländern, wo Hebammen als Berufsstand bereits eine starke Position innehaben (zum Beispiel in Schweden), ein befriedigendes neues Aufgabengebiet, und es entwickeln sich gute zwischenmenschliche Beziehungen zu den Familien, die sie betreuen. In einem Geburtshaus in Stockholm beispielsweise entscheidet eine Hebamme und nicht etwa ein Arzt, ob eine Geburt vielleicht nicht normal verläuft, um die Frau dann der medizinischen Geburtshilfeabteilung im gleichen Gebäude zu übergeben (nur bei einer von zehn Frauen kommt es dort zu einer solchen Überweisung). In der Anfangszeit wurden weitere 30 Prozent während der Geburt an die Klinik überwiesen, häufig wegen einer Wehenverstärkung, weil nach einem Blasensprung keine Wehen einsetzten oder die Wehen sehr schwach waren. Doch mit wachsendem Selbstvertrauen der Hebammen konnte diese hohe Überweisungsrate in den ersten

> »Ich sah, wie der Kopf des Babys sich herausschob und bekam es auf den Bauch gelegt Es wurden keine Schläuche in seine Luftröhre geschoben. Es wurde mit Lachen und Freude empfangen, an der alle teilhatten. Die Geburt unseres zweiten Kindes steht kurz bevor, und es wird in der gleichen friedlichen, sanften Atmosphäre von Boothville zur Welt kommen.«

Eine Geburt ohne Klinik

sechs Monaten halbiert werden. In den meisten Geburtszentren in den USA werden zwischen sieben und 16 Prozent der Frauen in normale Kliniken überwiesen, weil sie schmerzstillende Medikamente brauchen, die Geburt zu langsam vor sich geht oder es zu einem Wehenstillstand kommt. Wenn Sie sich für ein Geburtshaus entscheiden, sollten Sie mit solchen Einschränkungen rechnen.

Im Geburtshaus im englischen Edgware, wo innerhalb von zwei Jahren 387 Frauen ihr Kind zur Welt brachten, hatten nur sechs einen Dammschnitt. Das ist eine Häufigkeit von 1,5 Prozent gegenüber 11 Prozent bei Frauen, die ihr Kind in den regionalen Kliniken spontan zur Welt brachten. Die Hälfte der Frauen im Geburtshaus brachte ihr Kind im Wasser zur Welt.[74]

»Ich genoß es sehr, eine ›Sonderbehandlung‹ zu bekommen wie alle anderen hier auch, und ich weiß die Menschlichkeit und die gemeinsam erlebte Freude mit den Hebammen und den Ärzten sehr zu schätzen.«

Was spricht für ein Geburtshaus?

Geburtshäuser sind Teil einer immer einflußreicheren frauenzentrierten Gesundheitsbewegung. Sie sind quasi das Verbindungsglied zwischen den früher üblichen, von Hebammen betriebenen Entbindungsheimen und der Hausgeburtshilfe, zu der viele Frauen oft schwer Zugang finden. Die Entbindungsheime wurden nach und nach geschlossen, zum einen, weil sie als unwirtschaftlich galten, zum anderen, weil es für sicherer gehalten wurde, daß alle Geburten in größeren Krankenhäusern stattfinden. Dafür, daß die Geburt in großen Kliniken für Frauen mit geringem Risiko sicherer sind, gibt es keine überzeugenden Belege, die Entbindungsheime und Hausgeburtshebammen waren gerade in ländlichen Gegenden sehr beliebt, dennoch ging diese Art der Geburtshilfe immer mehr zurück. Durch diese Entwicklung entstand eine große Lücke. Jetzt haben manche Frauen eine weite Anfahrt bis zur nächsten Klinik, wahrscheinlich lernen sie die Hebamme, die sie bei der Geburt betreuen wird, vorher gar nicht kennen, und die persönliche, freundliche Atmosphäre geht in den großen Einrichtungen oft verloren.

»Die Atmosphäre ist entspannt, warmherzig und freundlich, man fühlt sich persönlich wahrgenommen und nicht wie eine Nummer in einem Fließbandsystem.«

Geburtshäuser werden heute vor allem von Frauen aufgesucht, die die Unpersönlichkeit der Klinik ablehnen, Menschen um sich haben möchten, die ihnen vertraut sind, Einfluß auf das behalten möchten, was mit ihnen geschieht und sich eine Geburt ohne Medikamente und medizinische Eingriffe wünschen. Das Geburtszentrum in Edgware zum Beispiel, dessen Träger die staatliche Gesundheitsbehörde ist, ist immer ausgebucht und kann die Nachfrage nicht befriedigen.

Nicht nur Schwangere ziehen die Geburt in einer kleinen, von Hebammen geleiteten Einrichtung vor. Auch Hebammen, die im großen hierarchischen und bürokratischen Kliniksystem keine berufliche Erfüllung finden,

Ein Geburtshaus

F A Welche Atmosphäre kann ich erwarten?
Es herrscht eine angenehme, häusliche Atmosphäre. Sie haben einen Raum für sich, das Licht ist gedämpft, die Einrichtung bietet Ihnen die Möglichkeit, während der Geburt aufrecht zu sein und sich frei zu bewegen. Es sind keine Instrumente zu sehen. Sie können Ihre eigenen Sachen mitbringen und anziehen, was Sie wollen.

F A Kann jede Frau ins Geburtshaus gehen?
Geburtshäuser, Gebärzimmer in Hebammenpraxen und Entbindungsstationen an Privatkliniken sind für Frauen mit geringem Risiko geeignet. Wenn Sie Zwillinge bekommen, Präeklampsie oder Diabetes haben oder es in der Schwangerschaft zu Komplikationen kommt, werden Sie dort nicht aufgenommen. Fragen Sie nach, wie hoch die Zahl der Klinikübergewiesungen ist. Sieben bis zwölf Prozent sind normal.

F A Sind alle Geburtshäuser und Entbindungsstationen für sanfte Geburt in Kliniken sowie Gebärzimmer in Hebammenpraxen gleich?
Nein. Wenn innerhalb einer Klinik einige Gebärzimmer heimelig eingerichtet sind, aber nicht unter Hebammenleitung stehen, sind sie nicht mit Geburtshäusern und anderen Hebammenangeboten zu vergleichen.

F A Sind Geburtshäuser sicher?
Geburtshäuser haben ihre Sicherheit unter Beweis gestellt. In nahezu allen Geburtshäusern werden keine invasiven, für die Frauen unangenehme oder einschränkende Maßnahmen getroffen.

F A Wie wird die Vorsorge durchgeführt?
Die Vorsorge machen die Hebammen, die ausschließlich für Sie da sind, auch über die emotionalen Gesichtspunkte der Geburt mit Ihnen sprechen. In einigen Geburtshäusern wird Ihnen erklärt, wie Sie zu Hause selbst Ihren Urin untersuchen und Ihren Blutdruck messen können.

F A Wie ist es mit der Nachsorge?
Ihr Baby und Ihr Partner bleiben die ganze Zeit bei Ihnen. Das Stillen wird unterstützt. Sie können mit Ihrem Partner allein sein. Ihre größeren Kinder und die ganze Familie sind willkommen.

wo ihre Fähigkeiten abgewertet werden, sehen in den Geburtshäusern ihren Platz, denn dort können sie Geburtshilfe so ausüben, wie sie sich das bei ihrer Berufswahl vorgestellt hatten. Für einige von ihnen versprechen sie eine Wiedererstehung der Hebammenkunst.

Ein gutes Geburtshaus zeichnet sich durch menschengerechte Architektur und eine attraktive Raumgestaltung aus. Es ist bequem möbliert, die Fotos der Hebammen und ihre Namen sind am schwarzen Brett zu finden, es gibt Fotos von Eltern mit ihren Babys, Bilder, Skulpturen, Mobiles und andere Symbole für Geburt und Fruchtbarkeit. Die Böden sind meist mit Teppichen ausgelegt, das Licht kann gedämpft werden, es gibt Vorhänge an den Fenstern, Sitzsäcke und bequeme Sessel und eine Wiege oder ein Körbchen. Es steht Ihnen ein eigenes Bad mit einer großen Wanne und eine Dusche mit kräftigem Strahl zur Rückenmassage zur Verfügung, vielleicht auch ein Jacuzzi (eine Art japanischer »Whirlpool« mit sehr warmem Wasser). Es kann sein, daß es ein Wasserbecken gibt, in dem Sie die Eröffnungsphase verbringen und Ihr Kind auch zur Welt bringen können, wenn Sie das möchten.

Die Küche ist zentral gelegen und ist Treffpunkt für die werdenden Eltern, die Hebammen und die jungen Eltern mit ihrem Neugeborenen, die sich bei einer Tasse Tee miteinander unterhalten. Im Geburtshaus in Stockholm steht den Eltern ein eigener Kühlschrank zur Verfügung, und sie können sich Mahlzeiten zubereiten. Es gibt keine festgelegten Essenszeiten. Der werdende Vater oder die Mutter oder auch deren Eltern holen sich etwas zu essen, wenn Sie Appetit darauf haben. In einem anderen Geburtszentrum in El Paso in Texas ist die Küche der Mittelpunkt des Zentrums, doch ist das eine typisch mexikanische Küche, in der sich auch die Mütter heimisch und vertraut fühlen, die zur Geburt die Grenze überqueren, um ihr Kind in den USA zur Welt zu bringen (in der Hoffnung, daß es auf diese Weise die amerikanische Staatsbürgerschaft erlangt).

Die Auswahl eines geeigneten Geburtshauses

Doch es gibt auch viele Geburtshäuser, bei denen Skepsis geboten ist. Nachdem der Unternehmergeist im Gesundheitswesen und die Klinikverwaltungen Geburtszimmer oder Geburtshäuser als einträgliche Marketingmöglichkeit entdeckt haben, durch die ihre Klinik gegenüber anderen konkurrenzfähiger wird, ist die ursprüngliche Ausgangsidee verwässert worden. In Amerika bestimmen diejenigen, denen das Geburtshaus gehört – Geschäftsleute, Ärzte, eine Gesundheitsbehörde, eine Klinik –, wie es geleitet wird und was dort gemacht wird. Wenn ein Geburtshaus nicht von den Hebammen geführt wird, die dort arbeiten, sollten Sie das Für und Wider ganz besonders sorgfältig abwägen. Insgesamt bekommen in amerikanischen Geburtszentren 15 Prozent der Frauen einen Tropf, neun einen Einlauf, doch nur acht Prozent einen Dammschnitt. In Kalifornien sind

Eine Geburt ohne Klinik

Geburtszentren meist Privatkliniken, die in mehreren Räumen in einem Geschäftsgebäude untergebracht sind. Die Geburten werden von Frauenärzten geleitet. Die kalifornischen Versicherungsgesellschaften, die sich in Ärztehand befinden, decken normalerweise nicht das Fehlbehandlungsrisiko in alternativen Geburtszentren ab, wenn diese nicht einer Klinik angegliedert sind, und nur Ärzte dürfen Geburten leiten. Die Haftpflichtversicherung für ärztliche Fehlbehandlung ist für die meisten Haus- und Allgemeinärzte zu hoch, also riskieren sie es nicht, in Geburtszentren zu arbeiten. Hebammen haben große Schwierigkeiten, Versicherungsschutz für ihre Arbeit in Geburtszentren zu erhalten, wenn sie nicht unter der Anleitung eines Arztes arbeiten.

»Das Geburtshaus wird von einem Schönheitschirurgen geleitet. Ein Geburtshelfer steht auf Abruf bereit.«

In Australien und zunehmend auch in Europa bieten Kliniken alternative Geburtszentren oder Geburtszimmer an, die einen kosmetischen Zweck erfüllen und mehr Klienten anziehen sollen. Es sind jedoch die nicht auf Gewinnerzielung ausgerichteten Geburtszentren, die es zum Glück immer noch gibt, wo Sie für Ihr Geld das meiste geboten bekommen: mehr Geburtsvorbereitung, mehr Vorsorge, mehr Geschwisterbetreuung und mehr Hausbesuche nach der Geburt.

Im Zuge der Einrichtung von immer mehr durch Ärzte geleitete Geburtszentren haben einige Frauenärzte in Amerika ihre Praxis so eingerichtet, daß sie dort auch Geburten außerhalb der Klinik leiten können. Die dabei angewendeten Maßnahmen können einen Parazervikalblock (eine schmerzstillende Spritze um den Muttermund herum), elektronisches CTG, Ultraschall, Geburtseinleitung und Wehenverstärkung, Saugglocken- und Zangengeburten und zumindest in einer dieser Entbindungspraxen auch den Kaiserschnitt mit beinhalten.

»Mir wurde gesagt, daß jede Erstgebärende Dolantin bekommt. Es gehe überhaupt nicht darum, ob sie der Meinung ist, daß sie das braucht oder nicht.«

Die Ärzte vereinnahmen nicht nur die Entwicklung der Geburtszentren als Bewegung, sondern drängen ihr auch ihre Einstellung zur Geburt als medizinisches Ereignis und damit auch eine wachsende Abhängigkeit von technischen Geräten auf.

Wichtige Fragen

Wenn Sie sich für ein bestimmtes Geburtshaus interessieren, können folgende Fragen wichtig für Sie sein:

♦ Wie hoch ist die Überweisungsrate während der Schwangerschaft? (Hieraus können Sie schließen, wie groß Ihre Chance ist, das Baby wirklich in diesem Geburtszentrum zur Welt zu bringen.)

♦ Wie hoch ist die Überweisungsrate bei der Geburt? (Zwischen sieben und zwölf Prozent ist in der Norm.)

Eine Geburt ohne Klinik

- Wird die Geburt durch Oxytozin und/oder Sprengen der Fruchtblase eingeleitet?
- Wird die elektronische Herzton-Wehen-Überwachung angewendet? (Ein tragbares Dopton, mit dem in regelmäßigen Abständen die Herztöne abgehört werden, ist akzeptabel, Kopfschwartenelektroden und Gürtel um den Bauch dagegen nicht.)
- Wird intravenös eine Glukoselösung verabreicht?
- Werden schmerzstillende Medikamente gegeben?
- Wird eine Periduralanästhesie (PDA) angeboten?
- Werden die Wehen mit Oxytozin verstärkt?
- Muß die Austreibungsphase innerhalb einer bestimmten Zeit beendet sein?
- Wie viele Frauen bekommen einen Dammschnitt? (Es sollten weniger als zehn Prozent sein.)
- Werden Zangen- oder Saugglockengeburten durchgeführt?

Die Antworten auf diese Fragen regen Sie wahrscheinlich zu weiteren Fragen an. Wenn einige dieser Maßnahmen angewendet werden, ist es gut zu wissen, ob das mehr oder weniger routinemäßig erfolgt oder eher selten. Versuchen Sie, die Prozentzahlen der verschiedenen Eingriffe im letzten Jahr in Erfahrung zu bringen.

»Es gibt ein zeitliches Limit und danach werden die Frauen an die Klinik überwiesen. In dieser Klinik werden bei 30 Prozent der Geburten Kaiserschnitte gemacht.«

Andere Fragen beziehen sich auf Ihre Möglichkeiten, bei der Geburt das zu tun, was Sie gerne möchten.

- Kann ich während der Eröffnungsphase umhergehen?
- Kann ich das Kind auf dem Boden zur Welt bringen?
- Kann ich in aufrechter Haltung mein Kind zur Welt bringen?
- Wie helfen Sie einer Frau bei heftigen Rückenschmerzen während der Wehen?
- Kann ich während der Wehen ein Bad nehmen oder duschen?
- Was unternehmen Sie, wenn der Muttermund sich nur langsam öffnet?
- Können meine anderen Kinder bei der Geburt dabei sein?
- Kann ich während der Geburt essen und trinken?
- Ist zum Ende der Eröffnungsphase die ganze Zeit eine Hebamme oder Krankenschwester bei mir?
- Besteht die Möglichkeit einer Wassergeburt?

Die Antworten vermitteln Ihnen einen Eindruck von der Qualität der Betreuung, doch auch Ihre spontanen Gefühle sind ein guter Wegweiser. Auf Ihre intuitiven Reaktionen, ob Sie an diesem Ort Ihr Kind zur Welt bringen möchten, kommt es an. Wichtig ist, daß Sie entspannt sind, Selbstvertrauen haben und sich sicher und unter vertrauten Menschen geborgen fühlen.

Eine Geburt ohne Klinik

In New York wurden die Ergebnisse von Frauen mit geringem Risiko, die im Geburtszentrum betreut wurden, mit denen von Frauen in einem großen Lehrkrankenhaus, dem Mount Sinai, verglichen:[75] In der Klinik war eine Geburtseinleitung sehr viel wahrscheinlicher, sechsmal so häufig bekamen die Frauen wehenverstärkende Mittel. Ein Sprengen der Fruchtblase früher als zwei Stunden vor der Geburt kam häufiger vor, elektronische Herzton-Wehen-Überwachung wurde fünfmal so häufig angewendet, viermal so viele Mütter bekamen einen Tropf, mehr als doppelt so viele Frauen bekamen schmerzstillende Medikamente und elfmal so häufig wurde eine PDA verabreicht. Die Frauen im Geburtszentrum hatten deutlich längere Austreibungsphasen: Bei über 80 Prozent der Frauen dauerte die Austreibungsphase länger als zwei Stunden im Vergleich zu weniger als 19 Prozent in der Klinik. Getrübtes Fruchtwasser kam bei den Frauen in der Klinik dreimal häufiger vor. (Wenn das Baby Mekonium in das Fruchtwasser ausscheidet, kann das ein Zeichen sein, daß es in einem schlechten Zustand ist.) Im Geburtszentrum hatten viermal so viele Frauen einen intakten Damm, also weder einen Riß noch einen Dammschnitt. In bezug auf lebendige, gesunde Babys war die Geburt im Geburtszentrum genauso sicher wie in dieser renommierten Klinik, jedoch mit sehr viel weniger Eingriffen und in einer sehr viel angenehmeren Umgebung.

»Es herrschte eine sehr angenehme, freundliche Atmosphäre ohne Hast oder Aufregung. Mein Mann war nach einem langen Flug müde, und da ich mit Susi, meiner Hebamme, auf und ab ging und mich auf sie stützte, wenn ich eine Wehe hatte und sowieso immer wieder in die Badewanne stieg, machte sie ihm das Bett für ein Nickerchen, während wir uns auf die Geburt konzentrierten.

Als die Wehen alle zwei Minuten kamen, weckte sie ihn mit einer Tasse Tee, damit er die Geburt nicht verschlief. Sie zeigte ihm, wie er am besten meinen Rücken massieren konnte; zusammen waren wir ein großartiges Team!«

Selbst in den Kliniken, die familienfreundliche Betreuung anbieten, werden viel häufiger Eingriffe vorgenommen. Untersuchungen in australischen Kliniken haben ergeben, daß selbst dort, wo es flexible Regeln gibt und man bemüht ist, auf die Wünsche der Eltern einzugehen, die Häufigkeit von Einleitungen, Wehenmitteln und operativen Entbindungen groß ist.[76]

In Geburtszentren oder Geburtszimmern, die Kliniken angeschlossen sind, macht sich die Tendenz, die Frauen als Risikopatientinnen zu behandeln und alle vorhandenen Geräte einzusetzen, auch bei den Frauen auf dem angrenzenden Korridor bemerkbar, die einer Gruppe mit niedrigem Risiko zugeordnet wurden. In einer Klinik in Kanada beispielsweise wurden 63 Prozent aller Erstgebärenden und 19 Prozent der Mehrgebärenden vom Geburtszimmer in den Kreißsaal verlegt.[77] Wenn Sie sich also für eine alternative Geburtsmöglichkeit innerhalb einer Klinik entscheiden, dann kommt es darauf an, daß es dort eigenes Personal gibt, das das Selbstvertrauen und die Fähigkeiten hat, sie kontinuierlich und unter geringstem Einsatz technischer Hilfsmittel zu betreuen.

Eine Geburt ohne Klinik

Entbindungsstationen für sanfte Geburt und Entbindungspraxen

Kleine Privatkliniken sind oft sehr gemütlich. Frauen gehen gerne dorthin, weil sie die Hebammen und Ärzte schon kennen, Mütter und Babys bleiben selbstverständlich nach der Geburt beisammen, und nach Hause ist es nicht weit. Eine PDA oder ein Kaiserschnitt können in diesen kleinen Kliniken meist nicht durchgeführt werden. Wenn ein Baby Intensivbetreuung braucht, muß es in eine größere Klinik mit Säuglingsintensivstation verlegt werden. In diesen Kliniken wird Wert darauf gelegt, so wenig wie möglich einzugreifen und eine gute Beziehung zwischen der Hebamme und der Gebärenden zu ermöglichen.

»Der Arzt versuchte, mich zu einer Belegarztklinik zu überreden. Er meinte, dort sei es ›wie zu Hause‹, und ich könnte dort tun und lassen, was ich wollte. Doch besteht ein großer Unterschied zwischen einem fremden Ort, der ›wie zu Hause‹ ist und meinem eigenen Zuhause.«

Selbständige Belegarztkliniken (von Allgemeinärzten geleitete Entbindungsheime) haben eine positive Statistik. In Neuseeland beispielsweise ist das Sterblichkeitsrisiko bei Babys mit normalem Geburtsgewicht in einer großen, gut ausgerüsteten Klinik größer als in Entbindungsheimen.[78]

Die Wahl des Geburtsortes

Wenn Sie überlegen, ob Sie in eine solche Einrichtung gehen, schauen Sie sie sich zunächst an, und stellen Sie die gleichen Fragen, die Sie auch in einem Geburtshaus stellen würden (s. S. 65), auch hinsichtlich der Verlegungen. In Großbritannien haben Sie es wahrscheinlich in einem Entbindungsheim nur mit einer einzigen Hebamme zu tun, denn Sie arbeitet auch in der Praxis des Allgemeinarztes. Sie können sie also fragen, wie sie einen Dammschnitt vermeidet, was sie bei einer lang andauernden Geburt mit heftigen Rückenschmerzen empfiehlt, wie sie zu Wassergeburten eingestellt ist usw. Wenn Ihnen die Hebamme zusagt, ist ein solches Gespräch ein wichtiger Bestandteil der Beziehung zwischen Ihnen. Die Hebammen bestimmen das Klima in einem Entbindungsheim. In manchen Gegenden arbeiten sie nur in der Entbindungsklinik und nicht in der Praxis eines Allgemeinarztes, so daß Sie sie erst bei einem Besuch in der Klinik kennenlernen.

Die Regelungen in solchen Entbindungsheimen, von denen es nur noch einige wenige in Nord- und Mitteldeutschland gibt, sind meist sehr streng. Es wird Ihnen wohl nicht passieren, daß Sie plötzlich an Apparate angeschlossen werden oder daß geburtshilfliche Eingriffe vorgenommen werden. Doch kann es sein, daß die Fruchtblase gesprengt wird oder eine ältere Hebamme sehr dafür ist, den Frauen einen Einlauf zu machen. Wahrscheinlicher

Eine Geburt ohne Klinik

jedoch ist, daß Sie es mit Hebammen zu tun haben, die Sie dazu ermuntern, in der Eröffnungsphase umherzugehen oder sich in der Badewanne zu entspannen, und die wissen, wie sie Ihnen zu einer physiologischen anstatt zu einer programmierten Geburt verhelfen können.

Vielleicht haben Sie auch die Möglichkeit, Ihr Kind in einer Entbindungspraxis zur Welt zu bringen, die ausschließlich von Hebammen geleitet wird; es gibt allerdings nicht sehr viele. Sie haben Ähnlichkeit mit den kleinen privaten Entbindungsheimen, die Atmosphäre dort ist freundlich und gelassen. Gewöhnlich gibt es hier eine gute medizinische Versorgung, verbunden mit einer ganz persönlichen Betreuung durch Hebammen, die Sie bereits vor der Geburt kennenlernen können.

Leider werden in den meisten hochindustrialisierten Ländern Europas, Nordamerikas und Australiens diese kleinen Praxen und Entbindungsheime immer häufiger geschlossen (trotz der heftigen Proteste seitens der Eltern), und zwar aus Sicherheitsgründen, aus Gründen der »Rationalisierung« und Wirtschaftlichkeit. Die Gesundheitsversorgung wird stattdessen in großen zentralen Klinikumszentren zusammengefaßt, die über alle technischen Geräte verfügen und in repräsentativen Bauten aus Stahl und Glas untergebracht sind. Wegen der Zentralisierung müssen die Frauen dann lange Wege zurücklegen, wenn sie zur Vorsorge die Klinik besuchen oder die Wehen begonnen haben. Zudem liegt das Hauptgewicht der Betreuung in diesen Kliniken auf der Pathologie und ist meist unpersönlicher und weniger flexibel als in den kleinen Einrichtungen. Oft herrscht bei den Vorsorgeuntersuchungen ein großer Andrang mit langen Wartezeiten, und die Frauen werden von einer Untersuchung zur anderen geschleust. Eine autoritäre Einstellung stellt die Erfordernisse der Verwaltung vor die Bedürfnisse der Frauen, denen diese Untersuchungen doch eigentlich dienen sollen.[79]

> »Es entsteht ein freundschaftliches Verhältnis zur Ärztin oder zum Arzt, die Ihrer Ansicht sind, daß der beste Ort für die Geburt das eigene Zuhause ist und die Sie dabei unterstützen.«

Sehr viele kleine Entbindungspraxen haben zumindest potentiell die Qualitäten eines guten Geburtshauses und können eine ähnlich entspannte Vorsorge bieten. Wenn einer Frau solche Möglichkeiten nicht zur Verfügung stehen, bleibt ihr nur die übliche Klinikbetreuung mit hoher Eingriffshäufigkeit, es sei denn, sie entscheidet sich für eine Hausgeburt.

Falls Sie zu keiner Risikogruppe gehören und daher Ihr Kind in einem Geburtshaus zur Welt bringen können, steht es Ihnen frei, auch eine Hausgeburt zu planen. Wenn Sie sich also nicht entscheiden können, dies als Hilfe: Hausgeburten sind ebenso sicher – wenn nicht sicherer.

Eines der gewichtigsten Argumente dagegen, ihr Kind anderswo zur Welt zu bringen, lautet, daß in einer solchen Einrichtung Eingriffe vorge-

Selbstbestimmte Geburt

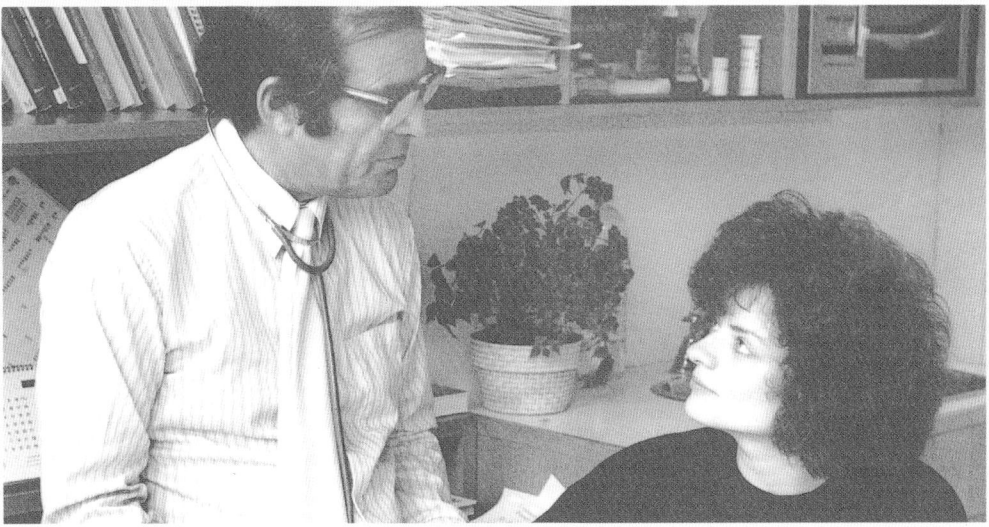

F Ist die sanfte Geburt in einer Klinik mit Belegbetten vergleichbar mit einer Hausgeburt?
A Nein. Die Hebammen arbeiten im Schichtdienst. Sie sind Angestellte der Klinik.

F Ist der Belegarzt immer da?
A Nein. Ihr Arzt wird versuchen, in der letzten halben Stunde vor der Geburt dabei zu sein.

F Ist in solchen Entbindungsstationen eine aktive Geburt möglich?
A Manche Kliniken veranstalten Einführungsabende und versprechen viel. Bringen Sie in Erfahrung, was für eine Art von Geburtshilfe dort tatsächlich praktiziert wird. Ein Gradmesser hierfür sind die Kaiserschnittraten, die von Klinik zu Klinik sehr unterschiedlich sind.

F Wann ist eine Praxisgeburt möglich?
A Sofern Ihre Schwangerschaft komplikationslos verlaufen ist, ist die Praxisgeburt für Sie wahrscheinlich die ideale Lösung, wenn es eine solche Möglichkeit ganz in Ihrer Nähe gibt. In Deutschland nehmen Praxisgeburten zu. Die Hebamme führt auch die Vor- und Nachsorge durch. Sie läßt sich von Ihnen eine Risikoaufklärung unterschreiben.

Wichtige Punkte, die Sie bei der Wahl berücksichtigen sollten:

- Ist der Geburtsort, den ich mir ausgesucht habe, schnell genug zu erreichen?
- Wenn sich doch herausstellt, daß ich in eine große, voll ausgerüstete Klinik mit Säuglingsintensivstation muß, wie weit ist diese entfernt und wie werde ich dort aufgenommen?
- Kann ich selbst bestimmen, wie die Geburt für mich und mein Baby ablaufen soll und kann ich über Eingriffe frei entscheiden?
- Kann ich die Hebammen während der Schwangerschaft kennenlernen und mit ihnen meine Wünsche eingehend besprechen?

Eine Geburt ohne Klinik

nommen werden können, die keine Hebamme oder kein Arzt zu Hause versuchen würde. Selbst in kleinen Belegarztkliniken besteht das Risiko, daß eine physiologische Geburt zu einer medizinisch geleiteten wird, aus dem einzigen Grund, weil dort die medizinischen Möglichkeiten zur Verfügung stehen und Spezialisten die Entscheidungen treffen, ohne Sie zu fragen.

»Ich ging zum Arzt und erwartete Widerspruch, doch er meinte: ›Gar keine schlechte Idee!‹«

Zu Hause

Der wesentliche Unterschied zwischen einer Hausgeburt und einer Geburt im friedlichsten, angenehmsten Geburtszimmer in einer Klinik oder einer Entbindungspraxis ist das Wissen, daß daheim Ihr Bereich ist, der Ort, wo Sie bestimmen können und wo andere Ihre Gäste sind.

Wenn Sie zu der Erkenntnis gekommen sind, daß Sie sich zu Hause sicher fühlen, mehr Selbstvertrauen haben und entspannter sind, besteht der erste Schritt darin, herauszufinden,

»›Sind Sie sich bewußt‹, fragte er mich, ›daß Hausgeburt einer Kindesmißhandlung gleichkommt? Wir haben hier doch eine ausgezeichnete Klinik mit familienfreundlicher Geburtshilfe.‹«

welche Möglichkeiten Ihnen in Ihrer Nähe zur Verfügung stehen. Ebenso wie in Großbritannien benötigen Sie in Deutschland für eine Hausgeburt keine ärztliche Zustimmung. Sie können sich direkt mit einer Hebamme in Verbindung setzen. Wenn Sie jedoch nicht gerade in einer Gegend wohnen, wo sich Hebammen für die Hausgeburt einsetzen, ist das kein einfaches Unterfangen.

Die erste schwierige Aufgabe kann darin bestehen, herauszufinden, wo Sie Hilfe finden, wenn Sie hinsichtlich einer geplanten Hausgeburt auf Ablehnung stoßen. Eine der Organisationen auf Seite 192ff. kann Ihnen Adressen von Gruppen in Ihrer Nähe nennen. Wenn Sie sich Ihren Weg durch die Verständnislosigkeit anderer Leute, deren Kritik und manchmal vorwurfsvolle oder strafende Antworten bahnen, kann das sein wie ein Weg durchs Labyrinth. Doch kann das auch sehr spannend werden!

Reden Sie mit Ihrem Arzt

Sprechen Sie das Thema Hausgeburt nicht an, wenn Sie bei der Untersuchung mit den Beinen in der Luft auf dem Rücken liegen. Sorgen Sie dafür, daß Sie dem Arzt von Angesicht zu Angesicht gegenübersitzen. Lehnen Sie sich im Stuhl zurück, achten Sie darauf, daß Sie nicht nervös an Ihrer Kleidung oder Ihrer Handtasche fingern, und sehen Sie den Arzt direkt an.

Spielen Sie die Situation vorher mit jemandem, der auf Ihrer Seite ist, durch. Eine große Hilfe ist es, wenn das jemand ist, der weiß, was Ärzte in

Eine Geburt ohne Klinik

einer solchen Situation üblicherweise äußern. Vergessen Sie auch nicht, daß die meisten Ärzte Angst vor Hausgeburten haben, weil sie darin nicht erfahren sind. Sie brauchen sich weder auf weitschweifige Erklärungen einzulassen oder eine Rede zu halten, noch sich verteidigen oder rechtfertigen, Sie müssen keine Statistiken anführen oder den Arzt beschwichtigen. Lassen Sie sich auf keine Diskussion ein. Sie müssen nur klar und deutlich äußern, daß Sie eine Hausgeburt planen, und können dann, wenn Sie wollen, kurz die Gründe nennen. Vielleicht müssen Sie das mehrmals wiederholen. Anschließend besprechen Sie mit Ihrem Gegenüber, wie es Ihnen beiden in den verschiedener Phasen des Gesprächs und am Ende gegangen ist.

Wenn Sie dabei Schwierigkeiten hatten, können sie das Gespräch für sich allein noch einmal vor dem Spiegel proben. Reden Sie so, als säßen Sie dem Arzt gegenüber. Lächeln Sie, und sagen Sie: »Ich möchte eine Hausgeburt machen.« Machen Sie eine Pause, und hören Sie dann aufmerksam zu, wobei Sie sich die Reaktion Ihres Arztes vorstellen. Wiederholen Sie dann Ihre Äußerung. Probieren Sie das zehnmal hintereinander. Wie haben Sie sich angehört? Wie wirkten Sie? Haben Sie dazu tendiert, besonders laut zu sprechen oder zu flüstern? Haben Sie die Arme verschränkt? Nicht nur was Sie sagen, sondern wie Sie es sagen ist wichtig. Ihr Tonfall kann Selbstvertrauen vermitteln oder Konflikt durch Einschüchterung herausfordern. Probieren Sie »Ich habe beschlossen, mein Kind zu Hause zur Welt zu bringen«, auf möglichst viele verschiedene Arten zu sagen, und bleiben Sie dann bei der Tonlage und Lautstärke, die sich bestimmt und freundlich anhört.

> »Keiner der Ärzte in unserer Nähe war bereit, mich bei einer Hausgeburt zu betreuen, und wir wurden aufgefordert, uns an den Amtsarzt zu wenden. Dieser betonte, daß eine Hausgeburt völlig ausgeschlossen sei. Wir stellten freundlich fest, daß wir für fachliche Unterstützung bei der Geburt sehr dankbar gewesen wären, doch da sie uns versagt würde, zögen wir es vor, auch so zu Hause zu gebären. Einige Wochen später kam unerwartet ein Brief an, in dem uns mitgeteilt wurde, daß drei Hebammen bereit seien, uns zu unterstützen.«

Sobald Sie eine Zusage bekommen haben, möchten die meisten Ärzte von Ihnen hören, daß Sie einer Klinikverlegung zustimmen, wenn es Anzeichen für einen schlechten Zustand des Babys gibt. Sie können klarmachen, daß Sie damit einverstanden sind, vorausgesetzt, daß Ihnen alles erklärt wird und Sie nicht das Gefühl haben, es würde über Ihren Kopf hinweg entschieden. Vielleicht möchten Sie darauf hinweisen, daß es Situationen gibt, wo auch Sie diese Entscheidungsmöglichkeit haben möchten, daß sie jedoch nicht einfach aus dem Grund in die Klinik transportiert werden möchten, weil sich die Geburt lange hinzieht. Heben Sie Kopien des gesamten Schriftverkehrs im Zusammenhang mit Ihrem Wunsch nach einer Hausgeburt auf.

> »Wichtig ist Ihre Einstellung zu Autoritätspersonen. Wenn Sie sich für eine Hausgeburt entscheiden, müssen Sie bereit sein, Autoritäten in Frage zu stellen und herauszufordern.«

Eine Geburt ohne Klinik

Bei der Geburt in einer vertrauten Umgebung fühlen Sie sich geborgen und können jede Position einnehmen, die Ihnen angenehm ist.

Für eine Frau, die behindert ist, kann das eigene Zuhause am besten geeignet sein, weil es ihr vertraut ist und sie sich in einer Umgebung, in der sie sich gut auskennt und die für ihre Bedürfnisse eingerichtet ist, am wenigsten eingeschränkt fühlt. Eine Frau mit Polyarthritis meinte: »Vielen behinderten Frauen wird gesagt: ›Sie sind behindert, also werden Sie Ihr Kind selbstverständlich in der Klinik zur Welt bringen.‹ Es bleibt einem keine Wahl. Doch ich bin es gewohnt, mich durchzusetzen – wenn man zwei Jahre im Rollstuhl gesessen hat, dann weiß man, welche Wege zum Ziel führen.« Sie blieb dabei, daß sie eine Hausgeburt machen wollte und dazu ein Wasserbecken brauchte, und es stellte sich heraus, daß das die ideale Lösung war. »Wasser hilft, sich zu entspannen, wenn man behindert ist, und im Wasser kann man sich viel besser bewegen. Ich ließ mich einfach vom Wasser tragen, und mein Freund stützte mich von hinten ab. Immer, wenn wir die Hebammen brauchten, waren sie für uns da; wollten wir allein sein, konnten wir das ohne weiteres.« Ihr Baby drehte sich kurz vor der Geburt aus der hinteren Hinterhauptslage in die vordere, ihr Damm blieb unverletzt und ihr Baby war vom Moment der Geburt an lebhaft, gesund und wach.

»Bei einer Hausgeburt haben Sie keine fremde Umgebung; es ist Ihr vertrautes Zuhause. Das ist der Unterschied.«

Bestimmt sein

Wenn Ihr Arzt Ihnen eine Kompromißlösung vorschlägt – daß Sie für kurze Zeit in die Klinik gehen und dann nach ein paar Stunden nach Hause zurückkehren oder daß er Sie für ein Geburtszimmer vormerkt, wo man auf Ihre ganz besonderen Bedürfnisse eingeht, Sie also keine Schmerzmittel bekommen, ein elektronisches CTG nur etwa 20 Minuten lang am Anfang gemacht wird und sie sich von da an frei bewegen können – und Sie mit diesem Angebot nicht zufrieden sind, dann sagen Sie das, und machen Sie noch einmal deutlich, was Sie sich wünschen.

Andererseits möchten Sie vielleicht nicht sofort Ja oder Nein sagen. Nehmen Sie sich Zeit, darüber nachzudenken, mit Ihrem Partner darüber zu reden, und geben Sie Ihrem Arzt später Bescheid. Folgendes können Sie zu ihm sagen: »Ich möchte ein paar Tage Bedenkzeit haben« oder »Wir müssen das miteinander besprechen« oder »Ich werde eingehend darüber nachdenken und Ihnen nächste Woche mitteilen, wie ich mich entschieden habe«. Lassen Sie sich nicht zu einer Zusage drängen, die Sie vielleicht später bereuen.

Bei Beachtung all dieser Hinweise brauchen Sie keinen perfekten Auftritt zu liefern. Sie haben das Recht, emotional zu sein, wütend zu werden, zu weinen, Fehler zu machen, unlogisch zu sein und sogar, wenn es sich so ergibt, unentschlossen zu sein! Sie haben ein Recht auf eigene Vorstellungen über die Geburt. Sie befinden sich nicht auf dem Prüfstand. Sie möchten das Beste für sich und Ihr Baby. Welche Ratschläge Sie auch bekommen und wie intensiv die Gefühle anderer auch sein mögen, Sie haben das Recht und auch die Verantwortung, Ihr eigene wohlüberlegte Entscheidung darüber zu treffen, wo Sie Ihr Kind zur Welt bringen möchten.

Was mache ich, wenn meine Ärztin von einer Hausgeburt abrät?

Wenn Ihre Ärztin mit Ihrem Vorhaben nicht einverstanden ist, können Sie den Arzt wechseln oder die Vorsorge bei einer Hebamme machen, die mit einer Klinik oder Praxis zusammenarbeitet. Sie haben das Recht, jede Art medizinischer Eingriffe abzulehnen. Laut der 1988 eingeführten Maßnahmen des Europäischen Abkommens zur Einhaltung der Menschenrechte ist die Einwilligung ein Menschenrecht und nach den Worten eines Professors für Medizinrecht sind »Achtung vor der körperlichen Unverletzlichkeit und Intimsphäre zentrale Werte, die Grundlage einer jeden Einwilligungstheorie sind«.[80]

Umgang mit Streß und die Ruhe behalten

Es wird gern behauptet, daß die Hausgeburt in Holland wegen der strengen Auswahl so sicher ist. Das stimmt. Doch geht es dabei um Frauen mit hohem Risiko, für die nur eine Klinikgeburt in Frage kommt und nicht um Auswahlkriterien bei der Hausgeburt. Dort gilt Geburt als normaler Vorgang, der zu Hause stattfinden kann, es sei denn, es gibt einen gewichtigen Grund, weshalb einer Frau zur Klinikgeburt geraten werden sollte. In den anderen Ländern wird eine Auswahl für Hausgeburten getroffen, eine Geburt in der Klinik gilt als selbstverständlich, solange eine Frau nicht von der »Norm« abweicht, die medizinisch definiert und sehr eng bis ins letzte Detail festgelegt ist.

Jede Frau, die eine Hausgeburt machen möchte, muß eine Serie von Untersuchungen über sich ergehen lassen, um unter Beweis zu stellen, daß sie dafür in Frage kommt. Diese Untersuchungen sind an sich schon Streß. Sie könnten zu einem erhöhten Blutdruck und streßbedingten Erkrankungen beiragen, außerdem erhöhen sie die Angst bei den Frauen. Auch für die zuversichtlichste Frau ist es nicht leicht, diese ganzen Untersuchungen mit Gelassenheit zu nehmen. Deshalb ist die Unterstützung durch eine vertraute Person wichtig, das kann eine gute Freundin sein, mit der Sie über Ihre Ängste sprechen können. Stärken Sie Ihre Selbstbehauptung bei Begegnungen mit Medizinern. Mit Hilfe von Geburtsvorbereitungzentren, Hebammenzeitschriften und medizinischen Artikeln, Büchern und dem Internet können Sie sich genug Wissen aneignen, um gut informiert zwischen Alternativen entscheiden zu können. Auf S. 192 finden Sie eine Reihe von Adressen. Zum Umgang mit Streß gehören Meditation, Entspannung, Rhythmik, kontrolliertes Atmen, Yoga, Bewegung und schöpferische Tätigkeiten – alles, was Ihnen hilft, Ihrer Schwangerschaft gegenüber positiv eingestellt zu sein.

Der Umgang mit Streß

♦ Liebevolle Unterstützung, die Ihr Selbstvertrauen stärkt.
♦ Eine Freundin, die zuhört ohne zu bewerten.
♦ Entspannung und Massage mit Aromatherapie-Ölen.
♦ Meditation und positive Phantasiereisen zur Geburt.
♦ Yoga. Es gibt Yoga speziell für Schwangere.
♦ Rhythmische Atmung in jeder Streßsituation.
♦ Bewegung: Gehen, Schwimmen, Gartenarbeit, Radfahren.
♦ Malen Sie Bilder, töpfern Sie, bestellen Sie Ihren Garten, backen Sie oder stellen Sie schöne Dinge für Ihr Baby her.
♦ Selbstbehauptung in schwierigen Situationen. Fragen Sie Ihre Geburtsvorbereiterin, vielleicht bietet Sie im Kurs Rollenspiele an.
♦ Verläßliche Informationen: Lesen Sie Bücher und Fachartikel. Wenn Sie einen Internetzugang haben, holen Sie sich dort alle für Sie wichtigen Informationen (s. S. 192).

Eine Hausgeburt planen

F Was mache ich, wenn ich mich für eine Hausgeburt entschieden habe?
A Sprechen Sie mit Ihrer Ärztin oder machen Sie einen Termin mit einer Hausgeburtshebamme aus.

F Zahlt die Kasse?
A Ja, die Hebammenbetreuung, auch die Vor- und Nachsorge, wird von der Kasse gezahlt. Manche Hebammen verlangen eine Aufwandsentschädigung, da die Hebammenvergütung wesentlich geringer ist als die der ärztlichen Geburtshelfer.

F Was mache ich, wenn meine Ärztin mir eine Hausgeburt ausredet?
A Wenn Sie sich für eine Hausgeburt entschieden haben, so ist das Ihr gutes Recht. Doch kann es sein, daß Ihr Arzt das total ablehnt. Lassen Sie sich vom Gesundheitsamt die Liste der niedergelassenen Hebammen in Ihrer Nähe geben und wenden Sie sich an diese.

F Wer hilft mir noch?
A Hebammenverbände, Geburtsvorbereitungszentren und die Gesundheitsämter können Ihnen Hebammen nennen.

F Wer macht die Vorsorge?
A Sie können zur Vorsorge zu Ihrer Ärztin, zur Hebamme in die Hebammenpraxis oder parallel zu beiden gehen.

F Wie kann ich die nötigen Vorkehrungen für eine Haugeburt treffen?
A Setzen Sie sich mit einer Hausgeburtshebamme in Verbindung, sie wird alles mit Ihnen besprechen. Adressen bekommen Sie von den Hebammenverbänden (s. S. 192).

Stark sein

Vielleicht finden Sie es gar nicht so leicht, Ihre Geburt nach Ihren Wünschen zu planen. Bevor Sie beginnen, fragen Sie sich:

- Habe ich die Kraft, den Mut und die Ausdauer um Hindernisse zu überwinden, die sich mir wahrscheinlich in den Weg stellen?
- Wo bekomme ich von anderen die emotionale Unterstützung und die praktische Hilfe, die ich brauchen werde?
- Bin ich in der Lage, mich durchzusetzen, zu sagen, was ich will, und für die Betreuung zu sorgen, die ich für mich und für mein Baby für richtig halte?

Ihre Hebamme

Eine Hebamme unterscheidet sich sehr von einer Krankenschwester, wenn auch manche Hebammen eine Schwesternausbildung haben. In einigen Ländern wie Deutschland, Dänemark und Frankreich kann die Hebammenausbildung ohne vorherige Ausbildung als Krankenschwester begonnen werden. In anderen Ländern, wie beispielsweise Australien, muß zuerst die Schwesternausbildung absolviert werden. In Großbritannien gibt es beide Möglichkeiten. Der direkte Weg zur Hebammenausbildung gewährleistet, daß das Hauptgewicht auf Geburt als normales Lebensereignis liegt und nicht auf Krankheit oder Fehlfunktion.

Die Rolle der Hebammen

Es gibt einige Länder, in denen die Hebammenausbildung überhaupt nicht geregelt ist. In den westlichen Ländern gab es bisher nur in Kanada keine gesetzlichen Regelungen für Hebammen, doch jetzt wird in Manitoba, Ontario, Alberta und British Columbia ein Ausbildungsweg entwickelt.

Hebammen obliegt ein ganz eigener Praxisbereich; sie sind die einzigen, deren Ausbildung ausschließlich die Betreuung von Frauen während der Geburt zum Inhalt hat. Ärztliche Geburtshelfer sind vor allem Gynäkologen. Ihr Status leitet sich von dorther und nicht von der Geburtsbetreuung ab. Jeder Arzt ist zur Geburtshilfe berechtigt, auch ohne spezielle Fachausbildung. Viele Ärzte, die in einem modernen Krankenhaus ihre Facharztausbildung machen, hatten niemals die Möglichkeit, bei einer Geburt ohne irgendwelche Eingriffe dabei zu sein, denn selbst bei völlig komplikationslos verlaufenden Geburten gehören Eingriffe – wie das Sprengen der Fruchtblase, das Verbot der Flüssigkeits- und Nahrungsaufnahme und der intravenöse Tropf – zu den Routinemaßnahmen. Deshalb sehen sich einige Ärzte in ihrer Aufgabe bei der Geburt auf den Umgang mit Regelwidrigkeit und Komplikationen beschränkt.

In einigen Ländern (beispielsweise in Großbritannien) sind Hebammen gesetzlich dazu verpflichtet, einer Frau bei der Geburt beizustehen, wenn sie gerufen werden, egal, wo sich die Frau befindet – allerdings müssen sie sich an bestimmte Vorgaben halten. Das bringt sie oft in eine schwierige Situation. Es ist das Recht einer Frau, ihr Kind dort zur Welt zu bringen, wo sie will, und sie braucht auch die Vorsorge nicht bei einem Arzt durchführen zu lassen. Ebensowenig braucht sie die Zustimmung eines Arztes zur Hausgeburt. Sie oder jemand anderer in ihrem Namen muß jedoch Hebammenhilfe hinzuziehen, sobald die Geburt begonnen hat, oder sobald wie möglich nach der Geburt.

Traditionelle Hebammen

Die Geschichte der Hebammenverfolgung reicht bis ins Mittelalter zurück, als viele als Hexen verbrannt wurden. In Nordamerika wurden die Hebammen, die im 19. Jahrhundert mit den Einwanderungswellen dort eintrafen, als Überbleibsel eines altmodischen Lebensstils und überkommener europäischer Tradition abgetan, die die Migranten zugunsten der moderneren Medizin hinter sich gelassen hatten. Während zu Beginn des 20. Jahrhunderts noch die meisten Frauen in ihrem eigenen Zuhause von Hebammen und Hausärzten betreut wurden, wurden sie um 1940 fast ausschließlich in Kliniken von Ärzten entbunden. In abgelegenen Gebieten, wo es nur wenige Ärzte hinzog, praktizierten weiterhin Hebammen. Erst um 1970 lebte in Nordamerika das Hebammenwesen trotz heftiger Opposition seitens der Mediziner wieder auf.

Eine Hebamme

»Der große Vorteil einer Hausgeburt ist eine ungestörte Eröffnungsphase. Die Frau braucht den Ort nicht zu wechseln, die Umgebung ist ihr vertraut. Ich muß nicht den ganzen Papierkrieg wie in der Klinik führen, und wir sind alle sehr viel gelassener.«

In vielen Fällen handelt eine Hebamme illegal, wenn sie eine Geburt betreut. Hebammen riskieren, wegen Praktizierens eines medizinischen Berufs ohne Lizenz festgenommen zu werden, gar wegen fahrlässiger Tötung, falls ein Kind sterben sollte. In einigen Staaten bekommen Hebammen jetzt eine Niederlassung oder Berufserlaubnis, in anderen gilt die Praktizierung des Hebammenberufs nach wie vor als kriminelle Handlung.

Die Ärzte in Nordamerika bekämpfen den Hebammenberufsstand, weil sie ihn für gefährlich halten und er eine Bedrohung für ihre berufliche Stellung darstellt. Viele Gynäkologen sind der Ansicht, daß Hebammen den Frauen eine unzulängliche Versorgung bieten. Nur in Amerika und in Kliniken, die nach amerikanischen Modell geführt werden, nehmen auf Geburtshilfe spezialisierte Krankenschwestern den Platz von Hebammen ein.

Wir können aber von der traditionellen Hebammenkunst in ländlichen Gebieten nicht nur in Nordamerika eine Menge lernen, sondern überall, wo Heilerinnen Teil einer alten Überlieferung sind, Frauen bei einem biologischen Übergang in ihrem Leben zu helfen und jedem neuen Menschen beizustehen, der auf diese Welt kommt. Sie haben sich der Hingabe an das Leben verschrieben.

Hebammen heute

Hebammen, die außerhalb der Klinik arbeiten, nehmen sehr viel weniger bereitwillig Zuflucht zu Eingriffen, weil Vorkommnisse, die nach den Kategorien der üblichen Klinkgeburt als abnorm gelten würden, ohne rigide Klinikvorschriften als normal angesehen werden.

In Großbritannien betreuen Hebammen, die in der Klinik arbeiten, wartende Frauen bei der Vorsorge. Ihnen kommen anspruchslose Aufgaben zu wie das Wiegen der Frauen und Streifen in Urinproben zu halten, um die Farbveränderung festzustellen, Ärzten zu assistieren, wenn diese die Frauen vaginal untersuchen, die Geräte für den Gynäkologen vorzubereiten, und anschließend aufzuräumen und sauberzumachen, Berichte zu schreiben und – wie in manchen Ländern, wo es zu viele Ärzte gibt – dem Arzt bei der Geburt zu assistieren. Schweden und die Niederlande, wo die Sterblichkeitsrate für Säuglinge sehr niedrig ist, sind rühmliche Ausnahmen. In beiden Ländern haben sich die Hebammen ihre berufliche Integrität bewahrt, wobei fast alle schwedischen Hebammen in Kliniken arbeiten, während die meisten niederländischen Hebammen Hausgeburten machen.

Ein Arzt

»Das meiste über Geburt habe ich von Hebammen gelernt.«

Einigen Hebammen ist es recht, in ein Kliniksystem integriert zu sein. Andere finden, daß die Freiheit, ihre Fähigkeiten voll zum Einsatz zu bringen, untergraben worden ist. In den Kliniken werden die Frauen oft von Assistenzärzten betreut, die noch in der Ausbildung in ihrem Fachgebiet sind. Sie treffen Entscheidungen, die sich sehr von der Vorgehensweise einer erfahrenen, bei der Geburt anwesenden Hebamme unterscheiden können. Es kann sogar so sein, daß diese das Gefühl hat, daß viele der Eingriffe seitens der Geburtshelfer und Gynäkologen unnötig sind.

Hebammen sind also in einer schwierigen Position. Manche beschließen, die Frauen außerhalb der Klinik zu betreuen. Sie machen Hausgeburten und arbeiten in Geburtszentren, obwohl sie zu diesem Zweck vielleicht als unabhängige private Hebammen arbeiten müssen (was in vielen Ländern bedeutet, daß sie nicht in die übliche Gesundheitsversorgung integriert sind).

In den Niederlanden sind frei praktizierende, niedergelassene Hebammen die Norm; sie arbeiten auf der gleichen professionellen Ebene wie praktische Ärzte. Etwa 70 Prozent von ihnen arbeiten außerhalb von Kliniken, 16 Prozent in Kliniken (die übrigen machen Vorsorge, Nachsorge, bilden aus, betreiben Forschung usw.).

In Italien dagegen arbeiten die meisten Hebammen in Kliniken, nur ganz wenige in freier Praxis. Für die meisten italienischen Frauen, von denen in

Ihre Hebamme

großen Städten wie Florenz, Rom, Genua und Turin abgesehen, ist die zunehmende Nachfrage nach Hausgeburten ein Zeichen für Armut.[81] Auf Seite 192 finden Sie Adressen von Einrichtungen, die Ihnen Auskunft über frei praktizierende Hebammen geben können.

Hebammen und Hausgeburt

Für eine Hebamme, die bisher ausschließlich in der Klinik gearbeitet hat, kann eine Hausgeburt etwas Bedrohliches sein. Der schlimmste Fehler wäre, wenn sie versuchen würde, dabei genauso vorzugehen, wie sie es in der Klinik tun würde. Sie muß sich überlegen, wie sie die Frau so unterstützen kann, daß die besten Möglichkeiten für einen natürlichen Geburtsverlauf gegeben sind; dieser braucht seine Zeit und ist ganz individuell.

Die Verantwortung der Hebamme

Angst ist ansteckend. Alle in der Umgebung einer gebärenden Frau, die Angst haben, vermitteln ihr dieses Gefühl; dies kann sich negativ auf die Geburt auswirken. Es liegt in der Verantwortung der Hebamme, sich vor der Betreuung einer Hausgeburt mit ihren Ängsten zu konfrontieren, sich über sie klarzuwerden und mit erfahrenen Kolleginnen, die auch Hausgeburten machen, darüber zu sprechen. Vorteilhaft ist es, wenn sie bei Hausgeburten als Assistentin einer erfahrenen Hebamme dabei war.

Wenn eine Hebamme in ruhiger Zuversicht aufmerksam abwarten kann, versteht sie es, die Ankunft des Kindes zu beobachten und zu warten, so daß sich ihre eigene Kraft und innere Freude auf die Frau überträgt.

Was macht eine gute Hebamme aus?

♦ Eine gute Hebamme läßt sich auf das Lebensereignis der Frau ein. Sie übernimmt nicht die Geburt und macht sie auch nicht zu ihrer Angelegenheit. Sie macht keine »aktive Geburtsleitung«. In vielerlei Hinsicht besteht ihre Aufgabe in etwas viel Schwierigerem und erfordert viel Kraft und eigene Persönlichkeit. Sie muß sehr genau und mit einfühlsamer Aufmerksamkeit alles beobachten, was sich bei der Geburt ereignet, und wahrnehmen, was innerlich in der Frau vorgeht, die sie betreut.

♦ Ein Baby kann drei Kilo oder auch fünf Kilo wiegen und trotzdem ein normales Geburtsgewicht haben. Genauso kann eine Geburt völlig normal verlaufen und trotzdem sehr von der Norm abweichen.

> »Alle Hebammen arbeiten bei uns in der Klinik... Als die Geburt begann, mußte mein Mann die Hebammen dort abholen (ich glaube, sie hatten kein Auto). Als er dort ankam, begrüßte ihn die Nachtschwester mit den Worten: ›Könnten Sie Ihre Frau nicht dazu überreden, hierher zu kommen? Das wäre soviel sicherer.‹ ... Es war sehr gut, daß ich bei mir zu Hause war, doch falls es so etwas gibt, hatte ich eine hospitalisierte Hausgeburt. Sie machten aus unserem Schlafzimmer ein Krankenhaus. Alles wurde registriert und aufgezeichnet, lief methodisch ab und war steril.«

Die Eröffnung des Muttermundes kann langsam oder schnell vor sich gehen. Die Frau kann einen unwiderstehlichen Preßdrang haben oder überhaupt keinen. Die Austreibungsphase kann zehn Minuten oder vier Stunden dauern. Es kann zu ruhigen Zeiten und Pausen kommen. Jede Geburt hat ihren Rhythmus und ihr eigenes Maß.

♦ Eine gute Hebamme bemerkt, wann sie den Dingen ihren Lauf lassen kann, und sie weiß, wann sie eingreifen muß. Eingriffe sind selten. Häufiger muntert sie die Frau, die sie betreut, ruhig auf und ermöglicht es, daß die Geburtsenergie frei im Körper der Frau fließen kann.

♦ Eine Frau sollte erwarten können, daß ihre Hebamme offen und ehrlich mit ihr kommuniziert. Sie erhält aufrichtige Erklärungen, es werden Alternativen besprochen, so daß ein wirklicher Austausch zwischen den beiden Frauen stattfindet. Dies geht weit über jene Phrasen hinaus, die manchmal strapaziert werden, um die Frau fügsam und ruhig zu bekommen.

Wenn eine Frau und ihre Hebamme sich in gegenseitigem Respekt, mit Wärme und Offenheit begegnen, dann ist das so, als würden sie sich auf einer Reise befinden, auf der sie aufregende Entdeckungen machen und zu einem tieferen Verständnis füreinander gelangen.

♦ Eine gute Hebamme mag Frauen. Sie ist nicht dominant, sie gibt keine Anweisungen oder gar Befehle. Das englische Wort »midwife« ist angelsächsischer Herkunft und bedeutet »mit Frau« (das deutsche Wort »Hebamme« kommt aus dem Althochdeutschen und bedeutet »hebende Ahnin«). Die Hebamme steht der Frau zur Seite und ist bei ihr. Außer in den seltenen Fällen, in denen sie entschlossen handeln muß, um Gefahr abzuwenden, ist sie diejenige, die sich führen läßt anstatt selbst zu führen. Ina May Gaskin, Hebamme der alternativen Kommune »The Farm« in Tennessee, hat gesagt: »Schwangere und gebärende Frauen sind Elementarkräfte, so wie die Schwerkraft, wie Gewitter, Erdbeben und Orkane. Um die Gesetze ihre Energieflusses zu verstehen, erfordert es Liebe und Achtung gegenüber ihrer Großartigkeit, während du sie gleichzeitig mit der Genauigkeit einer wahren Wissenschaftlerin erforschst.«[82]

♦ Eine gute Hebamme beurteilt die Frau nicht, die sie betreut. Selbst wenn eine Frau sich unterordnet und Zustimmung einholt, hilft sie ihr dabei, ihre maßgebliche Instanz in sich selbst zu suchen.

Frauen, die ihr Kind in der Klinik zur Welt bringen, entschuldigen sich oft bei ihrer Hebamme. Die Professorin Mavis Kirkham schrieb zu einem Forschungsprojekt über Hebammen an einer Klinik: »Die meisten Frauen, die ich während der Geburt erlebte, entschuldigten sich. Viele taten das wiederholt, als ob sie der Ansicht wären, sich nicht gut zu benehmen oder ›Unannehmlichkeiten zu verursachen‹, ›Mühe zu machen‹, weil sie um

Ihre Hebamme

etwas baten oder auch nur die übliche Betreuung des überarbeiteten Personals in Anspruch nahmen. Die Worte, die ich am häufigsten unmittelbar nach der Geburt von den Frauen hörte, waren: ›Entschuldigung, daß... ‹«[83] Wenn sich Frauen auf diese Weise der Autorität fügen, kommt durch diese Ehrerbietung eine stillschweigende Anerkennung der Machtstruktur in dieser Institution zum Ausdruck, auf deren unterster Ebene sie sich befinden. Im Grunde sind sie Störfaktoren auf dem Klinikterritorium der Experten. Wenn Hebammen diese Entschuldigungen annehmen, erkennen auch sie diese Machtstruktur an und ordnen sich ihr unter.

♦ Eine gute Hebamme ist nicht nur eine Helferin, die dem Baby auf die Welt hilft. Sie ist Hebamme auch beim Übergang der Frau zum Muttersein und beim Übergang des Mannes zum Vatersein. Sie ist Hebamme für all die Träume und Hoffnungen, die mit dem Erscheinen dieses Kindes auf der Welt verbunden sind, und für den Reifungs- und Wachstumsprozeß, der für beide Eltern mit der Geburt verbunden ist.

»Als Hebamme würde ich eine Frau niemals zu einer Hausgeburt überreden. Sie muß sich ganz sicher sein, daß sie eine Hausgeburt will. Doch ich bin davon überzeugt, daß die meisten Komplikationen nur aus dem Grund entstehen, weil die Frau in der Klinik ist.«

Ihre Hebamme kennenlernen

In ganz Europa bildet das Hebammenwesen die Grundlage der Geburtsbetreuung. Das gesamte Versorgungssystem würde zusammenbrechen, wenn die Hebammen sich daraus zurückziehen würden, dennoch ist in den meisten Ländern die Kontinuität der Betreuung nicht mehr gewährleistet. In der Vorsorge sind andere Hebammen tätig als auf der Entbindungsstation und bei der Wochenbettpflege. In einem Lebensabschnitt, in dem Frauen besonders verletzlich sind, haben sie es mit vollkommen fremden Menschen zu tun. In Großbritannien wird versucht, diesem Problem der Anonymität, das sowohl für die Hebammen als auch für die Frauen oft frustrierend und auch verwirrend ist, dadurch zu begegnen, daß Hebammenteams gebildet werden, die die Frauen schon während der Schwangerenvorsorge kennenlernen können. Selbst in Ländern, in denen die Geburtsbetreuung durch eine Hebamme üblich ist, kann es sein, daß eine Frau, die sich für eine Klinikgeburt entschieden hat, diese Hebamme erst kennenlernt, wenn sie mit Wehen in die Klinik kommt. Die Entscheidung, Ihr Kind nicht in einer Klinik zu gebären, kann die einzige Möglichkeit sein, Ihre Hebamme vorher kennenzulernen.

Fragen, die Sie stellen können

Bei Ihrem ersten Treffen mit Ihrer Hebamme gibt es wahrscheinlich viele Fragen. Wenn Sie sich eine frei praktizierende Hebamme aussuchen, sind zusätzliche Fragen wichtig, ehe Sie etwas Verbindliches vereinbaren können. Es folgen eine Reihe von Fragen, die Sie stellen können:

Die Rolle der Hebamme

F A Muß die Hebamme mir sympathisch sein?

Eine wichtige Frage ist, ob Sie sie als Person mögen und Sie in Ihrer Anwesenheit entspannt und selbstsicher sind. Sprechen Sie mit anderen Frauen, deren Hausgeburt sie betreut hat, um zu erfahren, wie es ihnen ergangen ist.

F A Was unterscheidet Hebammen von ärztlichen Geburtshelfern?

Anders als Mediziner liegt ihr Hauptaugenmerk auf dem Normalen und auf der Frau in ihrer Gesamtheit anstatt auf einem ihrer Körperteile, der Gebärmutter. Eine gute Hebamme versteht es, dafür zu sorgen, daß die Geburt etwas Normales bleibt.

F A Was gehört zu den Aufgaben einer Hebamme?

Die Hebamme ist auf Geburt spezialisiert und dafür ausgebildet, die Frauen vor, während und nach der Geburt im Wochenbett eigenverantwortlich zu betreuen. Sie verfügt über besondere Kenntnisse und Fähigkeiten, um den physiologischen Ablauf zu unterstützen und weiß, wann es angebracht ist, ärztlichen Rat oder Hilfe in Anspruch zu nehmen.

F A Was ist der Unterschied zur Hebamme in der Klinik?

Klinikhebammen sind oft Mitglieder eines Geburtshilfeteams, in dem ein Mediziner das Sagen hat. Manche entscheiden sich für die Absicherung im Kliniksystem und richten sich nach den Vorgaben. Andere bekämpfen das System von innen heraus.

Andere Themen, die Sie vielleicht mit Ihrer Hebamme besprechen möchten, sind:

♦ Ernährung in der Schwangerschaft
♦ Personen, die Sie bei der Geburt dabei haben möchten
♦ Herzton-Wehen-Überwachung
♦ Umhergehen während der Geburt
♦ Gebärhaltungen
♦ Benutzung eines Wasserbeckens
♦ wie die Hebamme einen Dammschnitt vermeiden will
♦ Ihre Grundeinstellung zu Geburt und Stillen
♦ Ihre Erwartungen an die Geburt

Ihre Hebamme

- Wie lange arbeiten Sie schon als Hebamme?
- Wie sind Sie Hebamme geworden?
- Wie verlief Ihre Ausbildung?
- Wie viele Frauen haben Sie schon bei der Geburt betreut, wie viele bei einer Hausgeburt oder außerhalb einer Klinik?
- Arbeiten Sie allein oder mit anderen Hebammen zusammen?
- Wenn Sie allein arbeiten, was tun Sie, wenn zwei Frauen, die bei Ihnen angemeldet sind, gleichzeitig Geburtswehen bekommen?
- Wenn Sie mit anderen Hebammen zusammenarbeiten, besteht die Möglichkeit, daß ich diese kennenlernen kann?
- Auf welchen Hintergrunddienst können Sie zurückgreifen? Arbeiten Sie eng mit Ärzten zusammen?
- Welche Geräte und Instrumente bringen Sie mit? Haben Sie Medikamente zur Schmerzlinderung und Wehenverstärkung dabei?
- Welche Wiederbelebungsausrüstung für das Baby bringen Sie mit?
- Welche Vorsorge machen Sie? Kommen Sie zu mir nach Hause?
- Bieten Sie Geburtsvorbereitungskurse oder Gesprächsgruppen an? Falls nicht, welche Kurse können Sie empfehlen?
- Welche Nachsorge bieten Sie an?
- Was tun Sie, wenn eine Frau eine sehr lange Geburt hat?
- Was tun Sie, falls eine Kliniküberweisung notwendig werden sollte?
- Wann geben Sie eine Geburt ab. Wie wird das abgerechnet?
- Falls sie in einem Geburtshaus arbeitet: Gibt es dort bestimmte Regeln, die Sie einhalten müssen, wenn ich dort aufgenommen werde und die Geburt begonnen hat, z.B. Anwendung des CTG, Gebärhaltungen usw.?
- Wie sind Sie zum routinemäßigen Dammschnitt eingestellt? Wie häufig machen Sie Dammschnitte?
- Wie oft bleibt bei den von Ihnen betreuten Frauen der Damm unverletzt?
- Was geschieht, wenn ich genäht werden muß? Machen Sie das selbst oder rufen Sie einen Arzt?
- Was tue ich, wenn ich Wehen bekomme, während Sie im Urlaub sind?
- Wenn es sich um eine freiberuflich niedergelassene Hebamme handelt: Welche Kosten fallen an, wann werden sie fällig und was beinhalten sie?

»Sie war wunderbar... Sie besuchte mich zu Hause, schon ganz zu Anfang meiner Schwangerschaft, und plauderte wie eine Freundin... in der darauffolgenden Zeit rief sie mich wöchentlich an, um sich auf dem laufenden zu halten. Sie freundete sich mit meiner Dreijährigen an, ließ sie meinen Bauch fühlen und den Herzschlag des Babys hören.«

Jede Frau, die sich für den Hebammenberuf entscheidet, hat großes Interesse an Frauen und mag Babys. Hebammen, die in Kliniken tätig sind, haben jedoch oft gelernt, ihre Gefühle in Schach zu halten. In einer anderen Umgebung hat eine Hebamme die Freiheit, sie selbst zu sein.

Ein Hebammenbesuch

Die Erfahrung, ein Kind zu bekommen, kann für jede Frau, die ihre Hebamme erst in der Eröffnungsphase bei Ankunft in der Klinik kennenlernt und dann erfährt, daß diese mit dem nächsten Schichtwechsel wieder aus ihrem Blickfeld verschwindet, sehr unpersönlich sein. Wenn eine Frau ihre Hebamme in der Schwangerschaft kennenlernt und die beiden Freundinnen werden, entsteht zwischen ihnen eine Verständnisebene – und die emotionale Zuwendung kann der Mutter helfen, Selbstvertrauen und Stärke zu entwickeln.

Das macht auch dem größeren Bruder Spaß. Er erfährt, wie Babys auf die natürlichste Weise der Welt geboren werden, bekommt gezeigt, wie er den Po des Babys fühlen kann, und ist begeistert, wenn er spürt, wie ein kleiner Fuß gegen seine Hand tritt. Das neue Geschwisterchen ist dann kein fremder Eindringling, sondern jemand, den er schon kennengelernt und berührt hat.

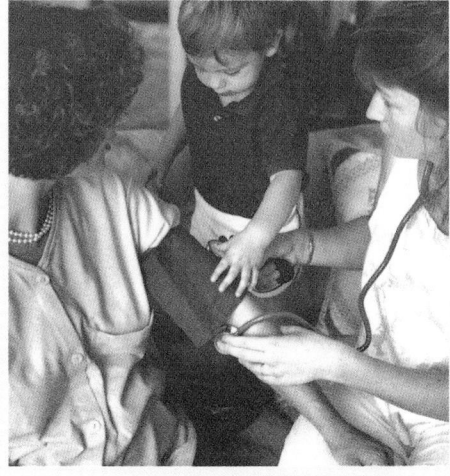

Die Hebamme fixiert die Manschette des Blutdruckmessers und pumpt sie auf. Das Kind hört fasziniert den Erklärungen zu und kann das Gerät dann selbst ausprobieren. Wenn die Vorsorgeuntersuchung zu Hause gemacht wird und das Kind in seiner vertrauten Umgebung, in seinem eigenen Reich ist, läßt sich viel leichter eine solche Beziehung zum Kind herstellen, und die Hebamme gehört zum Freundeskreis der Familie.

Sich bereit machen

Nachdem Sie sich entschieden haben, Ihr Kind nicht in der Klinik zur Welt zu bringen, können Sie Vorbereitungen treffen, um diese Erfahrung so positiv wie möglich zu gestalten. Die Wahrscheinlichkeit, daß es eine sichere, glückliche Geburt wird, erhöht sich beträchtlich, wenn Sie gesund, gut ernährt sowie voller Energie und Selbstvertrauen in die Geburt gehen und wenn Sie wissen, wie Sie sich selbst helfen können. Üben Sie Bewegungsfolgen ein und lernen Sie, sich zu entspannen und zu einer rhythmischen Atmung zu finden.

Ihre Vorsorge

Die mangelnde Kontinuität bei der Vorsorge in Kliniken ist darauf zurückzuführen, daß die verschiedenen Tests von unterschiedlichem Klinikpersonal durchgeführt werden und die Frauen von einem Zimmer zum anderen, von einer Person zur nächsten wechseln müssen. Doch selbst, wenn Sie es vermeiden können, von verschiedenen Ärzten, Schwestern, Hebammen und Sprechstundenhilfen weitergereicht zu werden, ist Ihre Vorsorge trotzdem nicht optimal, da die Art der Untersuchungen verhindert, daß eine Beziehung zu Ihnen als einzigartige individuelle Persönlichkeit entstehen kann oder diese Untersuchungen eine solche Beziehung ersetzen. Die Vorsorge sollte sehr viel mehr umfassen als das Überprüfen von Unregelmäßigkeiten. Sie brauchen eine ganzheitliche Betreuung. Damit meine ich, daß Sie als Person in Ihrer Gesamtheit behandelt und nicht nur auf mögliche Probleme hin ausgetestet werden sollten.

»Ich muß mit dem Bus zu den Vorsorgeuntersuchungen fahren, denn ich habe kein Auto. Das dauert 45 Minuten für einen Weg, und meistens muß ich mindestens eine halbe Stunde warten. Zwei Minuten, vielleicht auch drei, hat der Arzt dann für mich Zeit. Ich fahre nur deshalb hin, weil ich mir sonst Sorgen machen würde, daß etwas nicht stimmen könnte.«

Selbst dann, wenn eine Frau nur von einer Person oder einer kleinen Gruppe von Experten betreut wird, wird oft das medizinische Modell und nicht der ganzheitliche Ansatz angewendet. Das hat zur Folge, daß sie zur Patientin wird und Informationen über ihren Körper in Kategorien eingeteilt werden, damit diese gut in den Unterlagen vermerkt werden können: Blutdruck, Gewicht, Urinwerte, Hämoglobin und Fundushöhe. Ihre Hoffnungen, ihre Ängste, die Belastungen des Alltags, finanzielle Sorgen, familiäre

Sich bereit machen

Schwierigkeiten, Probleme am Arbeitsplatz – all diese sozialen und emotionalen Aspekte der Schwangerschaft gelten als irrelevant im Vergleich zu den körperlichen Symptomen, die untersucht und registriert werden können.

Heutzutage werden bei der Vorsorge viele unnötige Untersuchungen durchgeführt. Manche sind sogar mit möglichen Schäden verbunden. Seit Anfang dieses Jahrhunderts, mit Einführung der modernen gynäkologischen Schwangerenvorsorge, sind die Tests immer zahlreicher geworden. Ärzte scheinen den Eindruck zu haben, daß jede Information irgendwann einmal nützlich sein könnte. Doch sind Informationen völlig nutzlos, wenn sie sich nicht in der Betreuung niederschlagen.

»Er meinte: ›Wissen Sie, das Baby ist sehr klein. Versuchen Sie, mehr zu essen.‹ Beim nächsten Mal wurde ich von einem anderen Arzt untersucht, der mir sagte: ›Ihr Baby ist ganz schön groß. Das wird ein richtiger Prachtkerl!‹ Ich weiß nicht, wem ich Glauben schenken darf. Soll ich mich überessen und so versuchen, das Baby herauszufüttern, oder wird es so groß sein, daß es gar nicht durchpaßt?«

In vielen Kulturen haben Hebammen schon lange vor dem 20. Jahrhundert Vorsorgeuntersuchungen durchgeführt, die Frauen zu Hause besucht, um ihnen Wissen über die Schwangerschaft zu vermitteln, um mit ihnen über Ernährung, Arbeit und körperliche Betätigung zu sprechen, sie mit Öl zu massieren und ihre Gebärmutter abzutasten, um mit ihnen über ihre Familie zu sprechen, durch gemeinsame religiöse Rituale und Gebete Gefahren abzuwenden und Vorkehrungen für die Geburt zu treffen. Traditionelle Hebammen sind meist sehr viel mehr als Geburtshelferinnen.

»Es war ein großes Durcheinander: Der Arzt gab mir die falschen Unterlagen. Darin war eine andere Blutgruppe angegeben, ›Rhesus-negativ‹, doch ich bin Rhesus-positiv. Ich bemerkte das erst viel später, doch hätte das eine Reihe von Behandlungen nach sich ziehen können, die ich gar nicht brauchte, und die andere Frau, die meine Unterlagen hatte, hätte die benötigte Behandlung nicht bekomme. Wenigstens konnten wir die Unterlagen mit nach Hause nehmen. Wenn die Klinik sie behalten hätte, wäre das vielleicht nie herausgekommen.«

Heutzutage wird der Ablauf der Vorsorgeuntersuchungen von Ärzten festgelegt. Vieles weist darauf hin, daß andere Einflüsse, denen die schwangeren Frauen ausgesetzt sind, wie z.B. die sozio-ökonomischen Bedingungen, die unterschiedliche gesundheitliche Voraussetzungen schaffen, zumeist mehr Einfluß auf den Verlauf der Schwangerschaft haben als alles, was der engagierteste Frauenarzt bei der Vorsorge bewirken kann. Sozial benachteiligte Frauen, die am meisten der Fürsorge bedürfen, sind häufig gerade jene, die sie spät oder überhaupt nicht in Anspruch nehmen.

Für eine Frau mit einem zehn Monate alten Baby und einem Zweieinhalbjährigen, die keinerlei Hilfe im Haushalt hat und niemanden, der auf ihre Kinder aufpassen könnte, aber auch kein Auto zu Verfügung, bedeutet es einen Riesenaufwand, zu den Vorsorgeuntersuchungen zu kommen, auch wenn die Entfernung dorthin nur vier oder fünf Kilometer beträgt. Eine Jugendliche, die

»Die Hebamme kam zu mir nach Hause, und ich hatte viel Zeit, über meine Wünsche zu reden. Sie war wie eine Freundin, und wir freuen uns jedesmal auf ihren Besuch.«

Sich bereit machen

Die Kunst der Massage – Berührung, die Ihnen hilft, »zentriert« in Ihrem Körper zu ruhen – ist eine Fertigkeit, die Sie und Ihr Partner sich gemeinsam aneignen können.

trotz aller Anzeichen hofft, daß sie nicht schwanger ist, die versucht, die Schwangerschaft vor ihrer Familie zu verbergen und keine Ahnung hat, wo sie Hilfe bekommen könnte, findet den Weg zur Vorsorge wahrscheinlich erst dann, wenn die Schwangerschaft weit fortgeschritten ist.

Wenn Sie eine gute Ausbildung haben und finanziell abgesichert sind, ist eine Schwangerschaft sicherer. In England und Wales wird die Säuglingssterblichkeit in Beziehung zum Beruf des Mannes gesetzt. Gegenüber der Kategorie 1 am oberen Ende der Skala sterben in der Kategorie 5 unten auf der Skala doppelt so viele Babys.[84]

Sich bereit machen

Die übliche Vorsorge umfaßt in Deutschland etwa 10 Untersuchungstermine, entweder in der Arztpraxis, in der Klinik oder bei einer Hebamme. Alle drei Möglichkeiten können parallel in Anspruch genommen werden.

Nicht zur Vorsorge gehört Pränataldiagnostik, obwohl sie heute immer häufiger als solche durchgeführt wird. Ohne vorherige ausreichende ergebnisoffene Beratung seitens einer neutralen Beratungsstelle geraten viele Paare in ein Dilemma, falls sich ein Verdacht auf Fehlbildungen ergibt und sie vorher über die darauffolgenden Schritte und Gewissensentscheidungen nicht aufgeklärt wurden.

Es kann passieren, daß eine Frau dabei mit 50 und mehr verschiedenen Angehörigen des medizinischen Fachpersonals in Kontakt kommt, von denen sie wahrscheinlich widersprüchliche Kommentare zu hören bekommt und viele voneinander abweichende Ratschläge. Diese Begegnungen tragen nicht zu ihrer Beruhigung bei, sondern steigern ihre Ängste nur noch mehr.

Routineuntersuchungen in der Vorsorge

Es ist sinnlos, Tests und Untersuchungen durchführen zu lassen, die sich nicht auf die Betreuung auswirken. Nutzlose Daten aufgrund von Standardtests dienen oft als magische Mittel bei einem gefährlichen Übergang im Leben, ebenso wie ein Talisman früher den Schwangeren dazu diente, sich gegen das Böse zu schützen.

In der modernen Vorsorge werden diese Daten der Mutter oft nicht einmal mitgeteilt, sondern der Arzt behält sie für sich und trägt sie in die Unterlagen ein, wo sie als ein Sammelsurium unleserlicher Hieroglyphen erscheinen, nicht unähnlich mystischen Runen, oder sie werden in Krankenunterlagen dokumentiert, die oft nicht einmal an die anderen Experten, die die Frau mitbetreuen, weitergegeben werden.

Die Untersuchungsergebnisse haben oft eine sehr hohe Schwankungsbreite und können so zu falsch-negativen und falsch-positiven Diagnosen führen. Eine falsch-negative Diagnose sagt aus, daß es kein Problem gibt, wenn tatsächlich eines vorliegt. Eine falsch-positive Diagnose weist auf ein Problem hin, das gar nicht besteht. Beides ist gefährlich. Im ersten Fall tritt eine falsche Beruhigung angesichts eines speziellen Risikos ein. Im zweiten Fall entstehen grundlose Ängste, und es kann zu unnötigen Eingriffen wie beispielsweise einer Geburtseinleitung oder einem Kaiserschnitt kommen.

♦ Wenn Sie keine Diabetikerin sind, dann ist die regelmäßige Untersuchung des Urins auf Zucker unnötig. Ganz häufig lassen sich Spuren von Zucker nachweisen. Das kann einfach nur bedeuten, daß Sie kurz vorher etwas sehr Süßes gegessen haben. Manchmal machen Bananen sich so bemerkbar.

♦ Auch das routinemäßige Wiegen ist eine Zeitverschwendung. Eine Gewichtsüberwachung liefert nur dann nützliche Informationen, wenn Sie zu Beginn der Schwangerschaft extrem untergewichtig oder übergewichtig waren. Das Wachstum des Babys läßt sich viel besser dadurch überprüfen, daß eine oder zwei Personen, die bei Ihnen kontinuierlich die Vorsorge durchführen, regelmäßig Ihre Gebärmutter abtasten, so daß sie in Berührung mit der Entwicklung des Kindes sind und dann beurteilen können, ob diese Entwicklung Ihrer Schwangerschaft insgesamt entspricht.

♦ Vaginale Untersuchungen sind gewöhnlich unnötig. In einigen Ländern, einschließlich den USA, werden sie wöchentlich ab der 37. Woche gemacht. In Großbritannien wird oft zwischen der 33. und 37. Woche routinemäßig eine vaginale Untersuchung durchgeführt. Durch vaginale Untersuchungen erhöht sich das Infektionsrisiko sowie das Risiko einen vorzeitigen Blasensprungs und als Folge davon das Risiko eines Kaiserschnitts.[86]

♦ Durch Ultraschall kann der Arzt das Baby in der Gebärmutter erkennen und mehr über die fötale Entwicklung in Erfahrung bringen. Es können dadurch bestimmte Mißbildungen aufgedeckt werden. Wenn Sie etwa in der 16. Woche einen Ultraschall machen lassen, können das Empfängnisdatum und damit auch der wahrscheinliche Geburtstermin ziemlich genau berechnet werden, jedoch nur innerhalb eines Zeitraums von 14 Tagen. Falls Sie sich über das Empfängnisdatum nicht sicher sind, halten Sie einen

Ultraschall vielleicht für sinnvoll. Andererseits wird das Baby genau zu dem Zeitpunkt geboren, wenn es dafür reif ist. Wenn Sie schon ein Kind mit einem geringen Geburtsgewicht zur Welt gebracht haben, möchten Sie vielleicht ebenfalls das fötale Wachstum mittels mehrerer Ultraschalluntersuchungen überwachen lassen. Doch Befunde über das Gewicht des Kindes aufgrund der Fundushöhe sind fast ebenso genau wie aufgrund von Ultraschall. Deshalb bleibt es ganz und gar Ihnen überlassen, ob Sie eine Reihe von Ultraschalluntersuchungen machen lassen wollen oder nicht.[87]

♦ Biochemische Tests haben zwischen 1970 und 1980 weite Verbreitung gefunden. Dazu gehören Alpha-Feto-Protein-Tests, die Bestimmung des HCG (humanes Chorion-Gonadotrophin), Plazentaproteine, HPL (humanes Plazentalaktogen) und die Östrogenkonzentration im Urin über 24 Stunden, Blutuntersuchungen und gelegentlich auch die im Speichel nachweisbaren Werte. Ein gewisser Prozentsatz der biochemischen Tests können in der Frühschwangerschaft nützlich zur Untersuchung auf Mißbildungen sein. Doch alle Tests, die zu einem späteren Zeitpunkt zur Vorhersage des Geburtsgewichts, Frühgeburts- oder Totgeburtsrisiken durchgeführt werden, sind Zeitverschwendung.[88]

♦ Durch die Herzton-Wehen-Überwachung in der Schwangerschaft mittels CTG (Cardiotokographie) haben Frauenärzte viel mehr über das Leben in der Gebärmutter erfahren, doch in vier Untersuchungen (mit Kontrollgruppendesign und Zufallszuordnung) konnten keine Vorteile für die Mütter und die Babys nachgewiesen werden. Deshalb finden Sie vielleicht, daß sich solche Untersuchungen für Sie nicht lohnen.[89]

Ganzheitliche Schwangerenvorsorge

Bei einer ganzheitlichen Vorsorge werden Ihnen nur die Untersuchungen vorgeschlagen, bei denen mit nützlichen Informationen zu rechnen ist und die sich auf die Betreuung während der Schwangerschaft und bei der Geburt auswirken. Man ist zwar wachsam gegenüber der Möglichkeit pathologischer Anzeichen, doch das Hauptaugenmerk liegt auf der Frau selbst.

Bei einem ganzheitlichen Ansatz werden Sie in die Lage versetzt, für sich selbst zu sorgen, anstatt die Vorsorge lediglich über sich ergehen zu lassen. Es geht um Gefühle und Beziehungen, die für Sie wichtig sind, und nicht nur um körperliche Anzeichen. Und außerdem werden in Ihnen die Selbstwahrnehmung, das Selbstvertrauen und ihre eigene Stärke gefördert. Durch ganzheitliche Schwangerenvorsorge gewinnen Sie selbst Kraft.

Wesentlich für eine ganzheitliche Betreuung ist eine kontinuierliche Beziehung zu wenigen Personen, die Sie gut kennenlernen können und die sich bei jedem Termin genug Zeit lassen, um umfassende, genaue Informationen zu erhalten und ein freimütiges Gespräch in einer Atmosphäre zu führen, in der Sie sich völlig akzeptiert fühlen.

Sich bereit machen

Wie ernähre ich mich in der Schwangerschaft am besten?

Zum Zeitpunkt der Empfängnis und in den ersten acht Schwangerschaftswochen ist eine folsäurereiche Ernährung für Sie wichtig. Folsäure ist in dunkelgrünem Blattgemüse, in Vollkornprodukten, Hefe und Nüssen enthalten. Auch Leber enthält Folsäure, doch Leber kann leicht zu einer Überversorgung mit Vitamin A führen, und das hat toxische Wirkung. Es kann ratsam sein, zusätzlich Folsäure zu sich zu nehmen, wenn Sie schwanger werden möchten und auch in der Frühschwangerschaft, wenn die Zellen sich sehr schnell teilen und sich beim Baby das Rückgrat und das Gehirn bilden.

Alles, was Sie während der Schwangerschaft essen, sollte zu Ihrem Wohlbefinden beitragen und gut für Sie und das Baby sein. Kaufen Sie Vollkornbrot und -getreide, Obst und Gemüse (nach Möglichkeit frisch vom Erzeuger). Zur ausreichenden Versorgung mit Vitamin C essen Sie täglich eine Mahlzeit aus frischem Obst oder rohem Gemüse, Nehmen Sie bei jeder Mahlzeit Eiweiß zu sich, entweder in Form von Fleisch oder Fisch (gut durchgebraten), Milchprodukten (Käse, Milch und Joghurt) in Form von Sojabohnenerzeugnissen (Tofu) oder einer Mischung von Hülsenfrüchten (Erbsen, Bohnen oder Linsen) und Brot, Reis oder Nudeln. Sorgen Sie für ausreichende Eisenzufuhr, indem Sie eisenhaltige Nahrung essen: Grünes Blattgemüse und Eidotter sind gute Eisenlieferanten. Verwenden Sie hauptsächlich Olivenöl, Sonnenblumenöl und andere ungesättigte Fettsäuren enthaltende Öle. Genießen Sie frisches oder getrocknetes Obst, anstatt Ihren Nachtisch mit Industriezucker nachzusüßen.

Alles, was Sie im Übermaß zu sich nehmen, ist nicht gut für Sie (an einer Karottenvergiftung kann man sogar sterben!). Viele Menschen sind aufgrund ihrer Eßgewohnheiten an den Herzkranzgefäßen erkrankt, unter anderem wegen übermäßiger Mengen von Fleisch und Milchprodukten.

Wenn Sie Überlegungen zur Ernährung während der Schwangerschaft anstellen, dann denken Sie vor allem an die Nahrungsmittel, die Sie am liebsten mögen. Enthält Ihre Liste minderwertige Nahrung? Sind viele künstliche Farbstoffe oder viele Konservierungsmittel darin enthalten? Viele leere Kalorien? Ist zuviel Fettes dabei? Wenn Sie besonders gerne Nahrungsmittel essen, von denen Sie wissen, daß sie nicht gut für Sie sind, dann schreiben Sie einmal auf, was Sie besonders an diesen Dingen schätzen.

Überlegen Sie, wie Sie in gesünderen Lebensmitteln die gleichen Eigenschaften vorfinden können – es gibt sicher Alternativen, die ebensoviel Wohlbehagen in Ihnen auslösen können. Wenn Sie nicht kochen möchten, dann essen Sie eine Schüssel Rosinen mit Nüssen, beißen Sie in einen Apfel oder eine Banane, oder garen Sie eine Kartoffel im Mikrowellenherd. Wenn Sie Lust auf etwas Warmes haben, ist ein Topf hausgemachter Suppe viel nahrhafter und wahrscheinlich auch schmackhafter als eine Kanne heißer Schokolade, wobei Sie aber nicht gänzlich darauf zu verzichten brauchen.

Gegen Ende der Schwangerschaft bekommen viele Frauen Verstopfung, und dem kann durch mehr Kohlehydrate begegnet werden, zum Beispiel durch Vollkornbrot und Müsli. Aber das wirkt sich nur aus, wenn Sie so wenig Fett wie möglich zu sich nehmen.

Salz in der Schwangerschaft

Trotz des häufigen Ratschlags, sich zur Vermeidung einer Präeklampsie salzlos zu ernähren, gibt es keine überzeugenden Beweise dafür, daß salzarme Kost auch wirklich diesen Effekt hat. Eine Untersuchung an 2000 Schwangeren, von denen die Hälfte ihren Salzkonsum einschränken und die anderen Salz ganz meiden sollte, ergab sich, daß es in der Gruppe, die etwas Salz zu sich nahm, viel weniger Frauen mit Präeklampsie gab.[90] Auch brauchen Sie nicht große Mengen eiweißhaltiger Nahrung in sich hineinzuzwingen, da eine übermäßige Eiweißzufuhr das Geburtsgewicht des Babys verringern kann.[91]

Der Leiter des Epidemiologieprogramms des Forschungszentrums für menschliche Ernährung und Altern an der Tuft's University in Massachussets kommt zu dem Ergebnis: »Es kann keine rationale Rechtfertigung dafür geben, Schwangeren entweder zu erlauben, daß sie hungern, oder ihnen Auflagen hinsichtlich ihrer Ernährung bzw. Eingriffe in die Zusammensetzung ihrer Ernährung aufzuzwingen.«[92] Also lassen Sie es sich schmecken!

Medikamente

Sie wissen wahrscheinlich, daß Sie während der Schwangerschaft nach Möglichkeit keine Medikamente einnehmen sollten, wenn das nicht unbedingt nötig ist. Meistens geht es um eine Risikoabwägung der Vorteile gegenüber den Gefahren des Medikaments im Vergleich zu den Gefahren und Vorteilen, wenn eine Krankheit nicht medikamentös behandelt wird. Eine Schwangere kann an etwas erkranken, was für das Baby eine mögliche Gefahr darstellt. Dann ist die Behandlung der Krankheit eine vernünftige Entscheidung, auch wenn das mit einer Medikamenteneinnahme verbunden ist. Hohes Fieber zum Beispiel kann zu einer Fehlgeburt führen; wenn das Fieber nicht auf irgendeine andere Weise gesenkt werden kann, ist es wahrscheinlich sinnvoller, Paracetamol zu nehmen.

Alle zusätzlichen Präparate einschließlich Vitamine und Mineralien sind Medikamente und können Ihren Organismus mit einem Vitamin oder Mineral überversorgen, was zu Mangelerscheinungen führen kann. Manche zusätzlichen Präparate wie die Vitamine A und D sind in hohen Dosen giftig. Vermeiden Sie deshalb Mega-Vitamine, und nehmen Sie (mit Ausnahme von Fol-

Sich bereit machen

säure und Vitamin B) keine zusätzlichen Vitaminpräparate und Mineralstoffe zu sich, außer Sie wissen, daß Sie unter Mangelerscheinungen leiden, die sich durch eine veränderte Ernährung nicht beheben lassen.

Heilkräuter

Nur weil ein Wirkstoff in wild wachsenden Pflanzen in der Natur vorkommt, ist er in der Schwangerschaft nicht unbedingt unbedenklich. Heilkräuter können sehr wirkungsvoll, aber auch giftig sein. Die meisten Heilkräuter, die von anerkannten Heilkundigen verschrieben werden, sind sicher. Doch es gibt auch teratogene Heilkräuter, die zu Mißbildungen führen oder eine Fehlgeburt auslösen. Folgende Heilkräuter gelten als potentiell gefährlich für alle Menschen, ganz gleich, ob schwanger oder nicht: Beinwell, Berberitze, Kreuzkraut (Senetio jacobala), Gelbholzbaum (Yanthoxylum americanum), übermäßiger Genuß von Ginseng, Frauenminze (Chrysanthemum parthenium) und die Kerne von Aprikosen, Pflaumen und Pfirsichen.

Manche Heilkräuter erhöhen den Muskeltonus der Gebärmutter und können zu geburtswirksamen Wehen in der Eröffnungsphase verhelfen. Doch manche können, wenn sie in der Schwangerschaft in großen Mengen und von Frauen genommen werden, die besonders heftig darauf reagieren, zu einer Fehlgeburt führen. Deshalb ist es ratsam, Heilkräuter wie Frauenminze und Poleiminze (Mentha pulegium) zu meiden.[93]

Weitere Präparate

Wenn Sie gesund sind, brauchen Sie wahrscheinlich keine Eisenpräparate. Eine vermehrte Blutmenge in der Schwangerschaft bewirkt eine Verdünnung des Hämoglobins, und das führt oft zu einem relativ normalen Sinken des Hämoglobinspiegels im Blut. Durch diesen natürlichen Prozeß

Sie können sich Bewegungs- und Atemübungen ganz nach Ihrem Geschmack aussuchen. In vielen Schwimmbädern gibt es Badezeiten speziell für Frauen.

Yoga

Positionen während der Geburt auf Ihren Partner stützen können.

F A Hat es noch weitere positive Effekte?
Yoga und Vorbereitungskurse für eine aktive Geburt fördern eine bessere Körperkoordination, stärken Ihr Selbstbewußtsein und bewirken eine innere Ausgeglichenheit.

F A Ist Yoga in der Schwangerschaft wirklich sicher?
An Yoga-Kursen für Schwangere können Sie beruhigt teilnehmen. Sollten Ihnen jedoch irgendwelche Bewegungen zu anstrengend sein oder weh tun, machen Sie stattdessen einfache, fließende Bewegungen.

F A Was bewirkt Yoga in der Schwangerschaft?
Yogakurse für Schwangere sind vorteilhaft, denn sie enthalten Übungen, die das Becken öffnen. Sie helfen Ihnen gleichzeitig, auf sehr angenehme Weise einen Ruhepunkt in sich selbst zu finden. Das führt zu Selbstvertrauen und innerem Gleichgewicht.

F A Hilft mir Yoga auch in den Wehen?
Ja. Viele Vorbereitungskurse für eine aktive Geburt basieren auf Yogaübungen. Hier lernen Sie Bewegungen, die die Muskeldehnung fördern und Ihr Becken weiten, um dem Baby Platz zu schaffen. Sie üben eine Reihe aufrechter Haltungen und Bewegungen und finden heraus, wie Sie sich in den verschiedenen

F A Sollte ich vorher schon Yoga gemacht haben?
Viele Yoga-Kurse für Schwangere sind für Anfängerinnen. Fragen Sie aber nach.

F A Wann fange ich am besten mit Yoga an?
Sie können schon im dritten Monat damit beginnen, doch besprechen Sie das auch mit Ihrer Yogalehrerin.

wird der Blutfluß durch die Plazenta erleichtert, und es ist auch ein Anzeichen für einen guten Gesundheitszustand des Ungeborenen. Wenn Ihr Hämoglobinspiegel nicht unter elf Gramm pro Deziliter sinkt, besteht keine Notwendigkeit für Eisenpräparate.[94] Unnötiges zusätzliches Eisen kann Verstopfung hervorrufen, was zu Hämorrhoiden führen und Makrozytose auslösen kann, eine Vergrößerung der roten Blutkörperchen, die dann nicht durch die feinen Kapillaren hindurchfließen können, so daß der Blutfluß gehemmt ist.

Sehr hohe Hämoglobinwerte in der Schwangerschaft können zu einem geringen Geburtsgewicht führen. Deshalb ist es ungünstig, die Hämoglobinwerte künstlich zu erhöhen, wenn nicht erwiesen ist, daß Sie wirklich anämisch sind.[95]

Es ist im Interesse der Pharmaindustrie, die Vitamine und Mineralstoffpräparate herzustellen, die einen möglichst hohen Absatz erzielen und Ärzte davon zu überzeugen, daß ihre Patientinnen diese Präparate brauchen. Doch ist es durch nichts gerechtfertigt, daß Frauen sie routinemäßig verschrieben bekommen. Der Vitamin- und Mineralstoffbedarf wird am besten durch eine ausgewogene Ernährung gedeckt, die viel frisches Obst und Gemüse, Vollkornprodukte und Eiweiß in Form von Milch und Milchprodukten sowie Hülsenfrüchten und für Nichtvegetarier in Form kleiner Mengen Fleisch und Fisch enthält.

Wenn der Hämoglobinwert bei einer Frau niedrig ist, wird befürchtet, daß sie bei hohem Blutverlust während der Geburt sehr geschwächt wird und eine Bluttransfusion braucht. Wenn gegen Ende der Schwangerschaft das Hämoglobin sehr niedrig ist, wird ihr deshalb vielleicht von einer Hausgeburt abgeraten. Es ist sicherlich vernünftig, etwa in der 36. Woche einen Bluttest zur Festpellung des Hämoglobinwerts zu machen, damit genügend Zeit für eine die Einnahme von Präparaten und deren Wirkung bleibt, falls das nötig ist. Wenn eine Frau zu Geburtsbeginn immer noch anämisch ist, kann bei der Geburt der Plazenta eine Syntometrinspritze gegeben werden. Dadurch wird der Blutverlust verringert und es kommt nicht zu übermäßig starken Blutungen. Wenn die Hebamme bei einer Hausgeburt weiß, daß Sie dazu bereit sind, ist das für sie eine zusätzliche Sicherheit.

Gymnastik und sportliche Betätigung

Regelmäßige körperliche Übungen, die Ihnen Spaß machen, tragen dazu bei, ein positives Gefühl zu Ihrem schwangeren Körper zu entwickeln; sie erhöhen Ihren Muskeltonus und regen den Kreislauf an.

♦ Schwimmen in der Schwangerschaft ist gut. Das Wasser trägt Sie.

Sich bereit machen

- Auch Spaziergänge in frischer Luft sind vorteilhaft.
- Es gibt Aerobic-Kurse, die speziell auf Schwangere abgestimmt sind.
- Bauchtanz ist besonders empfehlenswert, und zwar die langsame, geschmeidige Version ohne schnelle Drehbewegungen. Alle Bewegungen, die das Becken lockern, können die Drehung des kindlichen Kopfes und das Tiefertreten ins Becken unterstützen.
- Yoga-Kurse helfen Ihnen, in Form zu bleiben und sich zu entspannen.

Das beste an sportlicher Betätigung ist das Gefühl angenehmer Entspannung danach. Nehmen Sie sich Zeit, diesen Zustand zu genießen.

Übungen, die Sie meiden sollten

- Wettkampfsport, bei dem Sie Anzeichen Ihres Körpers für Müdigkeit und Schmerzen übergehen könnten, weil Sie Ihr Gegenüber besiegen möchten, ist in der Schwangerschaft nicht empfehlenswert.
- Wenn Sie die Mutterbänder gegen Ende der Schwangerschaft zu sehr dehnen, so daß Sie sich wie eine Puppe mit ausgekugelten Gelenken fühlen, Rückenschmerzen bekommen und oft stolpern, dann können extreme Beckenbewegungen, bei denen Sie ein Hohlkreuz machen, Ihren Zustand noch verschlimmern. Machen Sie nur Übungen, bei denen Sie die Gesäßmuskeln und Bauchmuskeln anspannen, entspannen und wieder anspannen.
- Denken Sie daran, daß Sie jede Bewegung, die anstrengend oder schmerzhaft ist, sofort aus ihrem Übungsprogramm streichen sollten, und machen Sie stattdessen angenehme, fließende rhythmische Bewegungen.

Ruhe und Entspannung

Am meisten werden Sie Ihre Schwangerschaft genießen, wenn Sie sich Zeit nehmen können, um es sich gutgehen zu lassen und sich auszuruhen. Das bedeutet, daß Sie sich Dinge gönnen, die Sie wirklich gerne tun – Musikhören, Lesen, Träumen oder Faulenzen –, ohne den Druck, ein Ziel erreichen, eine Erwartung erfüllen oder jemand anderem gefallen zu müssen.

Das ist schwer zu verwirklichen, wenn Sie schon Kinder haben und ohne Hilfe zurechtkommen müssen, schwierig, wenn Ihr Partner Hausarbeit für unter seiner Würde hält und er angeblich nicht dafür geeignet ist, schwierig auch, wenn Sie im Berufsleben Ihre ganze Energie einsetzen müssen. Ihr eigenes Verantwortungsgefühl und die Schuldgefühle, die Sie haben, wenn Sie meinen, die Erwartungen anderer zu enttäuschen, halten Sie vielleicht davon ab, sich dieses kleine, private Refugium an Zeit und Raum zu schaffen. Doch wenn Ihnen das möglich ist, »ruhen« Sie mehr in sich selbst und können sich besser entspannen und die Schwangerschaft genießen.

Wenn Sie Ihr Kind zu Hause oder in einem Geburtshaus zur Welt bringen, gehört Entspannung zur Grundlage Ihrer Vorbereitung. Sie bietet auch einen Schutz gegen Belastungen in der Schwangerschaft und ist für die Zeit danach von unschätzbarem Wert. Sie werden Entspannung brauchen, damit die Milch fließt, und auch, um sich auf die neue Situation einzustellen, diesen Sprung in eine neue Lebensphase zu tun, die das Elternwerden bedeutet.

Eine entspannende Umgebung

Am besten ist ein ruhiger Ort, an dem Sie ungestört sind. Das kann in Ihrem Bett, im Badezimmer, im Garten, auf der Couch vor dem Kamin, am Strand oder auf einer Wiese sein. Jeder bequeme Platz ist geeignet, an dem Sie nicht durch das Telefon gestört werden oder durch jemanden, der etwas von Ihnen will, auch wenn es nur zehn Minuten sind.

Bereiten Sie sich zunächst ein Nest mit Kissen oder zwischen zusammengerollten Decken. Wenn Sie in der Badewanne sitzen, lehnen Sie sich gegen ein zusammengerolltes Handtuch oder eine Nackenstütze; wenn Sie in einem Sessel, am Boden oder im Bett sitzen, dann lehnen Sie sich entweder gut mit Kissen abgestützt zurück, oder legen Sie sich auf die Seite.

Legen Sie sich gegen Ende der Schwangerschaft nicht mehr flach auf den Rücken. Ihre schwer gewordene Gebärmutter würde auf die *vena cava*, die Hohlvene im unteren Teil Ihres Körpers drücken. Dadurch wird der Blutrückstrom zum Herzen behindert, so daß Ihnen übel und schwindelig werden und zudem der Blutfluß zur Plazenta und damit die Sauerstoffzufuhr zum Baby behindert sein könnte. Machen Sie es sich also entweder gut abgepolstert im Sitzen oder in der Seitenlage bequem, und stützen Sie Kopf und Nacken mit Kissen ab. In der Seitenlage tut ein Kissen unter dem oberen Knie gut; im Sitzen brauchen sie wahrscheinlich eines im Kreuz. Die ersten paar Male ist es am besten, wenn Sie sich das folgende langsam in angenehmer Tonlage von jemandem vorlesen lassen:

Beugen Sie Arme und Knie, und machen Sie sich breit. Nehmen Sie soviel Platz wie möglich ein. Lassen Sie mit einem langen Ausatmen Spannung abfließen. Lassen Sie die Einatmung von selbst kommen. Saugen Sie die Luft dabei nicht ein. Lassen Sie die Luft von selbst in die Lunge einströmen. Es entsteht eine kleine Pause wie bei einem Wellenberg. Danach atmen Sie wieder aus und entspannen sich dabei, den ganzen Rücken abwärts bis in die Zehen hinein.

Nehmen Sie, während Sie dem Geräusch Ihrer Atmung lauschen, Ihren gesamten Körper wahr: Ihre Haut im Kontakt mit der Luft und den Stoff Ihrer Kleidung, die starken Muskeln darunter, die gewölbte Gebärmutter mit dem Baby, das sich darin bewegt, und das Blut, das durch Ihren Körper pulsiert.

Bleibt die Anspannung in manchen Körperteilen bestehen? Vielleicht möchten Sie eine bequemere Haltung einnehmen. Beugen Sie den Kopf leicht nach vorne, und machen Sie

Sich bereit machen

die Schultern rund. Wenn Ihre Position nicht völlig angenehm ist, dann dehnen Sie sich, und machen Sie es sich von neuem bequem, oder rollen Sie sich wie ein Igel zusammen, und entfalten Sie sich dann langsam, bis Sie sich wohlfühlen.

Lauschen Sie auf Ihre langsamen Atemzüge, und entspannen Sie sich bei jedem Ausatmen ein bißchen mehr. Genießen Sie Ihre Atmung, als würden Sie den Wellen am Strand zuhören. Konzentrieren Sie sich auf die Ausatmung, dann werden Sie bemerken, daß die Einatmung ganz von selbst kommt.

Damit Sie wirklich etwas von dieser Entspannung haben, ist tägliches Üben erforderlich. Ruhen Sie sich nach Möglichkeit nach dem Mittagessen oder abends aus. Doch selbst, wenn Ihnen nur morgens nach dem Aufwachen oder abends vor dem Einschlafen Zeit bleibt, oder wenn Sie wach werden, weil Sie zur Toilette müssen, und dann nicht gleich wieder einschlafen können, werden Sie durch zehn Minuten Entspannung die nötige Ruhe finden.

Soll ich Atemübungen machen?

Sie werden während der Geburt Ihren Atemrhythmus finden, ebenso wie Sie im Moment wissen, welche Atmung für Sie stimmt.

Wir reagieren mit unserer Atmung auf unsere Gefühle. Wenn wir ängstlich sind, atmen wir unregelmäßig. Wir halten den Atem an, wenn wir uns erschrecken. Schmerzen lassen uns nach Luft schnappen. Unter Streß atmen manche Menschen heftig und schnell und hyperventilieren. Hyperventilation macht sich durch Kribbeln in den Fingern, ein taubes Gefühl um den Mund herum und Schwindel und Übelkeit bemerkbar.

Eine Geburt ist außerordentlich anstrengend, auch wenn sie eine schöne Erfahrung ist. Deshalb ist es verständlich, daß viele Frauen zu heftig atmen und hyperventilieren, wenn die Wehen heftig sind und schnell aufeinander folgen.

Sich vorbereiten

Machen Sie sich während der Schwangerschaft mit Ihren eigenen Atemgewohnheiten vertraut, und achten Sie darauf, wie Sie mit Ihrer Atmung auf Emotionen reagieren. Wenn Ihnen das schwerfällt, bitten Sie Ihren Partner um Unterstützung. Gibt es Situationen, in denen Sie aus dem Takt kommen, den Atem anhalten oder zu heftig atmen?

Eine angespannte Atmung hat meistens mit den Schultern zu tun. Lassen Sie die Schultern fallen, dann können Sie lockerer atmen. Immer wenn Sie bemerken, daß Sie angespannt sind, dann atmen Sie aus, lassen Sie die Schultern sinken, und entspannen Sie sich. Ihre Atmung verändert sich dann sofort: Sie wird rhythmisch und gleichmäßig.

Wenn Sie sich in Ruhe entspannen, dann achten Sie dabei einmal auf Ihre Atmung. Atmen Sie langsam und gleichmäßig, so als ob Sie in Ihr Becken hineinatmen und das Baby mit jedem Atemzug, den Sie tun, berühren würden. Bei dieser entspannten Atmung wird Ihr Kind oft aktiv.

Atmen in den Wehen

Während der Geburt helfen diese langen Atemzüge zu Beginn und am Ende jeder Wehe. Anfangs können Sie wahrscheinlich während einer ganzen Wehe so atmen. Viele Frauen haben jedoch das Bedürfnis, schneller zu atmen, wenn die Wehen intensiver werden und dichter aufeinander folgen. Wenn es Ihnen so geht, dann lassen Sie Ihre Atmung schneller und leichter werden. Schnelles, tiefes Atmen führt zu Hyperventilation. Schnelles, leichtes Atmen auf dem Wehenhöhepunkt kann helfen, sich den Wehenspitzen anzupassen.

Bei den heftigsten Wehen ist es unmöglich, die Bauchdecke zu bewegen oder außer dieser Kraft irgendwelche anderen Empfindungen in Ihrem Becken wahrzunehmen. Das Zusammenziehen der längs verlaufenden Muskelstränge bewirkt ein Anheben der Bauchdecke, weil sich durch die Wehen der Gebärmutterfundus nach vorne neigt. Es kommt also zu einer großen Ausdehnung, so daß Druck auf das Zwerchfell ausgeübt wird. Vom Zwerchfell abwärts haben Sie das Gefühl einer einzigen großen Kontraktion. Lassen Sie Ihre Atmung wie Tanzbewegungen mitschwingen, und atmen Sie durch die leicht geöffneten Lippen, wobei Ihre Zungenspitze an den Zähnen des Unterkiefers ruht. Trinken Sie in den Wehenpausen Wasser in kleinen Schlucken, oder lutschen Sie Eisbröckchen, damit Ihr Mund nicht austrocknet. Vermeiden Sie es, nach Luft zu schnappen. Ihre Atmung sollte so leicht wie ein Flüstern sein. Wenn die Wehe dann ihren Höhepunkt erreicht hat und langsam schwächer wird, können Sie wieder zur langsamen, tiefen Atmung übergehen. Vergessen Sie das nicht, denn Sie und Ihr Baby können den zusätzlichen Sauerstoff am Ende jeder Wehe gut gebrauchen. Außerdem hilft Ihnen die langsame Atmung, sich in den Wellentälern zwischen den großen Wehen völlig zu entspannen, um dann für die nächste Wehe erfrischt und gestärkt zu sein.

Atmen lernen

In Vorbereitungskursen wird Atmung häufig als festgelegte, mechanische Übungsfolge vermittelt. Wenn eine Frau ihr Kind in einer fremden Umgebung in der Klinik zur Welt bringt, wo sie nicht weiß, was mit ihr geschehen wird oder was ihr erlaubt ist und was nicht, können solche vorgegebenen Techniken als Ablenkung vom Schmerz und vor allem von einer bedrohlichen Umgebung hilfreich sein. Durch die Atemübungen ist sie beschäftigt und konzentriert sich auf etwas, womit sie sich selbst helfen kann. Ich habe

Sich bereit machen

Frauen gesehen, die ihren Blick auf einen Riß in der Decke fixiert und verzweifelt geatmet haben, als hingen Sie an einem Sicherungsseil über einem Abgrund. Sie hatten sich geistig völlig aus ihrer Umgebung zurückgezogen, hörten gar nicht mehr, was um sie herum gesprochen wurde und konnten Hilfe, die ihnen angeboten wurde, gar nicht mehr annehmen. Wenn Atmung auf diese Weise eingesetzt wird, wirkt sie als Barriere zur Umgebung.

Sie brauchen keine eingeübten, festgelegten Atemmuster, wenn Sie Ihr Kind zu Hause oder in einem Geburtshaus zur Welt bringen, wo Sie Ihre Betreuer schon gut kennen und keine Eingriffe zu befürchten haben.

Das Baby »ausatmen«

Sobald Ihr Muttermund weit genug geöffnet ist und Ihr Körper bereit ist, das Baby nach unten zu schieben, verändert sich Ihre Atmung grundlegend. Sie halten dann unwillkürlich die Luft an; meistens beginnt das mit einem Gefühl, als hätten Sie einen Frosch im Hals. Das ist ein Zeichen, daß das Baby jetzt auf die Welt drängt. Atmen Sie gleichmäßig weiter, wenn das noch geht. Versuchen Sie nicht, absichtlich die Luft anzuhalten, denn dadurch forcieren Sie das Tempo des hinausdrängenden Babys und bewirken unnötigen Druck auf den Beckenboden und das Dammgewebe.

Verspüren Sie dann den unwiderstehlichen Drang zum Mitschieben, lassen Sie den Unterkiefer locker, lassen Sie es zu, daß Sie sich öffnen und ganz weit werden, und atmen Sie wieder gleichmäßig, sobald der Preßdrang vorbei ist.

Der Kopf Ihres Babys schiebt sich immer weiter vor, bis Sie spüren, wie er gegen Ihren Damm drückt. Sie können die Hand ausstrecken und ihr Kind berühren. Von diesem Moment an kommt es darauf an, daß Sie Ihr Baby ausatmen, also nur mitschieben, wenn Sie gar nicht anders können. Ihre Gebärmutter macht die Arbeit für Sie. Wenn Sie in langen Seufzern durch den leicht geöffneten, ganz entspannten Mund atmen, hilft Ihnen das, Ihr Dammgewebe zu entspannen und es sich auffächern zu lassen, während der Kopf des Babys hindurchgleitet.

Der Kopf wird geboren und dreht sich. Sie schauen nach unten und sehen zum ersten Mal Ihr Baby im Profil. Dann gleiten die Schultern heraus, und oft folgt mit einer schnellen Bewegung wie bei einem Fisch, der aus dem Wasser springt, der ganze Körper nach, so daß Sie ihr feuchtes, warmes, zappelndes, wunderschönes Kind in ganzer Größe zu Gesicht bekommen.

Sich auf Ihr Baby einstimmen

Wenn eine Frau nicht möchte, daß Experten für sie die Geburt übernehmen, die ihre Entbindung leiten und Entscheidungen treffen, ohne sie zu fragen, kommt es darauf an, daß sie Zugang zu ihren eigenen Gefühlen, zu ihrem Körper und dem Geburtsvorgang hat und in Kontakt mit ihrem Kind ist.

Das kleine Menschenwesen wird von den gleichen Wellen der Energie, die durch ihren Körper fließt, ans Ufer des Lebens getragen, und es macht diese Erfahrung gemeinsam mit ihr.

Die Beziehung zu Ihrem Kind beginnt lange vor der Geburt Ihres Babys. Es kommt zu den ersten zaghaften Anfängen, sobald Sie ahnen, daß Sie wahrscheinlich schwanger sind. Die Beziehung wird intensiver, wenn Sie den Bewegungen Ihres Kindes »lauschen« und sich ein Wechselgespräch zwischen der Welt draußen und der Welt in Ihrem Inneren entwickelt. Wenn Sie mit Ihrem Kind in der Gebärmutter in Kontakt sind, stellt die Geburt nur eine Entwicklungsstufe einer Beziehung dar, die schon Wirklichkeit ist.

Das Baby wird nicht plötzlich durch die Geburt aktiv. Schon lange vor diesem Ereignis ist Ihr Kind ein komplexes menschliches Wesen mit koordinierten Körperfunktionen, das schon lern- und kommunikationsfähig ist.

»Dieses Kind scheint unsere gute Laune zu spüren. Wenn wir laut reden und lachen, beginnt es, rhythmisch mit den Beinchen zu strampeln. Wenn ich oder mein Mann die Hand auf meinen Bauch legen, macht es eine Bewegung dorthin, so, als wollte es alles genau erforschen. Dann macht es eine Pause, wohl um sich zu orientieren, und stößt es sich erneut ab.«

Die Macht der Berührung

Ein Baby reagiert schon sehr früh auf Berührung, wenn auch anfangs nur reflexhaft. In der 12. Schwangerschaftswoche strampelt es bereits, doch Sie bemerken das in dieser Zeit noch nicht, weil es noch zu winzig ist. Die ersten Bewegungen sind meistens zwischen der 17. und 20. Schwangerschaftswoche zu spüren. Das fühlt sich wie platzende Seifenblasen oder schnell umherschwimmende Elritzen an. Doch schon lange vorher kann das Baby komplizierte Bewegungen mit den Füßen ausführen, sie drehen, die Zehen einziehen und strecken und »Wassertreten«.

In der 16. Woche streckt das Kind seine winzigen Hände aus, spürt das es umschließende Wasser und erkundet den Raum innerhalb der elastischen Gebärmutterwände. Im Ultraschall läßt sich erkennen, daß Babys oft schon am Daumen nuckeln, die Lust am Saugen ohne Nahrungsaufnahme ist also bereits deutlich ausgeprägt. Dadurch entwickelt sich die Koordination von Saugen und Schlucken für das spätere Trinken. Durch alle Bewegungen, die das Kind macht, wird der Muskeltonus gestärkt, ebenso wie regelmäßige Übungen bei Erwachsenen zur Muskelbildung und -stärkung beitragen.

Wie liegt mein Baby?

In den letzten Schwangerschaftswochen können Sie sicherlich die Lage Ihres Babys feststellen, indem Sie Beine und Körper ertasten. Wenn die Hebamme oder die Ärztin Ihre Gebärmutter abtastet, beginnt sie am Kopf des Kindes, doch für Sie ist es einfacher, bei seinen Füßen anzufangen, deren Umrisse so deutlich zu spüren sind, daß Sie fast meinen, die Schuhgröße des Babys

Sich bereit machen

bestimmen zu können. Beginnen Sie also dort, wo Sie einen kräftigen kleinen Fuß spüren können, tasten Sie mit Ihren Fingern die Beine entlang bis zum Po, und gleiten Sie dann die lange Rundung des Rückens hinauf.

Bei einer Geburt außerhalb der Klinik hilft es Ihnen, wenn Sie wissen, ob Ihr Kind mit dem Kopf nach unten liegt, ob sich der Kopf ins Becken eingestellt hat und ob es mit dem Rücken nach vorne zeigt und sein Kopf gebeugt ist. Ist dem so, können Sie einer komplikationslosen Geburt entgegensehen.

Wenn sich das Baby mit dem Kopf nach unten in der Schädellage befindet, spüren Sie sein Strampeln im oberen Bereich der Gebärmutter. Ist der Kopf des Kindes oben, spüren Sie die harte Rundung des Kopfes unter Ihren Rippen, doch kann es sich auch um ein sehr großes Baby handeln, das mit dem Kopf nach unten liegt und seinen Po nach oben streckt.

Sobald sich der Kopf ins Becken gesenkt hat, kann sich Ihr Zwerchfell leichter nach unten ausdehnen, wenn Sie tief atmen. Wenn Ihre Blase gefüllt ist, dann kann der Kopf des Kindes so sehr dagegen drücken, daß Sie wie in den ersten Schwangerschaftswochen häufig auf die Toilette müssen. Das ist eines der Anzeichen dafür, daß der Kopf sich tief ins Becken gesenkt hat. Ein weiteres Zeichen ist ein Vibrieren und Beben in der Scheide. Dann benutzt das Baby Ihren Beckenboden als Trampolin, was kurze Vibrationen wie bei einem elektrischen Schlag auslöst. Das zeigt, daß das Kind eine sehr günstige Lage eingenommen hat.

Liegt das Baby zu einem Ball zusammengerollt mit dem Rücken nach vorne (in der vorderen Hinterhauptslage), dann wölbt sich Ihr Nabel vor, und Sie können eine feste, melonenförmige Rundung am Vorderbauch wahrnehmen. Das ist der Rücken des Babys. Auch spüren Sie seine Füße an einer Seite unter Ihren Rippen. Sie spüren sein Strampeln auf der dem Rücken des Kindes gegenüberliegenden Seite.

Befindet sich das Baby noch nicht in der vorderen Hinterhauptslage, dann spüren Sie sein Strampeln an der gesamten Vorderseite, und um Ihren Nabel herum können Sie eine tellerförmige Vertiefung feststellen. Das ist ein Zeichen dafür, daß Ihr Kind sich in der hinteren Hinterhauptslage befindet: Sein Rücken zeigt zu Ihrer Wirbelsäule. Es sind starke Wehen nötig, damit sich das Baby in die günstigste Geburtsposition dreht. Freuen Sie sich darüber, wenn diese Wehen kommen, und stellen Sie sich auf eine lange Eröffnungsphase ein, in der Ihre Gebärmutter ihr Werk vollbringt. Es kann sein, daß Ihre Wehen mit heftigen Rückenschmerzen verbunden sind, weil Ihr Kind mit seinem Hinterkopf gegen Ihr Kreuzbein drückt. Besprechen Sie mit Ihrer Hebamme und Ihrer Geburtsbegleitung, wie Sie am besten damit umgehen.

Steißlage

Wenn Ihr Baby in den letzten Schwangerschaftswochen noch immer nicht mit dem Kopf nach unten liegt, können Sie versuchen, durch Beckenkippen seinen Po aus Ihrem Becken hinauszubefördern, so daß es sich kopfüber in die Schädellage dreht. Dabei muß Ihr Kopf tiefer als Ihr Becken liegen. Stützen Sie Ihr Becken entweder mit mehreren festen Kissen oder einem Sitzsack ab, der Kopf ruht dabei am Boden, oder Sie liegen mit dem Becken auf einem nicht zu hohen Sofa und stützen sich an dessen Seite am Boden ab. Beugen Sie sich dabei besser vornüber, als sich in die Rückenlage zu begeben, denn für das Baby ist es wahrscheinlich einfacher, sich an Ihrer Bauchdecke anstatt an Ihrem Rücken entlang zu bewegen. Schaffen Sie Ihrem Kind möglichst viel Bewegungsfreiheit, indem Sie die Knie weit spreizen und keinen Druck auf Ihren Bauch ausüben. Versuchen Sie dann, Ihr Becken zu bewegen, um das Baby bei der Drehung zu unterstützen. Kreisende und wiegende Bewegungen sind günstig. Wirksamer ist das wahrscheinlich zu einem Zeitpunkt, zu dem Sie wissen, daß Ihr Kind wach ist und sich viel bewegt. Versuchen Sie, sich zu entspannen, wenn Sie sich einigermaßen bequem eingerichtet haben, und atmen Sie in langen Atemzügen langsam tief ins Becken, wobei Sie bei jeder Ausatmung die Bauchmuskeln lockern.

Manche Babys drehen sich, doch kurz darauf nehmen sie wieder die vorherige Lage ein. Andere bleiben in der Steißlage. Wenn sich Ihr Kind gegen Ende der Schwangerschaft jedoch immer noch in der Steißlage befindet, dann sollte diese Haltung Ihnen einen Versuch wert sein, und zwar am besten 15 Minuten lang zwei- oder dreimal am Tag.

»›Geburtsplan?‹, meinte die Ärztin. ›Was wollen Sie denn damit?‹ Ich erklärte es ihr. ›Was wollen Sie denn nicht, meine Liebe?‹, fragte sie. Ich sagte ihr, daß ich möglichst keinen Dammschnitt möchte. Sie war mit ihren eigenen Berechnungen beschäftigt. Plötzlich teilte sie mir mit, daß ich sofort in die Klinik eingewiesen werden müsse, weil das Baby zwei Wochen lang nicht gewachsen sei. Die Geburt würde wahrscheinlich noch am selben Nachmittag eingeleitet werden. Das war es dann wohl mit meinem Geburtsplan.«

Wie stelle ich einen Geburtsplan auf?

Wenn Sie Ihre Vorstellungen über die Geburt mit den Personen besprechen, die Sie dabei betreuen, hilft Ihnen das, sich darüber klarzuwerden, was für Sie am wichtigsten ist, und Ihre Hebamme oder Ihre Ärztin erfährt mehr über Ihre Bedürfnisse.

In der Klinik kommt es häufig vor, daß das Personal Geburtspläne als Bedrohung erlebt, wenn ängstliche Frauen, die befürchten, daß ihre Zustimmung zu den Eingriffen, die während der Geburt an ihnen vorgenommen werden, nicht eingeholt werden könnte, unter dieser Bedingung ihren Geburtsplan zusammengestellt haben. Ich habe gehört, wie ein Gynäkologe einen solchen Geburtsplan als »Waffe« bezeichnet hat, die zur Manipulation des Fachpersonals eingesetzt wird; ein Psychotherapeut beschrieb ihn als »Übergangsobjekt« wie die Kuscheldecke.

Ein Geburtsplan, den eine Frau aufgestellt hat
Ich möchte
- so lange umhergehen, wie es mir angenehm ist,
- während der Wehen aufrecht stehen oder hocken,
- in der Preßphase selbst herausfinden, welche für mich die leichteste und am besten geeignete Position ist,
- zu meiner Beruhigung mit einer meiner besten Freundinnen zusammensein, die selbst zwei Kinder hat,
- daß die ganze Geburt von derselben Hebamme betreut wird: von einer Hebamme, die mich während der Vorsorge betreut hat, der ich vertraue und zu der ich eine persönliche Beziehung habe,
- keine Medikamente erhalten.

Wenn Sie Ihr Kind nicht in der Klinik bekommen, ist der Geburtsplan ein wichtiges Verständigungsmittel zwischen Ihnen und Ihren Betreuerinnen; er ist Bestandteil der Beziehung, die zwischen Ihnen entsteht. So sollte es auch in der Klinik sein, doch ist das oft nicht der Fall. Selbst wenn Sie dazu ermuntert werden, einen Geburtsplan anzufertigen, besteht in der Klinik ein weiteres Problem darin, daß die Person, mit der Sie alles besprochen haben, wahrscheinlich nicht die ganze Geburt über bei Ihnen sein wird, so daß ein schriftlicher Geburtsplan wie eine Aufzählung von Forderungen erscheint, die Sie einer Fremden in die Hand drücken.

Ein verärgerter Klinikverwalter meinte: »Das gibt es in keinem anderen Bereich der Medizin und in keinem anderen Fachgebiet, daß die Klienten den Experten weitreichende Restriktionen auferlegen und ihnen vorschreiben, wie sie ihre Arbeit zu verrichten haben.«

»›Stellen Sie einen Geburtsplan auf?‹, fragte mich die Hebamme und meinte: ›Ich halte viel davon. Wir müssen über die Möglichkeiten sprechen, wie Sie mit den Schmerzen umgehen wollen, damit ich Ihnen helfen kann. Ich glaube, daß wir ähnliche Vorstellungen haben, doch ein Vertrauensverhältnis zwischen uns bedeutet nicht, daß konkretes Wissen darüber, was Sie wollen, überflüssig ist.‹«

Doch die Gespräche mit Ihren Betreuungspersonen und die Entscheidungen, zu denen Sie gelangen, gehören zu dem wichtigen Prozeß, sich gegenseitig kennenzulernen, damit sich bis zum Zeitpunkt der Geburt ein Verständnis entwickelt, das tiefer geht als Worte.

Besprechen Sie mit Ihrer Hebamme bzw. dem Hebammenteam, von dem Sie betreut werden, wie Sie sich Ihre Betreuung wünschen, wer bei der Geburt dabei sein soll, welche Rolle Ihr Mann dabei voraussichtlich einnehmen wird, wie Sie sich den Umgang mit dem Neugeborenen vorstellen und welche deutlichen Hoffnungen Sie mit dieser Geburt verbinden. Überlegen Sie sich, welche Eingriffe Sie möglichst vermeiden möchten und welche alternativen

Möglichkeiten zum Umgang mit Schwierigkeiten Sie akzeptieren. Sprechen Sie über Haltungen und Bewegungen, nach denen Ihnen der Sinn steht, und wie Sie dabei körperlich unterstützt werden können, ob Sie in einem Wasserbecken gebären möchten und wie Sie zum Dammschnitt, zum Abklemmen und Durchtrennen der Nabelschnur und zur Vorgehensweise in der Nachgeburtsphase eingestellt sind. Schreiben Sie dann auf, zu welchen Ergebnissen Sie bei den wichtigsten Themen gekommen sind – möglichst auf ein einziges Blatt Papier. Fragen Sie Ihre Hebamme, was Sie davon hält. Fertigen Sie eine Kopie für Ihre Unterlagen an. Wenn dann die Person, von der Sie erwartet haben, daß sie Sie betreut, nicht dabei sein kann, ist ein solcher Geburtsplan von unschätzbarem Wert und gibt klare Auskunft über Ihre Wünsche.

Wie kann ich den Geburtsraum mitgestalten?

Sie und Ihr Partner haben sicherlich den Wunsch, sich den Platz für die Geburt selbst zu gestalten. Es geht um »Nestbau«. Andere Säugetiere und Vögel kleiden das Nest mit weichem Heu oder Moos aus, und in den meisten Kulturen statten die Mutter und ihre Helferinnen ein besonderes Zimmer dafür aus. Es ist Teil der Kultur der Menschheit, den Geburtsort so angenehm wie möglich zu machen. Das tritt heutzutage oft in den Hintergrund, weil davon ausgegangen wird, daß die Gestaltung dieses Platzes sich nach den Bedürfnissen des Personals, das die Geburt leitet, und nicht nach jenen der Mutter richten sollte, und daß es sich lediglich um Zugeständnisse handelt, wenn eine Frau diesem Platz ihren persönlichen Anstrich verleihen darf.

Wie Sie Ihren Platz vorbereiten

Dinge, die Sie für eine Geburt außerhalb der Klinik möglicherweise bereitlegen möchten:
♦ Sitzsäcke oder große Sitzkissen
♦ Fotoapparat, Videokamera
♦ genügend Filme, auch hochlichtempfindliche, wenn Sie kein Blitzlicht benutzen wollen
♦ Binden, möglichst groß
♦ Pyjamaoberteile aus Baumwolle, kurze Nachthemden oder weite T-Shirts
♦ Waschlappen
♦ Badezeug, damit Ihre Geburtsbegleitung mit Ihnen unter die Dusche oder in das Wasserbecken gehen kann, wenn Sie das möchten
♦ Socken gegen kalte Füße
♦ Still-BHs

Sich bereit machen

- zwei kleine Naturschwämme (einer liegt im kalten Wasser, am anderen können Sie saugen)
- eine kleine Pumpensprühflasche, in die Sie eiskaltes Wasser füllen, um Ihr Gesicht damit zu benetzen
- zerkleinerte Eiswürfel zum Lutschen
- CDs und CD-Spieler
- Kerzen und Streichhölzer
- Eau de Cologne
- Kamm und Bürste und Haargummis oder Spangen, damit Ihnen die Haare nicht ins Gesicht fallen
- ätherische Öle
- Bücher und Zeitschriften
- ein Imbiß für Ihre Geburtsbegleitung und die Hebamme
- Honig, traubenzuckerhaltige Getränke oder Kräutertee
- Trinkhalme mit Knick
- mit Tuch umwickeltes Nudelholz oder Massageroller zur Rückenmassage
- ein Bild, eine Fotografie oder eine Plastik, um Ihre Augen darauf ruhen zu lassen
- Sekt oder andere Getränke und Speisen zum Feiern nach der Geburt

Wenn Sie nicht Zuhause gebären

- Reservekanister mit Sprit, falls der Tank leer ist
- Münzen, Telefonkarte oder Handy
- Telefonliste
- Babykleidung und Kleidung für die Mutter

Für die Hausgeburt

(Einiges davon bringt vielleicht die Hebamme mit.)

- zwei Eimer, einen, um sich daraufzusetzen, und einen zum Putzen
- neue Nagelbürste
- Müllbeutel
- Bettunterlagen, um darauf zu sitzen (nützlich, wenn die Fruchtblase platzt oder wenn beim Abgehen des Schleimpfropfs viel Ausfluß entsteht und auch für nachher, damit die Matratze geschützt ist)
- frisches Bettzeug
- Schüssel für die Plazenta
- transportable Lampe
- große Frotteetücher (eines für Sie, eines für das Baby, eines für die Hebamme)
- Folie für die Matratze
- Folie für den Teppich
- zusätzliche Heizmöglichkeit bei Kälte, Ventilator bei Hitze

Sich bereit machen

♦ Tiefkühlerbsen für kalte Kompressen (wickeln Sie die Packung in ein Tuch ein, ehe Sie sie sich auflegen)
♦ kleine Wärmflasche für heiße Kompressen
♦ ein Wasserbecken, oder wenn Sie die Badewanne benutzen und ganz mit Wasser bedeckt sein möchten, Knetmasse, um den Überlauf zu verschließen.

Welche Instrumente wird die Hebamme mitbringen?

Wochenbettpackung; Blutdruckmeßgerät; Hörrohr oder Dopton; Uriniteststreifen; Lokalanästhetikum und Spritzen; Scheren; Nähmaterial, falls der Damm verletzt wird; Absauggerät, um gegebenenfalls die Atemwege des Babys freizumachen; Ausrüstung zur Wiederbelebung, falls das Baby Unterstützung bei der Atmung braucht; Infusionsgerät für den Fall starker Blutungen; Syntometrin und Spritzen, falls die Gebärmutter bei der Loslösung der Plazenta zu Kontraktionen angeregt werden muß.

Wenn Sie in ein Geburtshaus gehen, nehmen Sie Gegenstände mit, um das Zimmer persönlich zu gestalten: ein Bild, ein Foto, vielleicht eine Pflanze oder ein Mobile. Bringen Sie hingegen Ihr Kind zu Hause zur Welt, dann suchen Sie sich vielleicht ein kleines, eher dunkles Zimmer aus, wo Sie abgeschieden sind. Das muß nicht das Schlafzimmer sein, auch wenn ein großes Doppelbett wunderbar ist, in dem die ganze Familie gleich nach der Geburt Platz hat. Falls Sie einen Garten haben, möchten Sie vielleicht auch manchmal draußen sein und sich an einem Baum abstützen, wenn eine Wehe kommt.

»Wenn man müde ist und alles wehtut, möchte man als allererstes in die Badewanne. Deshalb habe ich mir ein Wasserbecken für die Geburt ausgeliehen.«

Sicherlich möchten Sie sich auch die Vorteile des Wassers zunutze machen – in der Badewanne, unter der Dusche oder einem speziellen Wasserbecken für die Geburt (auf Seite 192 finden Sie eine Adresse, wo Sie sich erkundigen können). Wollen Sie, daß Ihr Partner auch mit ins Wasser steigt? Vielleicht ändern Sie Ihre Meinung, wenn die Geburt begonnen hat, doch zumindest können Sie Vorkehrungen für verschiedene Möglichkeiten treffen und verschiedene Haltungen und Bewegungen im Wasser ausprobieren.

Für Geborgenheit und die richtige Atmosphäre sorgen

Wenn Sie keine Wassergeburt planen, dann stellen Sie einen Schemel oder einen Sitzsack bereit, oder legen Sie auf den Rand eines stabilen Eimers ein zusammengerolltes Frotteetuch, um sich in der Hocke darauf abzustützen. Die vornübergebeugte Haltung mit gebeugten Knien läßt sich auf der Treppe oder mit einem Fuß auf einem kleinen Schemel oder auch mit ein paar Lexikonbänden am leichtesten einnehmen. Am besten ist ein Schemel geeignet, wie es sie für Kinder gibt, damit Sie ans Waschbecken oder auf das

Sich bereit machen

Toilettenbecken kommen. Das Treppengeländer oder der Handtuchhalter im Bad haben vielleicht genau die richtige Höhe, um sich in der Hocke daran festzuhalten. In ländlichen Gegenden Afrikas halten sich die Frauen im Knien oder in der Hocke oft am Hauspfosten fest, der das Dach abstützt. Bei der Geburt meines ersten Kindes hockte ich mich spontan hin und hielt mich an den schweren voluminösen Beinen eines viktorianischen Tisches fest. Es war ein ziemlich scheußliches Möbelstück, doch sehr stabil und solide und genau das Richtige für diesen Zweck.

Denken Sie zusammen mit Ihrem Partner über die beste Beleuchtung nach. Lampen mit Dimmer sind sehr angenehm. Hätten Sie gerne Kerzenlicht? Wenn Ihre Geburtshelferin eine gute Beleuchtung für den Dammbereich braucht, um genau zu sehen, was vor sich geht, überlegen Sie, wie sich das bewerkstelligen ließe. An einem schönen Tag wünschen Sie sich vielleicht ein sonnendurchstrahltes Zimmer, oder Ihnen ist es lieber, wenn durch die Vorhänge oder die Jalousie sanftes Licht hereinfällt.

Denken Sie auch darüber nach, wie Sie das Zimmer gut heizen und lüften können. Während der Wehen möchten Sie es wahrscheinlich angenehm warm haben. Im Winter wollen Sie es sich vielleicht gerne auf einem Kaminvorleger oder einer Couch vor dem offenen Feuer bequem machen, im Sommer in einem Zimmer, das in den Garten führt. In der Austreibungsphase kann Ihnen sehr heiß werden, und dann ist es Ihnen wahrscheinlich am liebsten, wenn die Fenster weit offen sind oder ein Ventilator vorhanden ist. Das Baby kommt aus einer Treibhausatmosphäre in Ihrem Körper und möchte nach der Geburt von Wärme umfangen sein, deshalb ist ein zusätzliches Heizgerät ratsam, wenn die Geburt unmittelbar bevorsteht.

Überlegen Sie gemeinsam, welche Gegenstände Sie gerne während der Wehen um sich herum hätten. Sie sollen Ihnen Geborgenheit vermitteln und Sie dabei unterstützen, die Vorgänge in Ihrem Körper in positive Bilder und Vorstellungen umzusetzen. Wenn Sie gerne Musik im Hintergrund hören würden, können Sie das gemeinsam vorbereiten. Das Anhören dieser Musik bei Ihren Übungen hilft Ihnen beim Loslassen, denn Sie verbinden sie dann mit völliger geistiger und körperlicher Entspannung. Bei den Klängen, die Sie wählen, muß es sich nicht unbedingt um Musik handeln. Sie können auch die Vogelstimmen in der Morgendämmerung aufnehmen oder die Meeresbrandung. Eines meiner Kinder wurde beim Gesang einer Amsel geboren, die vor meinem Schlafzimmerfenster im Apfelbaum zwitscherte. Das war ein äußerst beruhigendes, fröhlich stimmendes Geräusch, und ich hatte das Gefühl, daß die Natur mich dabei unterstützte, damit das für uns alle eine schöne Geburt würde.

Aromatherapie und Düfte Falls Sie Düfte lieben, gibt es eine Vielzahl von Aromatherapie-Ölen. Eine Untersuchung über Aromatherapie bei mehr als 8000 Geburten ergab, daß Muskatellersalbei und Kamille schmerzlindernd wirken, Lavendel und Weihrauch bei Beunruhigung und Angst helfen und Pfefferminz gegen Übelkeit und Erbrechen. Allerdings riecht Muskatellersalbei wie nasser Hund! Das ertragen Sie nur, wenn Sie Schnupfen haben oder Hunde sehr mögen! Rosenöl ist sehr angenehm, doch teuer, deshalb konnte es auch nicht in die Untersuchung am Radcliffe-Krankenhaus in Oxford aufgenommen werden. Die Hebamme Ethel Burns hat Aromatherapie dort 1990 eingeführt. Sie wollte so die Anwendung von Opiaten bei der Schmerzbehandlung verringern, denn Dolantin, das am häufigsten angewendet wird, hat nur eine schwache Wirkung auf den Schmerz, doch sowohl für die Mutter wie auch fürs Baby Nebenwirkungen. In dieser Klinik ist die Anwendung von Dolantin am geringsten im Vergleich mit allen großen Entbindungskliniken in Großbritannien. Durch Aromatherapie verändert sich die gesamte Atmosphäre im Geburtszimmer. Nicht nur die Gebärende kann sich besser entspannen. Auch ihre Geburtshelfer werden oft ruhiger und es geht ihnen besser. Oder Sie stellen Duftkerzen, Lavendel oder einen Blumenstrauß ins Zimmer. Bei der Geburt meines vierten Kindes war das Zimmer voller Hyazinthen, und noch immer erinnert mich der schwere Duft von Hyazinthen an diese Geburt.

Geburtsbilder

Ein wichtiger Bereich Ihrer Geburtsvorbereitung hat nichts mit Übungen oder Informationen zu tun: Es geht einfach nur um das Tagträumen.

Wenn Sie sich entspannen und sich auf positive vorgestellte Bilder von der Geburt konzentrieren, erschließen Sie sich Möglichkeiten für eine umfassendere und tiefere Erfahrung. Es sollte sich dabei immer um realistische Bilder handeln, die auf dem Wissen beruhen, daß eine Geburt anstrengend ist und die Kräfte der Gebärmutter ehrfurchterregend sind, daß es gewöhnlich wehtut, wenn sich der Muttermund ganz und gar weitet und daß ein unglaubliches Druckgefühl in Ihrer Scheide entsteht, wenn der Kopf des Babys hindurchgleitet. Sie können sich auf diese Empfindungen in positiver Weise einstellen, indem Sie sie akzeptieren und bejahen.

Die Kraft der Worte
Die Worte, die Sie dabei verwenden, sind wichtige Elemente dieser vorwegnehmenden Phantasien. Sprache ist niemals neutral. Sie stellt eine Sicht der Welt dar. Viele der Ausdrücke, die wir im Zusammenhang mit Schwangerschaft und Geburt verwenden, sind nicht nur von Männern geprägt, sondern zudem medizinisch. Eine Frau ist eine »späte Erstgebärende« oder eine »Risikoschwangere«. Ihr Becken ist noch nicht »geburtserprobt«. Die Namen von Ärzten sind mit Vorgängen im Körper der Frau verbunden, als hätten diese Mediziner sie selbst erfunden. Die Wehen gegen Ende der

Sich bereit machen

Wenn Sie Ihr Neugeborenes in die Arme schließen, dann merken Sie, daß Ihnen die festen Rundungen des Kopfes, der spitze Po und die stämmigen Beinchen schon vertraut sind.

Schwangerschaft werden als »Braxton-Hicks-Kontraktionen« bezeichnet. Die Eröffnung des Muttermundes erfolgt nach der »Friedman Kurve«. Die Verwendung der medizinischen Sprache erlegt Ihnen selbst eine medizinische Sicht der Geburt auf. Manchmal sind die medizinischen Fachausdrücke die einzigen Begriffe, die es gibt. Aus diesem Grund müssen wir sie in Frauensprache übersetzen und Worte finden, die für uns unmittelbare Bedeutung im Zusammenhang mit unseren eigenen Gefühlen und den Ausdrucksmöglichkeiten unseres Körpers haben.

Körperbilder

Ihr Becken zum Beispiel ist nicht nur ein anatomisches Gebilde, ein Stück Architektur, durch das der Fötus hindurchgeschoben wird. Wenn Sie sich mit Ihrem darin zusammengekuschelten Baby im Becken wiegen, ist Ihr Becken eine Wiege. Wenn Sie singen, summen oder Laute von sich geben, ist es ein Resonanzkörper. Manchmal kommt es Ihnen vielleicht wie eine geheimnisvolle Höhle vor oder wie eine Schatztruhe, in der die Kraft der Gebärmutter gut aufgehoben ist. Im Becken der Frau ereignen sich Ebbe und Flut des Menstruationszyklus, und wenn es soweit ist, ereignet sich dort das Mysterium der Geburt. Sie können sich Ihre eigenen Bilder entwerfen. Sie brauchen nicht auf Vorgefundenes zurückzugreifen. Die vorwegnehmenden Phantasien aufgrund sensorischer Erfahrungen brauchen nicht unbedingt visueller Natur zu sein. Es kann sich auch um Begriffe aus der Musik handeln mit Vorstellungen über Kadenzen, Harmonie, Rhythmus und das Eingestimmtsein auf Ihren Körper.

Diese Bilder können auch taktile Vorstellungen sein. Spüren Sie die Bewegungen des Babys in sich, ist das eine intensive und oft sehr überraschende Berührung. Wenn sich Ihre Gebärmutter zusammenzieht und das Kind tiefertritt, um auf die Welt zu gelangen. spüren Sie einen intensiven Druck, Ihre Fruchtblase platzt dann vielleicht mit einem sanften Fließen. Sie nehmen wahr, wie der feste Kopf des Babys kompakt und rund wie eine Grapefruit nach unten gleitet, und spüren die prickelnde, pochende Hitze, sobald der Kopf durchtritt. Wenn der Kopf zum Vorschein kommt und Sie die Hand ausstrecken, um ihn zu spüren, berühren Ihre Finger das weiche, nasse Haar, und Sie sind verwundert über das kleine Wesen, das so lange ein Teil von Ihnen war und jetzt aus Ihrem Körper heraus doch als ein von Ihnen verschiedenes Wesen zur Welt kommt.

Auch Bewegungsvorstellungen können auftauchen. Ihre Atmung ist wie ein Tanz, Sie schwingen sich auf die Wehen ein, schwimmen mit der Wehe mit, wenn diese ihren Höhepunkt erreicht, oder tauchen darunter hindurch wie durch eine hohe Meereswelle. Sie werden getragen, reiten auf der Welle, gleiten das Wellental hinab und springen ins Leere. Niemals werde ich eine Frau in Israel vergessen, die beim Intensiverwerden jeder Wehe ausrief: »Tore Jerusalems, öffnet euch für mich!« Für sie kam durch diese intensive Vorstellung, am deutlichsten das Gefühl zum Ausdruck, wie sich ihr Körper bei der Geburt weit öffnete.

Vorstellungen, die für Sie wahrscheinlich am hilfreichsten sind, enthalten Verben der Aktivität, wie sich öffnen, loslassen, weit aufmachen, sich entfalten und auffächern.

Wenn eine Wehe auf die andere folgt, bekommen Vorstellungen, die Assoziationen mit Kraft, Energie, Stärke und vielleicht Sturm und sogar Wirbelwind auslösen, einen Sinn, außerdem Phantasien über Wellen und Wasser, Verben wie strömen, zusammenfließen, fluten, ansteigen, sprudeln. Auf der ganzen Welt verwenden Frauen in den verschiedenen Kulturen bildliche Vorstellungen von reifen Früchten und vom Kopf des Babys als harte Knospe mitten in den Blütenblättern einer aufblühenden Blume.

Wenn Sie etwas über Geburt lesen und immer dann, wenn Sie Zeit haben, um sich zu entspannen und sich Ihren Phantasievorstellungen hinzugeben, lassen Sie Ihre eigenen Bilder und Träume entstehen, die allen Empfindungen bei der Geburt eine positive Bedeutung verleihen. Das ermöglicht Ihnen, ein Abenteuer ganz und gar zu genießen, das zu den aufregendsten, intensivsten und befriedigendsten Erfahrungen in Ihrem Leben gehört.

Ist eine Wassergeburt sicher?

F: Wo sollen wir das Wasserbecken aufstellen?

A: Ein Zimmer im Erdgeschoß, das eine Tür zum Garten hat und an einen abgedunkelten, gemütlichen Raum angrenzt, ist dazu am besten geeignet. Bei warmem Wetter können Sie die Eröffnungsphase zum Teil an der frischen Luft verbringen, sich in das Zimmer zurückziehen oder sich im Wasserbecken treiben lassen. Es kommt darauf an, daß Sie sich innerhalb dieser verschiedenen Bereiche frei bewegen und nicht auf eine Wassergeburt fixiert sind.

F: Sind die Deckenbalken tragfähig genug?

A: Wenn Sie das Wasserbecken im ersten Stock aufstellen wollen und der Zimmerboden aus Holz ist, vergewissern Sie sich beim Verleiher oder einer Baufirma, ob der Boden das Gewicht des mit Wasser gefüllten Beckens trägt. Es wiegt ca. eine Tonne.

F: Reichen die Schläuche bis zum Wasseranschluß und zum Abfluß?

A: Das Becken hat einen Schlauch für den Abfluß und einen für den Zufluß. Es dauert eine gute Stunde, bis das Becken gefüllt ist. Sie können jederzeit Wasser ablassen und frisches Wasser hinzulaufen lassen. Damit sich die Schläuche nicht durch die ganze Wohnung schlängeln, empfiehlt es sich, das Becken möglichst nahe bei der Wasserleitung oder dem Bad aufzustellen. Überlegen Sie sich, wo das abfließende Wasser hingeleitet werden soll. Wenn das Becken eine elektrische Pumpe hat, kann es sehr viel schneller entleert werden.

F: Wie wird das Wasser erwärmt?

A: Günstig ist es, wenn heißes Leitungswasser zur Verfügung steht. Vielleicht können Sie den Thermostat höherstellen, aber Vorsicht, wenn Kinder im Haus sind!. Manche Becken sind mit Heizung ausgestattet. Sie können zwar eine angenehme Wassertemperatur aufrechterhalten, sind aber nicht leistungsstark genug, um kaltes Wasser genügend aufzuheizen. Vielleicht behagt Ihnen ein Heizgerät im Becken gar nicht, während Sie sich darin aufhalten. Das Becken sollte eine Kunststoffummantelung haben, die auch ohne Heizung die Wassertemperatur hält, so daß das Wasser acht bis zehn Stunden warm bleibt.

F: Welche Temperatur sollte das Wasser haben?

A: Körpertemperatur ist angenehm. Sehr heißes Wasser ist nicht gut für das Baby, das eine höhere Temperatur als Sie hat, solange es im Mutterleib ist. Die Raumtemperatur sollte warm genug sein, damit das Baby nach der Geburt nicht zu schnell abkühlt und Sie es im Arm halten können, solange Sie noch im Wasserbecken sind. In der Austreibungsphase wird Ihnen wahrscheinlich sehr heiß, und dann ist kühleres Wasser angenehm. Das mobilisiert in Ihnen Energie, damit Sie das Baby hinausschieben können, es unterstützt den Preßdrang.

F: Wann sollten wir das Wasserbecken aufstellen?

A: Stellen Sie das Becken etwa zehn Tage vor dem errechneten Termin auf, und nutzen Sie es zur Entspannung und um sich positiv auf die Geburt einzustimmen. Wasser tut gut bei Rückenschmerzen, die gegen Ende der Schwangerschaft auftreten können, und ist angenehm, wenn Sie schmerzhafte Vorwehen haben oder sich der Geburtsbeginn hinzieht.

F Wie halten wir das Wasser
A sauber?

Leeren Sie das Becken alle 24 Stunden aus, und lassen Sie frisches Wasser einlaufen. Das Wasser läßt sich mit einem Plastiksieb problemlos sauberhalten.

F Kann das Baby nach der Geburt
A unter Wasser bleiben?

Nein. Heben Sie bei der Geburt zumindest den Kopf des Babys vorsichtig aus dem Wasser. Ziehen Sie nicht an ihm! Andernfalls könnte eine zu kurze Nabelschnur abreißen. Dabei handelt es sich zwar nicht um einen Notfall, und eine erfahrene Hebamme weiß dann, was zu tun ist; nach Möglichkeit sollte die Nabelschnur aber intakt bleiben.

Wasser lindert den Schmerz und ermöglicht Ihnen mehr Bewegungsfreiheit, so daß Sie Haltungen einnehmen können, in denen Ihr Becken den meisten Raum bietet, zum Beispiel mit weit geöffneten Knien in die Hocke gehen.

Wassergeburt

Vielleicht überlegen Sie, irgendeine Form von Wasser bei der Geburt einzusetzen: die Badewanne, Dusche, ein Jacuzzi oder eine spezielle Gebärwanne (siehe S. 192). Wenn ja, soll Ihr Partner mit Ihnen zusammen im Wasser sein oder lieber nicht? Wenn Sie sich in den Wehen befinden, ändern Sie möglicherweise Ihre Meinung. Beziehen Sie alle Möglichkeiten in Ihre Planung mit ein und experimentieren Sie mit verschiedenen Stellungen und Bewegungen im Wasser.

Eine von Kinderärzten durchgeführte Untersuchung von über 4000 Wassergeburten in Großbritannien in den Jahren 1994 bis 1996 ergab im Vergleich zu üblichen Geburten von Frauen ohne erhöhtes Risiko, daß Wassergeburten keinerlei Gefährdung bedeuten. Für das Baby ist es ebenso sicher, im Wasser geboren zu werden wie an der Luft.[96]

Ihr Geburtspartner

Die Geburt gemeinsam mit einem Menschen zu erleben, der Ihnen nahesteht, gibt Ihnen Kraft und Zuversicht. Wenn Sie Ihr Kind zu Hause zur Welt bringen, wird das wahrscheinlich Ihr Partner sein, weil die Geburt als natürliches Ereignis im Verlauf Ihrer Beziehung ein wesentlicher Bestandteil Ihres gemeinsamen Lebens ist. Wenn Sie zur Geburt in ein Geburtshaus gehen, wünschen Sie sich vielleicht, daß Ihr Partner dabei ist, oder aber Sie wünschen sich jemand anderen an Ihrer Seite, eine vertraute Freundin oder eine Verwandte.

Geburtsängste von Männern

In der Vergangenheit haben sich Männer sowohl körperlich als auch emotional von der Geburt ferngehalten. Etwas anderes galt als »unmännlich«. Die Männer gingen im Korridor auf und ab, während ihre Frau das Kind zur Welt brachte. Sie hockten im Wartezimmer für Väter und rauchten eine Zigarette nach der anderen. Sie gingen ins Gasthaus und betranken sich, um ihre Angst zu betäuben. Oder sie versuchten, sich auf ihre Arbeit zu konzentrieren, als sei nichts Besonderes los. Sie leugneten die Intensität ihrer eigenen Ängste. Es war so, als wäre das Drehbuch für sie schon geschrieben worden und als müßten sie nur noch die ihnen zugeteilten Rollen übernehmen. Den Männern entging dabei ebenso ein Erlebnis wie den Frauen. Das Tabu der Zärtlichkeit, für das dieses Verhalten exemplarisch war, bedeutete, daß von ihnen erwartet wurde, stark zu sein und alles auf ihre Schultern zu nehmen, Geld zu verdienen, um Frau und Kinder zu ernähren und den Privatbereich zu schützen, doch war es ihnen nicht erlaubt, die Komplexität menschlicher Emotionen oder die Feinheiten von Beziehungen wahrzunehmen. Taten sie das dennoch, mußten sie sich verstellen und so tun, als wären sie stark und unerschütterlich.

> »Chris betrachtete mit voller Aufmerksamkeit unser Baby, sein Gesicht strahlte Glück und Verwunderung aus. Er sah aus wie ein kleines Kind, das erstmals etwas Schöneres sieht als jemals in seinem Leben zuvor.«

In der westlichen Welt ist innerhalb von drei Jahrzehnten die Beteiligung von Vätern an der Geburt, was in den Jahren um 1960 noch etwas ganz Neues war, als normal akzeptiert worden. Es kann sein, daß die Vorstellung des Vaters bei der Geburt die Ursprünge der »neuen Männer« enthielt, der Vorstellung von der männlichen Persönlichkeit als nicht aufdringlich, kämpfend oder uneinfühlsam, sondern als fürsorglich und zärtlich. Doch trotz der vielen Väter, die heute bei der Geburt ihres Kindes dabei sind, ist dieser neue Mann häufig angekündigt, jedoch bisher selten gesichtet worden – eine neue, sehr bedrohte Gattung in einer rauhen, harten Welt. Doch jedesmal, wenn eine Frau ein Kind zur Welt bringt und ein Mann die Gelegenheit hat, diese Erfahrung mit ihr zu teilen und mehr Verständnis zu entwickeln, besteht zumindest die Möglichkeit, daß nicht nur ein Baby das Licht der Welt erblickt, sondern auch ein Mann mit erweitertem Bewußtsein und größerem Einfühlungsvermögen.

»Wir hatten den deutlichen Wunsch, daß unser Kind als erstes von seinem Vater in Empfang genommen werden und den ersten Atemzug innerhalb der Intimität der Familie tun sollte.«

Auf der anderen Seite macht sich leicht ein übermäßiger Optimismus hinsichtlich der Veränderungen breit, die sich ergeben, wenn Väter mit zur Geburt in die Klinik gehen. Ein engagierter, bemühter Vater kann bei der Verständigung mit dem Personal behilflich sein und seine Partnerin emotional sehr unterstützen. Doch die Klinikorganisation bewirkt leicht, daß selbst der entschlossenste Mann sich dem Kliniksystem anpaßt und der Frau dann nicht die Unterstützung gewähren kann, die sie braucht.

Als die ersten Väter in den Jahren um 1960 bei der Geburt dabei waren, hatten sie mit Widerstand seitens vieler Ärzte und Hebammen zu kämpfen, die ihr Territorium dadurch bedroht sahen. Doch innerhalb weniger Jahre waren Väter immer mehr willkommen, weil das Personal bemerkte, daß die meisten zu folgsamen, sich wohlverhaltenden Mitgliedern des »Teams« wurden, auf die Verlaß war, wenn es darum ging, Einfluß auf das Verhalten der Frau zu nehmen, sie ruhig zu halten und sie »zur Vernunft zu bringen«, wenn die Geburtshelfer gegen ihren Willen Eingriffe vornehmen wollten.[97]

Immer noch fühlen sich Männer bei einer Klinikgeburt fehl am Platz und tun alles für ein gutes Einvernehmen mit dem Personal; sie sind höflich und entgegenkommend und verhindern, daß die Frau »Unannehmlichkeiten bereitet« oder zuviel Aufmerksamkeit fordert. Sie gehen mit dem festen Vorsatz in die Klinik, die Frau bei der Geburt zu unterstützen, doch die Atmosphäre in der Entbindungsstation und die augenscheinliche Autorität der diensthabenden Ärzte schüchtern sie ein, so daß sie sich unterordnen. Oft steigen heftige Emotionen in den Vätern darüber auf, wie Ihre Partnerin behandelt wird, doch ihre Erziehung hat sie gelehrt, jeden Ausdruck solch störender Gefühle zu unterdrücken und gehorsame Teammitglieder zu sein. In dieser Situation besteht die Tendenz, das Klinikspiel mitzuspielen und mit dem Medizinsystem gemeinsame

»Nicholas war immer schon etwa zehn Sekunden vorher dort, wo ich ihn brauchte, noch bevor ich das selbst überhaupt wußte! Ich fühlte mich von allen sehr gut unterstützt, aber zu nichts gedrängt.«

Sache zu machen – und die Frauen kommen sich einsam und verlassen vor.

Die meisten Geburtshelfer sind Männer, und das ist wahrscheinlich kein Zufall. Sie möchten über Frauen bei deren wichtigster weiblicher Tätigkeit, dem Gebären, Kontrolle ausüben. Deshalb erfinden sie Geräte, um das noch wirkungsvoller tun zu können. Daß Männer Technik mögen, gerne an Geräten basteln und sich sehr viel mehr auf sie verlassen als Frauen, ist allgemein bekannt, doch lediglich eine Platitüde, weil es meist Frauen sind, die die Eigenheiten von Bügeleisen und elektrischen Wasserkochern, Staubsaugern, Wasch- und Spülmaschinen, Mixern sowie Näh- und Schreibmaschinen kennen. Weil es Männer gewohnt sind, Kontrolle über Frauen auszuüben, leiten Gynäkologen die Geburt mit Hilfe elektronischer Geräte, oder sie erwecken zumindest diesen Eindruck. Auf die werdenden Väter wirken die in modernen Kliniken vorhandenen technischen Hilfsmittel meist beruhigend, wogegen ihre Partnerinnen dadurch eher beunruhigt sind. Natürlich gibt es auch Männer, auf die Apparate und Geräte ebenso beängstigend wirken, ebenso wie es Frauen gibt, die erleichtert aufatmen und glauben, daß nichts passieren kann, wenn die Technik zur Verfügung steht. Doch sind diese Menschen wahrscheinlich in der Minderheit.

»Philip hielt mit seinen Augen sanften, freundlichen, aber eindringlichen Blickkontakt. Er ließ es nie zu, daß ich ganz und gar in den Schmerzen unterging. Blickkontakt und gemeinsames Atmen ließen mich die Wehen durchstehen.«

Die Teilnahme der Väter an der Geburt kann der Auslöser für die Freiheit des Mannes zur Fürsorglichkeit sein und ein Zeichen für ein sich veränderndes Verhältnis zwischen Männern und Frauen. Ebenso bedeutet die Freiheit der Frauen, ihr Kind zu Hause zur Welt zu bringen, eine politische Entscheidung: Damit unterstreichen wir unsere Entschlossenheit, uns unsere Geburtserfahrung wieder zu eigen zu machen. – Eine Hausgeburt hat mit Veränderung der Gesellschaft zu tun.

Ein Vater
»Die Geburt wurde dadurch sehr viel leichter, daß wir uns in einer angenehmen, vertrauten und von uns selbst gestalteten Umgebung befanden, begleitet von Hebammen, die unsere Freundinnen waren und nicht zum Personal einer klinischen Einrichtung gehörten. Sie besuchten uns zu Hause und gewährten uns ihre Hilfe in einer schwierigen, jedoch aufregenden und freudigen Zeit.«

Die tiefere Bedeutung der Geburt

Das gemeinsame Erleben der Geburt kann ein Höhepunkt in der Liebesbeziehung eines Paares sein, etwas, das beide nie mehr vergessen. Rahima Baldwin, eine der Leiterinnen des Geburtszentrums »Garden of Life« (Garten des Lebens) in Dearborn, wo die Hälfte der Eltern arabischer Herkunft sind, berichtet bewegend über den »ergreifenden Moment, wenn der Vater das al-adhan oder den Ruf zum Gebet« seinem neugeborenen Kind zuflüstert. Männer, die anfangs große Zweifel hatten, ob sie bei der Geburt dabei sein wollen, meinen nachher: »Darauf möchte ich um nichts in der Welt mehr verzichten.« Für viele ist es so, als würden sie plötzlich die wirkliche Bedeutung dessen, was Leben ist, erkennen, eine Kraft, die überwältigender als sogar sexuelles Verlangen ist.

Wenn Frauen gefragt werden, wie ihnen ihr Partner geholfen hat, sagen sie oft: »Einfach die Tatsache, daß er da war.« Die Anwesenheit im Moment, nicht ablenkend oder abgelenkt, sondern anwesend, bei ihr, das ist das Wesentliche für den Partner bei der Geburt. Das hat nichts damit zu tun, daß der Mann quasi der »Trainer« der Frau ist und ihr Anweisungen gibt, wie die Rolle des Mannes in Amerika in Geburtsvorbereitungskursen häufig dargestellt wird. Es geht hierbei nicht um komplizierte Techniken, sondern um vollkommene, konzentrierte Aufmerksamkeit.

Man kann bei einer Geburt körperlich anwesend sein und trotzdem überhaupt nicht bei der Sache. Ich erinnere mich daran, wie ich ein Paar zu einer Klinikgeburt begleitete. Der Mann, der Arzt war, brachte ein Transistorradio mit in den Kreißsaal, und als seine Frau das Baby zur Welt brachte, schaltete er die Nachrichten im Radio ein und hörte aufmerksam zu, bis ich ihm zu verstehen gab, daß dies nicht der passende Zeitpunkt und Ort sei, und ihn bat, seine Frau im Rücken abzustützen.

Vielleicht waren Kreißsäle und Frauen in der Austreibungsphase ein so gewohnter Anblick für ihn, daß er keine Notwendigkeit für eine gefühlsmäßige Beteiligung sah. Vielleicht wollte er auch seine Frau strafen, oder er schützte sich selbst gegen die Flut von Emotionen und hatte Angst, vielleicht zuviel zu empfinden.

Zusammen vorbereiten

Ihr Partner sollte sich gemeinsam mit Ihnen auf die Geburt vorbereiten und nicht erst gerufen werden, wenn die Geburt begonnen hat. Es sollte sich bei Ihrer Geburtsbegleitung um eine Person handeln, die Ihre Bedürfnisse versteht und genau weiß, wann sie Hilfe leisten und wann sie sich zurückhalten soll.

Männer sind auf das Erlebnis der Geburt oft schlecht vorbereitet. Aus einer Untersuchung in einer kanadischen Klinik darüber, was Väter wirklich taten, die vorgehabt hatten, als Geburtsbegleitung ihrer Frau zu fungieren, ergab sich, daß sie sehr viel Zeit damit verbrachten, ihre Gefühle zu verbergen und sich Sorgen darüber zu machen, überhaupt nicht helfen zu können.[98]

Die meisten hatten zwar an einer Geburtsvorbereitung teilgenommen, doch konnten sie nicht so helfen, wie sie sich das vorgestellt hatten, und ihre Gefühle waren ganz anders als sie vorher gedacht hatten. Durch die Klinikumgebung fühlt sich der Partner oft darin behindert, seine Frau voll und ganz zu unterstützen und ist enormem Streß ausgesetzt. Er hat das

Gefühl, nur von Experten umgeben zu sein, fürchtet, das Falsche zu tun, und wenn die Frau im Laufe der Geburt den Mut verliert, wird er immer ängstlicher. Außerhalb der Klinik läßt sich eine Umgebung schaffen, in der der Partner auch er selbst sein kann. Er hat nicht das Gefühl, anderen etwas vorspielen zu müssen.

Gefühle

Alle, die bei der Geburt anwesend sind, kommen mit ihren Emotionen, ihren eigenen Erwartungen, sie bringen ihre Ängste und Hoffnungen und ihre Liebe mit. Wenn ein Baby zur Welt kommt, dann finden nicht nur die leidenschaftlichen Gefühle der Mutter bei der Geburt ihren Ausdruck, sondern oft auch die intensiv erlebten Emotionen aller anderen, die dabei sind. Deshalb ist eine emotionale Vorbereitung wesentlich. Geburtsvorbereitung besteht nicht nur darin, alles über den Geburtsvorgang zu lernen und wie der Partner helfen kann. Es sollte dabei auch ein Prozeß erhöhter Selbstwahrnehmung in Gang kommen.

Ganz gleich, ob Ihr Partner oder eine andere Vertrauensperson bei der Geburt dabei sein wird, es ist wichtig, mit Ihrer Geburtsbegleitung vorher eingehend über Ihre Gefühle zu sprechen.

- Was ist für Sie das wichtigste bei der Geburt?
- Welche Wünsche haben Sie an Ihren Partner?
- Wie geht es Ihrem Partner damit?
- Welche Hilfe brauchen Sie von Ihrem Partner?
- Welche Gefühle hat Ihr Partner dazu?

Gefühle im Zusammenhang mit Geburt sind oft sehr komplex und intensiv. Sie beide können diese Gefühle besser ergründen, wenn Sie folgende Aussage vervollständigen: »Wenn ich an die Geburt denke, dann habe ich das Gefühl...« Hören Sie einander ohne Wertung zu, und wenn manche der geäußerten Emotionen Ihnen bedrohlich vorkommen, dann versuchen Sie nicht, etwas daran zu ändern oder zu versichern, daß gar keine Veranlassung dazu bestehe. Akzeptieren Sie das Gesagte einfach.

»In der Übergangsphase meinte ich: ›So etwas mache ich bestimmt nicht nochmal.‹ Doch er machte mir Mut und sagte: ›Der Muttermund muß jetzt fast offen sein. Es dauert nicht mehr lange. Nimm es immer nur mit einer Wehe nach der anderen auf.‹ Als ich das versuchte, kam ich plötzlich mit den Schmerzen klar.«

Können Sie sich noch erinnern, wie Sie als Kind das erste Mal mit dem Thema Geburt in Berührung gekommen sind? In Gesprächen mit Paaren fällt mir auf, daß die frühesten Erinnerungen oft negativ sind. Erwachsene erinnern sich noch an Verwirrung und Schmerz, als ihre Mutter in die Klinik gebracht wurde, sie allein zurückblieben und dann mit einem Baby konfrontiert waren, das ihren Platz einnahm. Sie erinnern sich auch an gesenkte, mitleidige Stimmen, wenn über »Frauengeschichten« gesprochen wurde oder die »schweren Stunden«, wenn Frauen entsetzt die Stiche aufzählten, die eine Mutter bei der Dammnaht über sich ergehen lassen mußte. All diese Erlebnisse wirken sich auf unserer Einstellung zur Geburt aus, wenn wir erwachsen sind – und wenn sie auch nur den Entschluß in uns reifen lassen, alles anders zu machen.

Viele Männer sind sich unsicher, ob sie es aushalten können, wenn die Frau, die sie lieben, Schmerzen ertragen muß, oder ob sie den körperlichen Vorgängen bei der Geburt gewachsen sind. Wenn Sie sich zusammen einen Geburtsfilm angesehen haben, dann sprechen Sie auch über die Gefühle, die Sie dabei hatten. Einen Film über eine Geburt anzusehen ist etwas ganz anderes als an einer Geburt beteiligt zu sein. Einen Film können Sie einfach nur aufnehmen, Sie können dabei aber nichts tun. Bei einer Geburt werden Sie gebraucht und werden von der Ungewißheit und der Begeisterung mitgerissen.

Wenn Sie darüber sprechen, wie es Ihrem Partner ergangen ist, wenn Sie Schmerzen hatten, krank oder besonders empfindlich waren, kann das ebenfalls zu einem tieferen Verständnis füreinander führen. Was haben Sie währenddessen von Ihrem Partner erwartet? Der Geburtsschmerz hat eine Funktion, bringt Neues hervor und ist positiv. Es geht dabei um Schmerz, der einen Sinn hat. Wenn eine Frau das Gefühl hat, daß ihre Situation aussichtslos ist und sie keinen Einfluß mehr darauf nehmen kann, was mit ihr gemacht wird, dann werden Schmerzen zur *Qual*.

In einer geschützten Intimsphäre kann die Körperlichkeit bei der Geburt sehr ähnlich der körperlichen Vereinigung zwischen Mann und Frau sein. Die sich zusammenziehende Gebärmutter, die schnellere Atmung der Frau, die Schweißperlen auf ihrer Haut, das feuchte Haar und die leuchtenden Augen, der erstaunliche Preßdrang und die Energie, die sie in sich spürt, ihr Stöhnen und Seufzen, wenn sie das Baby hinausschiebt, der sich vorwölbende Damm, der Oberkopf des Babys, der schrumpelig wie eine Walnuß in ihrer Scheide zu sehen ist und dann herausgleitet – all diese Begleiterscheinungen der Geburt sind sexuell, wenn sie nicht im Kontext der Klinikbetreuung zu medizinischen Vorgängen gemacht werden.

Geburtsträume miteinander teilen

In der Schwangerschaft träumen Frauen oft häufiger. Aus ehemals grauen Träumen werden Träume in Technicolor. Auch die Männer träumen vielleicht öfter, und in ihren Träumen können Hoffnungen und Ängste hinsichtlich der Geburt zum Ausdruck kommen. Manchmal ist das Angst, die Partnerin zu verlieren, Angst, daß das Baby nicht gesund sein könnte oder daß sie dem, was von ihnen erwartet wird, nicht entsprechen können. Das soll kein Vorschlag zu einer eingehenden Analyse Ihrer Träume sein, doch können Träume oft auf Probleme hinweisen, über die wir in unserem Leben Klarheit zu gewinnen suchen, und auf Anforderungen, denen wir uns gegenübersehen. Es ist eine Hilfe, das wahrzunehmen und sich zu sagen: »Ja, das beschäftigt mich«, und zu überlegen, ob Sie etwas tun können, um sich des Themas anzunehmen. Auch wenn nichts Konkretes getan werden kann, versetzt Sie oft schon die Tatsache, Ängste anerkannt zu haben, in die Lage, mit ihnen umzugehen.

Ist es eine gute Idee, eine Freundin bei der Geburt dabei zu haben?

Es kommt vor, daß ein Mann zwar bei der Geburt dabei sein möchte, er jedoch das Gefühl hat, nicht die gesamte Verantwortung für die emotionale Unterstützung der Frau übernehmen zu können. In diesem Fall ist es vielleicht eine gute Idee, wenn noch jemand dabei ist, eine Frau, die Geburtserfahrung hat. In Nordamerika wird eine solche Frau als »professionelle Geburtsassistentin« oder »Doula« (ein griechisches Wort, das »die Frau, die dient« bedeutet) bezeichnet und in Frankreich als »monitrice«, »die Frau, die beobachtet und aufmerksam ist«. Wenn sie ein Paar bei der Geburt begleitet, bedeutet das nicht, daß sie alles übernimmt, sondern daß sie die beiden unterstützt. Eine Doula drückte das so aus: »Ich bin da, um einer Frau zu helfen, so wie ihre Mutter oder ihr Vater da waren, als sie Fahrradfahren gelernt hat. Während der Geburt bin ich wie die Eltern, die das Fahrrad hinten festhalten, bis das Kind genug Erfahrung hat und sich sicher fühlt. Wenn es sich dann umdreht, stellt es fest, daß es schon eine ganze Weile ohne Hilfe ganz allein gefahren ist.«[99]

Die richtigen Geburtspartner auswählen

Die Vorstellung, daß eine Frau nur eine Person dabeihaben kann und daß es sich dabei um den Vater des Kindes handeln muß, geht auf die Zeit um 1970 zurück, als Väter zum ersten Mal mit in den Kreißsaal durften und den Frauen gesagt wurde, daß auf keinen Fall noch jemand mitkommen könne, weil es viel zu eng sei. Immer wieder erklärten die leitenden Hebammen und Ärzte den Paaren: »Unsere Klinik ist einfach nicht dafür eingerichtet«, und oft fügten sie noch hinzu: »Bei der Geburt sind die Hebamme und ihre Assistentin, der Arzt und die Medizinstudenten dabei; es ist einfach kein Platz mehr.« Oft hingen an der Eingangstür zur Station Schilder, auf denen stand: »Kein Zutritt, außer für Väter.« Das war für alleinerziehende Frauen und alle, die eine Freundin statt ihres Mannes mit in den Kreißsaal bringen wollten, sehr schwierig.

Ihr Geburtspartner

Heutzutage wird in vielen Ländern die Anwesenheit der Väter nicht mehr in Frage gestellt. Doch dadurch, daß ihre Anwesenheit zu einem Ritual wird und beinahe Pflicht ist, wird den Frauen das Recht vorenthalten, sich für eine andere Person zu entscheiden oder vielleicht für mehrere Personen, die unterschiedliche Fähigkeiten haben. Nur zu Hause können solche Entscheidungen frei getroffen werden; und daß sie getroffen werden, ist wichtig, damit nicht ein zögerlicher oder ängstlicher Vater einfach nur aus dem Grund bei der Geburt dabei ist, weil er dort wohnt und alle davon ausgehen, daß er seine Frau bei der Geburt unterstützt.

Die Aufgabe eines Geburtspartners

Für die Frau, die Sie begleiten, sind Sie der Anker in stürmischer See. Ruhig und zuversichtlich zu bleiben ist die allerwichtigste Eigenschaft, über die Sie als Begleitperson verfügen müssen. Es gibt viele Möglichkeiten der Unterstützung, wenn es anstrengend wird, um sie zu erfrischen und aufzumuntern, wenn sie so erschöpft ist, daß sie am liebsten alles schon hinter sich hätte. Sie lernen das im Geburtsvorbereitungskurs und können das auch miteinander üben und herausfinden, was Sie brauchen. Wenn Sie das zusammen mit anderen Paaren machen, können Sie eine Menge voneinander lernen und über Ihre Ideen miteinander reden.

»Ich erwartete nicht von ihm, daß er irgend etwas tat. Ich wollte auch nicht gesagt bekommen, was ich zu tun habe. Ich wollte mich nur auf ihn verlassen können, wissen, daß er mich nicht alleine lassen würde, und sehen, wie er mich anlächelt, wenn ich aus jeder Wehe wieder auftauche.«

Oft ist es sehr hilfreich, wenn Worte und Sätze aus dem Vorbereitungskurs verwendet werden, und zwar die, die besonders eingängig für Sie waren. Das können ganz einfache Worte sein wie »sich öffnen«, »loslassen«, »wunderbar« oder »gut«, oder immer wieder Ausdrücke wie »laß es geschehen«, »du hast viel Kraft«, »du machst das sehr gut«, »wieder eine vorbei« oder »bald ist es soweit«. Ich habe die Rolle der Geburtsbegleiterin in Ländern übernommen, in denen ich mich aufhielt, um die Geburtserfahrungen von Frauen zu erforschen, deren Sprache ich nicht beherrschte. Notwendig war lediglich, daß ich ein paar Worte wie »langsam«, »atmen«, »sanft«, »sich weit öffnen« und »schön« kannte, um die Frau zu erreichen, und sie reichten für eine verläßliche Unterstützung aus. Ich bemühe mich darum, der Frau beizustehen, nicht über ihr zu stehen, sondern

»Es war so gut, daß ich ihn zum Zwicken und Kneifen hatte, und ich wußte, daß es ihm nichts ausmachen würde, wie sehr ich ihn auch kniff. Bei jedem anderen Menschen hätte ich das Gefühl gehabt, mich dafür entschuldigen zu müssen, doch an ihm konnte ich mich einfach ganz und gar festhalten.«

Ihr Geburtspartner

Der Geburtspartner oder die Partnerin sollte einfühlsam darauf achten, was eine Frau in der jeweiligen Situation wirklich braucht.

bei ihr zu sein. Auch wenn Kultur, beruflicher Werdegang und Sprache uns trennen, begegnen wir uns doch als Schwestern.

Keine Frau möchte während der Geburt von anderen herumkommandiert oder zu etwas überredet werden. Hilfsangebote ohne Einfühlungsvermögen erwecken in ihr den Eindruck, als würden die anderen das Ruder übernehmen, und sie denkt sich dann vielleicht: »Wer bekommt hier eigentlich das Kind, du oder ich?« Also beschränken Sie sich beim Reden auf das Nötigste.

Und ebenso ist bei Ihren Geburtsbegleitern das Wesentliche, was sie einer Frau während der Geburt geben können – ganz gleich welche Techniken sie sich aneignen, wieviel sie auch über Geburt lernen –, daß sie für Sie Liebhaber oder Freundin sind, und nicht die Assistenz der Hebamme oder des Arztes oder »Geburtstrainer«.

Ihr Geburtspartner

Berührung, Massage und Halt geben

Wenn die heftigen Wehen einer Frau keine Ruhepause mehr lassen, dann gibt es ihr Sicherheit, wenn sie festen Halt hat. Ihre Hand, deren sanftes Streicheln sie spürt oder die sie fest massiert, kann schmerzlindernd wirken, auch wenn die Wehen heftig sind, je nachdem, wo und wie sie berührt wird. Jede körperliche Berührung durch einen Menschen, dem sie vertraut, kann ihr helfen, sich in anstrengenden Situationen zu entspannen, sofern diese Berührung mit Bedacht und einfühlsam geschieht. Ein großer Vorteil bei einer Geburt zu Hause oder in vertrauter Umgebung besteht darin, daß Sie sich in Ihrem Körperkontakt zu ihr und in Ihrer Fürsorge möglichst nicht gehemmt fühlen.

»Wenn die Wehen alle zwei bis drei Minuten kommen, dann braucht eine Frau meist einen Anker in der stürmischen See der Wehen; sie möchte aufrecht sein und festgehalten werden.«

Während der Schwangerschaft können Sie gemeinsam Möglichkeiten ausprobieren, wie sie am liebsten gehalten und berührt werden möchte, so daß sie Ihnen durch einen Blick oder eine Geste zeigen kann, wann und wo sie die Beruhigung und Energie durch Ihre liebevolle Hand spüren möchte.

Bereiten Sie zu Beginn Massageöl vor – Pflanzenöl oder Nußöl –, dem Sie als Duft ätherisches Öl zusetzen, das entspannend auf sie wirkt. Dann zieht sie sich aus und macht es sich an einem warmen, bequemen Ort mit vielen Kissen gemütlich.

Ausstreichen

Sie können Kontakt zum Baby herstellen, indem Sie leicht über den Bauch der Mutter streichen. Sie werden feststellen, daß diese Berührung mit ganz entspannten, warmen Händen ausgeführt werden muß. Am besten werden deshalb vorher eine Weile die Hände aus den Handgelenken heraus gelockert, indem man sie ausschüttelt, als wären sie naß. Auch müssen Ihre Schultern beim Massieren locker sein. Wenn sie verspannt sind, dann überträgt sich die Spannung über die Arme in die Hände, was sogar Schmerzen verursachen kann.

Langsame, leichte Streichelbewegungen am Unterbauch können während der Wehen sehr angenehm sein, vor allem, bevor der Muttermund fünf Zentimeter eröffnet ist. Wenn Sie seitlich neben Ihr sitzen, können Sie mit Öl die Ihnen abgewandte Seite ihres Bauches in einem Bogen bis zu der Stelle entlangstreichen, wo ihr Muttermund sich immer mehr öffnet, und dann wieder nach oben auf der Ihnen zugewandten Seite, gefolgt von der gleichen Bewegung mit der anderen eingeölten Hand, die die gleiche sanfte Bewegung in derselben Richtung ausführt. Die sich daraus ergebende leichte Massage mit den Fingerspitzen ist wie ein Streicheln des kindlichen Kopfes.

Die Rolle des Geburtspartners

können ganz einfache Äußerungen sein, zum Beispiel »öffne dich«, »laß los«, »sehr schön« oder »gut«, oder Sie wiederholen Sätze wie »laß es geschehen«, »du schaffst das«, »du machst das wirklich gut«, »wieder eine Wehe vorbei« oder »bald ist es soweit«.

F: Ich habe gehört, daß der Partner seine Frau »anleiten« sollte. Ist das meine Aufgabe?

A: Niemand möchte während der Geburt bevormundet werden. Wenn Hilfe nicht mit Einfühlungsvermögen einhergeht, dann entsteht der Eindruck, daß der Partner die Sache in die Hand nimmt, und die Frau fragt sich dann vielleicht: »Wer bekommt hier eigentlich dieses Kind, du oder ich?« Reden Sie also so wenig wie möglich.

F: Was ist das Wichtigste, damit ich eine Hilfe bin?

A: Sie sind für die Gebärende der Anker in stürmischer See. Ruhige Zuversicht auszustrahlen, ist das Allerwichtigste. Welche Techniken Sie sich auch angeeignet haben mögen, das Wesentliche ist die Tatsache, daß Sie ihr liebevoller Partner oder Freundin sind.

F: Sollte der Geburtspartner zur Geburtsvorbereitung mitgehen?

A: Ja. In den Kursen lernen Sie, sich auf die Wehen »einzustimmen« und mit Ihrer Energie hauszuhalten, Sie können ausprobieren, wie Sie am besten mit den Wehen umgehen. In einer Gruppe zusammen mit anderen Paaren können Sie viel voneinander lernen und sich austauschen.

F: Wie kann ich eine Hilfe sein?

A: Verwenden Sie die Ausdrucksweise aus dem Kurs – und zwar die Worte, von denen Sie sich beide am meisten angesprochen gefühlt haben. Das

Unterstützung und Beistand während der Geburt

Vielleicht möchten Sie es in den Pausen zwischen den Wehen mit einigen der folgenden Sätze oder Fragen versuchen, damit die Gebärende Ihnen die Richtung weisen kann:

♦ Möchtest du angefaßt werden oder lieber nicht?
♦ Möchtest du, daß ich meine Hände bewege, oder soll ich sie lieber ruhig halten?
♦ Führst du meine Hände an die richtige Stelle?
♦ Stärker? Schwächer?
♦ Soll ich bei der nächsten Wehe still sein oder mit dir reden?
♦ Zeig mir, wie ich dich halten soll.
♦ Hilft es dir, wenn ich mit dir zusammen atme?

Sagen Sie diese Sätze nicht alle nacheinander, sondern dann, wenn sie wirklich angebracht sind. Die Gebärende übernimmt die Führung. Sie folgen ihr.

Schultermassage

Anspannung, die zu forcierter Atmung und Hyperventilieren führen kann, geht von den Schultern aus. Durch Schultermassage können Muskeln gelockert werden. Sie sind hinter Ihrer Partnerin, Ihre Finger ruhen auf ihren Schultern, und Sie führen in den Vertiefungen auf beiden Seiten ihrer Wirbelsäule mit den Daumen feste Massagebewegungen aus. Dann versuchen Sie, die Daumen langsam mit kreisenden Bewegungen über ihre Schulterblätter zu bewegen.

Rückenmassage

Langes, langsames Ausstreichen mit den Handflächen an beiden Seiten der Wirbelsäule abwärts kann ihr helfen, sich in den Wehenpausen vollkommen zu entspannen, so daß sie keine Anspannung von einer Wehe in die nächste überträgt. Zunächst ruhen die Hände auf ihren Schultern. Dann bewegt sich eine Hand fest und ohne Hast den Rücken abwärts. Wenn diese Hand beim Gesäß angekommen ist, setzt die andere Hand ein und streicht langsam die andere Seite abwärts, während die erste Hand wieder bei ihrer Schulter anfängt usw. Sie müssen dabei entspannt sein, um diese Bewegung leicht ausführen zu können. Diese Massage ist nur angenehm, wenn sie rhythmisch ausgeführt wird.

Rückenschmerzen, die sie möglicherweise hat, konzentrieren sich meist im Kreuzbereich, dort, wo ihr Becken mit der Wirbelsäule verbunden ist oder seitlich davon. Schmerzen in diesem Bereich können durch eine sehr feste kreisende Massage mit der Handwurzel gelindert werden, wobei die zweite Hand auf der unteren ruht, so daß sich der Druck des Gewichts von ihrem Rücken über seine Schultern in seine Hände überträgt. Wenn Sie das üben, dann probieren Sie die Wirkung des Drucks in verschiedenen Winkeln zu ihrem Körper aus; sie empfindet den Druck unterschiedlich, je nachdem, ob er von unten oder von oben ausgeübt wird. Am wirkungsvollsten ist der Druck wahrscheinlich, wenn Sie sich nahe ihrer Schultern befinden, so daß der Druck nach unten auf die lumbosakralen Bänder wirkt.

> »Meine Hebamme war warmherzig, liebevoll und ruhig. Sie massierte meine Füße und munterte mich immer wieder auf. Ich schaute Nick in die Augen, die mir voller Liebe begegneten. So überstand ich die 36stündige Geburt.«

Fußmassage

Ihre Füße liegen in Ihrem Schoß. Zunächst üben Sie von oben und unten mit den Daumen Druck auf sie aus, dann an den vorderen und hinteren Wadenmuskeln und massieren anschließend die Fußsohlen mit den Daumen. Das kann in den Pausen zwischen heftigen Wehen gemacht werden. Wenn sich die nächste Wehe ankündigt, halten Sie die Hände ruhig und üben nur unter den großen Zehen beider Füße mit dem Daumen zur nächsten Zehe hin festen Druck aus. Mit etwas Geduld finden Sie eine Stelle, an der durch starken Druck ein leichtes Vibrieren ausgelöst wird. Das ist ein schmerzlindernder Akupressurpunkt.

Gegendruck

Vielleicht ist ihr Gegendruck lieber als Massagebewegungen. In ihrem Inneren passiert soviel, daß sie möglicherweise jede Bewegung als Ablenkung empfindet und sich in ihrer Konzentration gestört fühlt. Besonders gut wirkt Gegendruck bei Schmerzen im Kreuzbereich, wenn beide Hände genau auf der entsprechenden Stelle aufliegen und Ihr Gewicht darauf ruht. Wenn das Baby tiefer tritt, dann kann Druck auf dem Gesäß sehr guttun.

Knetmassage

Massage des Gewebes und der darunter liegenden Muskeln kann ihr helfen, Empfindungen zu ertragen, die sie sonst als völlig außergewöhnlich und bedrohlich erleben würde. Wenn der Kopf des Babys Druck auf den Enddarm und den After ausübt, dann kann sich das anfühlen, als müßte sie unbedingt den Darm entleeren. Fächert dann der Kopf das Scheidengewebe auf, fühlt sich das wie ein dicker Ball direkt am After an. Um die Entspannung von Gesäß und Beckenboden zu unterstützen, können Sie mit den Daumen oder mit Daumen und Fingern ihr Gesäß wie Brotteig durchkneten.

Gehalten werden

Gehalten zu werden hilft nicht nur zum Abstützen in aufrechter Haltung, sondern auch dann, wenn sie einfach nur die Gewißheit braucht, daß jemand da ist, der sich ganz und gar auf sie konzentriert, oder wenn sie Halt und Anlehnung sucht.

Probieren Sie folgende Haltepositionen aus: Abstützen der Schulterblätter, Umfassen der Handgelenke, Umfassen der Füße, Halt am Beckenkamm auf beiden Seiten, Umfassen ihres Kopfes mit einer Hand an jeder Seite oder mit einer Hand am Hinterkopf. Sie sollten sich dabei möglichst wenig bewegen und die Kraft spüren, die in ihrem Körper am Werk ist und daran teilhaben.

Mehr über Berührung, Massage und Haltepositionen finden Sie in meinem Buch *Schwangerschaft und Geburt*.[100]

Umhergehen

Wenn eine Frau in den Wehen ist, hilft es ihr, wenn sie mit ihrer Geburtsbegleitung schon Bewegungen und Haltungen ausprobiert hat, die bequem für sie waren. Sie sollte dabei auch daran denken, daß aufrechte Haltungen bewirken, daß ihre Gebärmutter unbehindert kontrahieren und der Kopf des Babys sich drehen und tiefer treten kann. Ein großer Vorteil bei der Hausgeburt besteht darin, daß Sie beide bereits genau wissen, womit Sie es sich bequem machen und wo Sie sich abstützen können – an der Wand, auf dem Fensterbrett, an Möbeln –, und Sie brauchen dann keine speziellen Vorrichtungen wie Haltestangen zum Hocken oder einen Gebärhocker.

Sie können bereits vor der Geburt folgende Bewegungen und Haltungen für die Wehenphase ausprobieren:
♦ Sie geht umher, und während sie sich vorstellt, daß eine Wehe beginnt, beugt sie sich vor, und lehnt sich mit geöffneten Beinen und lockeren Knien gegen Sie. Sie kann das versuchen, während Sie vor Ihnen, hinter Ihnen oder an Ihrer Seite steht. Oder sie versucht es, während Sie sich an eine Wand lehnen oder auf einem Stuhl oder einem Tisch sitzen.
♦ Finden Sie heraus, in welcher dieser Haltungen Sie gut ihren Rücken massieren können. Sie soll dann wieder umhergehen und sich eine Wehe mit Schmerzen im Kreuzbereich vorstellen. Sie massieren sie kräftig im Kreuzbereich, am Übergang vom Becken zur Wirbelsäule. Am besten wird die Massage seitlich der Wirbelsäule (nicht direkt auf der Wirbelsäule) und mit der Handwurzel (anstatt mit den Fingern oder der Handfläche) ausgeführt.
♦ Sie geht wieder umher, und wenn eine vorgestellte Wehe beginnt, beugt sie sich vor und stützt sich an der Wand ab, so daß es bequem für sie ist. In dieser Haltung massieren Sie sie.
♦ Sie setzt sich rittlings auf einen Stuhl, beugt sich über ein Kissen, das auf der Stuhllehne liegt, und macht die Schultern rund; ihre Füße stehen fest am Boden. In dieser Haltung können Sie gut ihren Rücken massieren.
♦ Jetzt setzt sie sich wie üblich auf den Stuhl. Sie knien vor ihr, und sie stützt sich auf Sie.

Es gibt eine Menge weiterer Haltungen und Bewegungen, bei denen sie sich auf ihre Geburtsbegleitung stützen oder von ihr massiert werden kann, manchmal auch beides gleichzeitig. Hier andere Möglichkeiten, die Sie ausprobieren können:
♦ sie kniet mit gespreizten Knien und stützt den Kopf auf einem vor ihr stehenden Stuhl, auf dem ein Kissen liegt, ab,
♦ sie kniet mit aufrechtem Oberkörper,
♦ sie stellt im Knien ein Bein auf, so daß sie halb hockt und halb kniet.
Bei vielen dieser Haltungen weiß sie es sicherlich zu schätzen, wenn Sie sie zusätzlich stützen.

Ihr Geburtspartner

Wenn sie sich in einer Reihe von Haltungen mit Ihrer Unterstützung sicher fühlt, dann können Sie mit Bewegungen experimentieren, die Ihnen einfallen. Bei manchen wünscht sie sich vielleicht, daß Sie stillhalten, bei anderen ist es das beste, wenn Sie sich im Rhythmus mit ihr bewegen.
♦ Sie wiegt sich im Vierfüßlerstand im Becken, wobei Ihre Hände seitlich auf ihrem Becken aufliegen.
♦ Sie geht in die Hocke, beugt sich vor, hält sich an Ihnen fest und wiegt sich dann im Becken.
♦ Sie stützt sich kniend vornübergebeugt auf Sie, wobei Sie sich im Vierfüßlerstand vor ihr befinden und dreht sich im Becken.

Wenn die Austreibungsphase beginnt und sie das Baby hinausschiebt, braucht sie nicht auf das Bett zu steigen, es sei denn, sie wünscht dies oder sie hat ein ideal dafür geeignetes Bett mit Bettpfosten, an denen sie sich in der Hocke festhalten kann, oder ein Bett mit einem festen Bettgestell, an dessen Kopfteil sie sich im Knien abstützen kann. Die Matratze sollte fest sein. Es kann sein, daß es ihr auf einem sauberen Laken am Boden besser behagt. Probieren Sie mit ihr die Haltungen aus, die ihr geeignet erscheinen:
♦ Sie stehen hinter ihr und halten sie an den Ellenbogen, Handgelenken oder den Händen, so wie es am bequemsten für sie ist. Wenn Sie größer sind als sie, sollten Sie den Rücken gerade lassen und leicht in die Knie gehen.
♦ Sie stellt sich vor Sie, und legt Ihnen die Arme um den Hals.
♦ Sie sitzen hinter ihr, und sie hockt sich mit weit geöffneten Beinen zwischen Ihre Oberschenkel. Verwenden Sie dabei Kissen, um sich beide gut und bequem abzustützen.

So sehr Sie sich auch vorbereiten und üben, Flexibilität steht auf jeden Fall an erster Stelle, damit die Gebärende das tun kann, was sich zum Zeitpunkt der Geburt richtig anfühlt, auch wenn das dann etwas ganz anderes ist, als sie ursprünglich vorhatte. Es kommt darauf an, daß Sie erkennen, wann sie ungestört bleiben will, um sich dem Vorgang der Geburt zu überlassen, und ihr Bedürfnis, in Ruhe gelassen zu werden, respektieren.

Die Kräfte, die bei der Geburt wirksam sind, haben Ähnlichkeit mit denen des Wassers, das über Hindernisse das Gebirge hinabfließt. Es ist die Kraft des Meeres und der Gezeiten, die Kraft, die Berge versetzt. Die Gebärende kann nicht dagegen ankämpfen. Keine technischen Hilfsmittel können sie in die Lage versetzen, diese Kraft zu steuern, so wie sie ein Auto lenkt oder einen Computer beherrscht. Ihr Anliegen sollte es sein, ihr nicht etwa Anleitung oder Anweisungen zu geben oder bei diesem Vorgang als ihr Geburtstrainer zu fungieren, sondern ihr vielmehr Kraft und Zuversicht zu geben, während sich ihr Körper öffnet und ihr Baby zur Welt kommt.

Die Geburt gemeinsam erleben

Wenn Sie dafür sorgen, daß Sie ausreichend Unterstützung erhalten, die Erfahrung der Schwangerschaft mit anderen teilen und sich mit den Geburtshelfern und bei den Klinikbesuchen austauschen, sich die Geburtserfahrungen anderer Frauen erzählen lassen und sich mit dem Gesundheitssystem auseinandersetzen, erfahren Sie, welche Rechte Sie haben, und Sie lernen, Strategien zu entwickeln, um sie durchzusetzen. Vielleicht möchten Sie auch bei der Geburt auf die Anwesenheit vertrauter Freundinnen oder Familienmitglieder nicht verzichten.

Das Bedürfnis nach Unterstützung

Bei der Planung einer Hausgeburt oder einer Geburt ohne Klinik ist es eine große Hilfe, wenn Sie dabei Unterstützung haben, zum Beispiel ein Netzwerk von Paaren und Frauen, mit denen Sie Erfahrungen austauschen, Strategien für Ihre Vorgehensweise erarbeiten und sich gemeinsam für Veränderungen einsetzen können. Sicherlich lernen Sie in Ihrem Vorbereitungskurs, in der Hebammensprechstunde oder in Selbsthilfegruppen (s. S. 192ff.) Gleichgesinnte kennen. Wenn Sie Ihr Baby in einem Geburtshaus zur Welt bringen wollen, haben Sie sicherlich Gelegenheit, sich bei einem Besuch dort mit Frauen, die gerade ihr Kind zur Welt gebracht haben, und deren Partnern zu unterhalten. Sie werden feststellen, daß Sie zu einer Gruppe werdender und junger Eltern gehören, die das Geburtshaus unterstützen. So sind auch die Gruppen entstanden, die sich in Großbritannien für die Erhaltung der Entbindungsheime, denen die Schließung droht, einsetzen. In Ländern, in denen die Geburtshilfe sich auf Kliniken zu zentrieren scheint, haben diese Gruppen einen guten Zusammenhalt und setzen sich für ihre Interessen ein. Sie können dort neue Freunde finden und viele andere Menschen kennenlernen, die ebenso denken wie Sie.

Frauen, die sich für eine Hausgeburt einsetzen, befinden sich in den meisten Ländern auf verlorenem Posten, kämpfen einen einsamen Kampf und werden von den Ärzten manchmal so behandelt, als litten sie unter ernsten psychischen Problemen. Es ist vorgekommen, daß ein Gynäkologe in der Klinik einer Frau angedroht hat, sie wegen ihrer »Verantwortungslosigkeit« in die Psychiatrie einzuweisen oder ihr das Neugeborene wegzunehmen. Soviel Feindseligkeit kann eine Frau alleine unmöglich verarbeiten. Jean Donnison über Frauen, die sich für eine Hausgeburt entschieden haben: »Sie brauchen die Engelsgeduld Hiobs, den Mut einer Johanna von Orleans und das politische Geschick Metternichs.«[101]

Unterstützung durch andere Frauen

Von jeher war es so, daß andere Frauen einer Mutter bei der Geburt beigestanden haben. Neben der Hebamme waren Freundinnen, Familienmitglieder und Nachbarinnen anwesend, um sie emotional und praktisch zu unterstützen. Ralph Josselin schrieb 1685 in sein Tagebuch, daß die Geburt so schnell vor sich ging, daß außer der Hebamme und der Krankenschwester (für das Baby) »nur noch zwei oder drei Frauen rechtzeitig da waren, doch Gott hat für alles gesorgt, die junge Frau Harlakenden kam noch schnell herbeigeeilt, und noch einige andere auch.«[102]

In den meisten Ländern der dritten Welt unterstützen auch heute noch andere Frauen eine Mutter bei der Geburt. Bei der Geburt anwesende Anthropologinnen haben dabei oft Schwierigkeiten festzustellen, wer die Hebamme ist, denn diese ist Teil der Gruppe von Helferinnen, die ihre Aufgabe in einem nicht-medizinischen Kontext erfüllen. Geburt ist wie Brotbacken, Waschen oder Käse herstellen – alles Tätigkeiten, bei der mehrere Frauen zusammenarbeiten. Früher war es in fast allen Kulturen so, daß von jeder erwachsenen Frau erwartet wurde zu wissen, was sie bei einer Geburt tun und wie sie anderen Frauen helfen kann. Vielleicht hatte sie ein Rezept für eine kräftigende Brühe während der Wehen, oder sie wußte, welche Kräuter sich zur Wehenanregung eigneten oder sie brachte einen magnetischen Stein oder einen Talisman mit, damit die Geburt gut verlief.

»Wir waren uns ganz sicher, daß unser Kind nicht inmitten lauter Fremder zur Welt kommen, sondern daß es im Kreis der Familie und enger Freunde in vertrauter Umgebung willkommen geheißen werden sollte.«

Im Mittelalter war es in ganz Europa üblich, daß eine Frau bei Wehenbeginn andere Frauen aus der Nachbarschaft zu sich rief, die Speisen für alle mitbrachten, um während der Geburt bei Kräften zu bleiben und nach der Geburt zu feiern. Außerdem gab es starke Getränke in ausreichender Menge. Die Männer wurden aus dem Haus geschickt, während sich die Frauen an die Arbeit machten. Diese Frauen waren bei der Taufe die Patinnen des Kindes und wurden in England als God sibs bezeichnet, was so viel wie »Schwestern in Gott« bedeutet. Den Männern hat dieser Ausschluß durch die Frauen wahrscheinlich nicht gefallen, und aus der englischen

Bezeichnung »God sib« wurde allmählich im männlichen Sprachgebrauch »gos-sip«, was Klatsch und Tratsch bedeutet.

In der Pionierzeit verließen sich die Frauen in Nordamerika auf den gegenseitigen Austausch, der in Kanada als »turn-about«-Hilfe bezeichnet wurde. Das war eine Fortsetzung der europäischen Tradition, doch waren sie sehr viel mehr aufeinander angewiesen, weil sie meistens in vereinzelten kleinen Gemeinschaften lebten. Frauen mußten Krankheiten heilen, Gelenke einrenken, die Sterbenden begleiten und einander bei der Geburt helfen können. Wenn ein Kind unterwegs war, fertigten sie Babywäsche füreinander an und nähten Bettdecken. Wenn die Geburt begann, bereiteten sie das Essen, erledigten die Hausarbeit, übernahmen die übrigen Pflichten der Frau und versorgten sie und ihre Familie noch mehrere Tage nach der Geburt, bis die Mutter wieder bei Kräften war, um die schwere Arbeit zu verrichten, die zum Alltag auf einer Farm der Pionierzeit dazugehörte.[103]

Oft legten diese Frauen eine beträchtliche Entfernung zwischen ihrem Zuhause, wo sie eine Menge Arbeit hatten, und dem Haus der jungen Mutter zurück. Wenn die Geburt begann, während die Helferin noch am arbeiten war, brachte sie ihre Arbeit einfach zur Geburt mit:

Ich erinnere mich, wie einmal ein Mann 18 Meilen in einem Schlitten zu uns gefahren kam, um meine Großmutter zu seiner Frau zu bringen, die ein Baby erwartete. Meine Großmutter hatte morgens Brotteig angesetzt, also nahm sie den Trog mit auf den Schlitten, der mit vielen Decken und erwärmten Steinen gemütlich warm war. Als sie beim Haus der Farmers ankamen, war der Teig genügend aufgegangen, um das Brot zu backen; also backte sie es dort im Ofen. Nachdem das Baby geboren war, fuhr der Mann meine Großmutter mit all dem fertig gebackenen Brot wieder heim.[104]

Geld war bei dieser gegenseitigen Hilfe selten im Spiel. Die Familien revanchierten sich dadurch, daß sie eigene Erzeugnisse zum Geschenk machten oder bei der Farmarbeit, beim Hausbau oder der Einrichtung halfen. Die engen Verbindungen, die zwischen den Frauen in diesen Zeiten bedeutsamer Ereignisse in ihrem Leben geknüpft wurden, bildeten eine tragfähige Basis für die neu entstehenden Gemeinden.

Auch die Unterstützung nach der Geburt war etwas Selbstverständliches. Die Frauen brachten der jungen Mutter und ihrer Familie fertig zubereitete Mahlzeiten. Eine Hebamme in einem abgelegenen Fischerdorf in Neufundland berichtete: »Immer war es so, daß andere Frauen aus der Umgebung kamen und schauten, was unbedingt erledigt werden mußte. Niemand mußte hungern, das ist sicher, wenn eine Frau im Wochenbett lag.«[105] In dieser Gemeinde war es Sitte, daß am letzten Tag des Wochenbetts ein »upsitting day«, ein »Aufrichtetag«, stattfand, bei dem sich die Frauen aus der Nachbarschaft und die Hebamme im Haus der jungen Mutter zum Tee und »Groaning Cake« (Stöhnkuchen) trafen, den oft der Vater gebacken hatte.[106]

Die Geburt gemeinsam erleben

Geburt war schon immer ein Anlaß, der Frauen zusammengeführt hat, um sich gegenseitig zu helfen und ein neues Leben willkommen zu heißen.

Früher mußte keine Frau bei der Geburt allein oder unter fremden Menschen sein, und keine Frau litt unter Mangel an Zuwendung im Anschluß an die Geburt. Das Alleingelassensein und die Einsamkeit sind eine Begleiterscheinung der Verlegung der Geburt von zu Hause in die Klinik. Und wenn Ihnen bei Ihrer Geburt in der Klinik eine Frau zur Seite steht, die Ihnen und nicht der Klinik gegenüber verantwortlich ist und keinerlei medizinische Funktion innehat, kann Ihnen das sehr viel Geborgenheit vermitteln, die Geburt erleichtern und zu einem besseren Ergebnis beitragen. Als bei einer Untersuchung in Guatemala die Geburten von Frauen, die keinerlei Unterstützung in der Klinik hatten, mit Geburten von Frauen verglichen wurden, die die ganze Zeit emotional aufgefangen wurden, fielen die Ergebnisse sehr zugunsten der Unterstützung von Frau zu Frau aus, selbst wenn die Gebärenden diese Frau vorher nicht gekannt hatten.[107] Eine kanadische Untersuchung ergab, daß die Frauen, die von ihrem Partner begleitet wurden und außerdem eine »monitrice«, eine professionelle Geburtsbegleitung, zu ihrer Verfügung hatten, erst im Verlauf der Geburt in die Klinik aufgenommen wurden, meistens keine Medikamente bei der Geburt brauchten und keinen Dammschnitt und keinen Riß hatten.[108]

Bei einer Hausgeburt ergibt es sich ganz spontan, daß andere Frauen aus der Familie und Freundinnen mit dabei sind, ohne daß dabei eine Erlaubnis eingeholt oder bestimmte Vorschriften eingehalten werden müßten. In einer solchen Umgebung entdecken Frauen eine überlieferte Aufgabe bei der Geburt und der Wochenbettzeit wieder neu und können für die Mutter eine starke, liebevolle Unterstützungsgruppe sein.

»Das habe ich noch nie so stark empfunden, dieses Gefühl, wenn Frauen gemeinsam durch einen Prozeß gehen, mit all dem gemeinsamen Wissen und in Harmonie miteinander. Das war wie ein Tanz, bei dem alle die gleiche Musik hören und sich in einer Verständigung ohne Worte danach bewegen.«

Ärzte empfinden die Anwesenheit anderer Frauen bei der Geburt oft als Infragestellung ihres beruflichen Status. Auch Klinikhebammen und -schwestern fühlen sich möglicherweise unbehaglich dabei. Sie befürchten, ihren Einfluß auf die Patientin zu verlieren. Es kann also sein, daß man Ihnen sagt, es sei »kein Platz« in der Klinik, oder sogar sie seien »fehl am Platz« oder ablenkend oder könnten den Geburtsverlauf negativ beeinflussen.

Die richtige Hilfe anbieten

Zweifellos würde es Sie stören und irritieren, wenn während Ihrer Geburt eine fröhliche Party stattfände. Widersprüchliche Ratschläge oder ein allgemeines Gespräch können ebenso störend wirken wie ein geburtshilflicher Eingriff. Die Frauen, die bei Ihrer Geburt dabei sind, sollten sich daher darauf einstimmen können, wie es Ihnen gerade geht und was Sie von ihnen brauchen. Michel Odent ist der Ansicht, daß die Anwesenheit anderer, selbst des Mannes, verhindern könnte, daß die Frau ihren eigenen Instinkten traut und in den Zustand »wie auf einem anderen Planeten« gelangt, ein Zustand, bei dem die Frau auf dem Höhepunkt der Eröffnungsphase ihre Aufmerksamkeit ganz nach innen richtet und sich auf sich selbst konzentriert.

Doch wenn Frauen durch eine gemeinsame Aufgabe verbunden sind, ob das im Berufsleben, in der Küche oder im Geburtszimmer ist, dann hat diese Arbeit eine besondere Qualität. Ihre Interaktion ist durch ein allgemeines Geben und Nehmen gekennzeichnet, durch ein Verständnis, das oft ohne Worte zwischen ihnen entsteht, das sich nur durch den Begriff »schwesterlich« beschreiben läßt. Ich behaupte nicht, daß es etwas Vergleichbares nicht auch unter Männern gäbe, doch ist Geburt Frauensache. Frauen bei der Geburt schaffen eine Atmosphäre, die der Gebärenden viel Kraft, Zuversicht und Selbstvertrauen vermitteln kann.

Die Geburt gemeinsam erleben

Während der Wehen sollte nicht gesprochen werden, es sollte nichts herumgeräumt werden; die ganze Aufmerksamkeit sollte der Frau gelten. Die Gebärende ist im Mittelpunkt des Geschehens, ihre Bedürfnisse haben Vorrang. Wenn sie allein sein möchte, warten die Helferinnen in Reichweite. Wenn sie dann nur einen einzigen Menschen bei sich haben möchte, ist das allein ihre Entscheidung. Um die größtmögliche Unterstützung zu leisten, darf es keine Auseinandersetzungen, kein Dominanzverhalten und keine Konkurrenz geben. Die Anwesenden schauen zu und dienen dem Leben.

Die Hebamme unterstützen

Ganz wesentlich ist, daß es keine Spannungen unter den Anwesenden gibt und daß mindestens eine der Anwesenden die Hebamme stillschweigend unterstützt. Besonders wichtig ist das in Ländern, in denen eine Hausgeburt unter Ärzten als ein Vabanquespiel gilt. Wenn die Geburt langsam verläuft, möchte sich die Hebamme vielleicht ausruhen, sie ist froh, wenn ihr etwas zu essen und zu trinken angeboten wird, und vielleicht tut ihr auch ein Bad gut. Auch sie braucht starke emotionale Unterstützung, das Wissen, daß ihre Arbeit anerkannt und sie persönlich geschätzt wird.

Die englische Hebamme Caroline Flint schreibt: »Die Arbeit einer Hebamme ist anstrengend, weil eine Hebamme viel von sich selbst gibt, um effektiv und einfühlsam arbeiten zu können. Sie wird in die Familie, für die sie sich einsetzt, miteinbezogen und wird Teil dieser Familie. Damit sie selbst diese Stärke und Geborgenheit vermitteln kann, braucht auch sie Unterstützung und Zuwendung!«[109]

»Ich war ihr so nah. Das war dieses wunderbare Gefühl: ›mit Frauen zusammen‹.«

Als eine meiner Töchter ihr Kind bei uns zu Hause gebar, hatte sie ein großes Wasserbecken zur Verfügung. Die Austreibungsphase verlief sehr sanft und dauerte sehr lange. Ich bemerkte, daß beide Hebammen sehr müde waren. Ich kochte eine Kanne Tee, um uns aufzumuntern. Die Hebamme, die die Geburt leitete, kam zu mir und meinte: »Sheila, du bist dir sicher, daß Tess das durchhält, ja?« Wir schauten einander an. »Ja, ich traue ihr das ganz und gar zu.« Sie lächelte mich an. »Dann ist es ja gut«, meinte sie und ging wieder zu Tess, um dem neuen Leben mit größerer Zuversicht auf die Welt zu verhelfen. Die Geburt fand ihren Höhepunkt im triumphalen Erscheinen eines 4,75 kg schweren lebhaften Babys, dessen Mutter einen unverletzten Damm und so gut wie gar keine Blutungen hatte. Als Tess ihren Sohn in die Arme nahm, schaute er sie an, dann uns, dann wieder sie und lächelte.

Während der viele Stunden dauernden Geburt waren zwei Hebammen, beides gute Freundinnen von mir, Tess' Mann Jon, ich und mein Mann anwesend, der sehr diskret Fotos machte. Tess hielt sich an Jon fest, doch bei jeder Wehe gegen Ende der Eröffnungsphase suchte sie den Blick einer der Hebammen; die andere hielt ihr währenddessen den Kopf, wodurch sie sich sicher fühlte. Hin und wieder gab eine von uns ihr einen Schwamm zum Saugen, bürstete ihr das Haar aus dem Gesicht oder gab ihr Eiswasser zu trinken. Manchmal hielt ich ihr den Kopf und die Hebamme und Jon hielten ihre Beine, dann übernahmen Jon und ich die Beine, die Hebamme den Kopf. Und wenn Tess aus dem Wasser stieg, ging sie oft in die Hocke oder kniete. An ihrer Seite hatte sie dann jeweils die Hebamme und ihren Mann, die sie umarmten. Die andere Hebamme saß ihr gegenüber und vermittelte ihr Verständnis und Liebe.

Später erzählte mir die Hebamme, die die Geburt geleitet hatte, daß sie sich in den darauffolgenden Tagen bei ihrer Arbeit auf der Entbindungsstation sehr allein gefühlt hatte, obwohl davon ausgegangen wird, daß die Hebammen dort als Team zusammenarbeiten. Selbst in einer großen Einrichtung, wo viele Menschen anwesend sind, und vielleicht gerade deswegen kann sich eine Hebamme sehr alleingelassen fühlen und Unterstützung vermissen. Die Unterstützung der Hebamme durch andere Frauen, die außerhalb der Klinik möglich ist, ist etwas sehr Kostbares.

»Mein dreijähriger Sohn hat zugeschaut, als sein Bruder geboren wurde. Als er das Baby herausgleiten sah, sang er: ›Happy Birthday to you.‹«

Kinder

Viele Frauen, die schon Kinder haben, entscheiden sich für eine Geburt ohne Klinik, damit die größeren Geschwister die Geburt miterleben können. Diese Kinder können dem Neugeborenen in einer Atmosphäre begegnen, die freundlicher ist als in einer Klinik, und sie werden nicht von ihrer Mutter getrennt. Doch es gibt noch viel mehr Vorteile. Allen, die keinerlei Erfahrung mit Geburt haben, keine Ahnung davon, was vor sich geht (außer dem Wissen aus Büchern und Filmen), entgeht im Grunde etwas Wesentliches. Insbesondere Mädchen, die ohne ein Bewußtsein dafür aufwachsen, wie das ist, ein Kind zu gebären – außer daß sie Geburt mit Angst vor Schmerzen und Verletzung in Verbindung bringen –, entbehren eine wichtige Erfahrung. Dadurch, daß Geburt zu einem medizinischen Ereignis geworden und aus dem eigenen Zuhause verbannt worden ist, dadurch, daß sie aus dem Zusammenhang der Familie herausgerissen wurde, hat unsere Kultur die Geburt wie das Sterben zu einer mit Angst verbundenen Qual gemacht, die nur in Anwesenheit ausgebildeter Experten möglich ist und nicht mehr Bestandteil unseres Lebenszusammenhangs ist. Sie ist dem Einfluß der Frauen entzogen worden. Indem wir die Geburt wieder in einer Umgebung erleben, in der Frauen Einfluß haben, und sie zu einem Familienereignis werden lassen, an dem unsere Kinder teil-

»Und da war sie, zappelnd und schreiend! Chris nahm sie in die Arme. Ich bemerkte, daß meine anderen drei ihre Geburt nicht mitbekommen hatten. Doch dann waren sie plötzlich im Zimmer. Ihre Gesichter haben sich für immer in meinem Gedächtnis eingeprägt.«

Die Geburt gemeinsam erleben

haben können, erobern wir sie uns zurück und bereiten unsere Kinder darauf vor.

Oft sind Frauen der Überzeugung, daß sie größere Kinder nicht dabei haben möchten, weil sie das ablenkt und diese im Weg sein würden. Sie müßten sich dann um sie kümmern, obwohl sie sich ganz mit sich selbst beschäftigen möchten. Diese Bedenken sind auf die Vereinzelung der Frauen und das Ende der Großfamilie zurückzuführen. Oft gibt es außer ihr niemanden, der weiß, was ein kleines Kind braucht, und der es trösten kann.

Wenn Ihr größeres Kind bei Ihnen ist, wenn Sie das Baby zur Welt bringen, dann kann es sehen, was geschieht und ist am Geburtserlebnis beteiligt, es kann das Neugeborene gleich danach anfassen und im Arm halten. Das wird ein unvergeßliches Erlebnis für Ihr Kind sein.

Achten Sie darauf, ein kleines Kind nicht mit zuviel Informationen zu überfordern. Das Kind möchte im Mittelpunkt Ihres Interesses sein und sich nicht wegen des Babys zurückgesetzt fühlen. Deshalb ist es auch wichtig, mit ihm über Gefühle zu sprechen: Wie es ist, wenn man sich allein fühlt, wenn man liebgehabt wird, wenn man aufgeregt und wenn man traurig ist.

Wesentlich ist auch, daß Ihre Hebamme Ihr Kind schon kennt, so daß sie sich in seinem Beisein wohlfühlt, und Ihr Kind sie als Freundin, auf deren Besuch sich alle freuen, akzeptiert. Am besten ist es, wenn sich diese Beziehung schon bei den Vorsorgeuntersuchungen entwickelt hat: Sie kann Ihrem Kind mit einfachen Worten erklären, was und warum sie etwas tut, und sie kann sich von ihm »helfen« lassen. Ihr älteres Kind hat dann schon die Herztöne des Babys vernommen, hat das Baby strampeln gespürt, Ihnen bei den verschiedenen Haltungen und Bewegungen für die Geburt zugesehen und miterlebt, wie Sie atmen.

Bei einer Hausgeburt erlebt das Kind die Fürsorge und die Liebe mit, die die Mutter erhält. Das ist eine wichtige Erfahrung über menschliches Mitgefühl, über Einfühlsamkeit und Zärtlichkeit. Das Kind erlebt auch die Kraft der Frauen mit, die Energie, die die Mutter hat, und die Stärke von Frauen, die einander helfen. Wenn sich das so ergibt, dann wohnt das Kind dem Wunder der Geburt bei, hört den ersten Schrei des Babys und sieht, wie aus dem runzeligen, feuchten Etwas eine kleiner Mensch wird, den es in seine Arme nehmen und streicheln kann.

»Ich erklärte mich bereit, mich um Stephen (drei Jahre) zu kümmern und mit ihm hinauszugehen, falls es ihm langweilig werden sollte. Wir machten in der Küche Lebkuchenmännchen, und dann rief uns David wieder herein, weil die Geburt kurz bevorstand. Bald konnten wir den Kopf sehen. Ich erklärte, was da zu beobachten war und was vor sich ging. Bei der nächsten Preßwehe war der Kopf des Babys geboren. Stephen war fasziniert! Kurz nachdem das Baby da war, saß er im Lehnstuhl und streichelte seine kleine Schwester.«

»Olivia ist sieben und wollte unbedingt mit dabei sein. Sie saß neben mir, als der Kopf geboren wurde. Sie beugte sich vor und gab ihm einen Kuß und sagte: ›Hallo, Baby!‹ Mich überkam eine Welle von Wärme und Liebe für sie und alle Anwesenden, und mit der nächsten Wehe war das Baby da. Olivia war ganz begeistert! Wir umarmten und küßten uns und weinten vor Freude.«

Größere Kinder und Geburt

F A Soll ich jemanden bitten, sich während der Geburt um mein größeres Kind zu kümmern?

Es hat nur Sinn, Ihr Kind an der Geburt teilhaben zu lassen, wenn eine Ihrer Helferinnen nur für das Kind da ist. Andernfalls ist Ihre Geburtsbegleitung ständig abgelenkt und kann sich nicht um Ihre Bedürfnisse kümmern.

F A Sollte mein Kind zusehen, wenn das Baby geboren wird?

Sie selbst kennen Ihr Kind am besten. Es kommt sehr darauf an, wie Sie sich in dem Moment fühlen. Erwarten Sie nicht, daß ein Zweijähriges ruhig sitzen bleibt und zuschaut, wenn es eigentlich lieber herumtollen würde. Es sollte kommen und gehen können und sich an Sie kuscheln dürfen, wenn es Ihre Nähe sucht oder müde ist.

F A Was erzähle ich meinem Kind über Geburt?

Seien Sie völlig offen und schildern Sie das Begeisternde daran. »Das Baby wächst in einem Hohlmuskel heran, der als Gebärmutter bezeichnet wird. Wenn es soweit ist, zieht sich meine Gebärmutter zusammen und massiert das Baby kräftig. Die Öffnung des Hohlmuskels geht immer weiter auf, bis der Kopf nach und nach hindurchgleiten kann, ungefähr so, wie wenn du dir einen Pullover über den Kopf ziehst....«

F A Wie kann ich mein Kind darauf vorbereiten?

Eine gute Idee ist es, die Geräusche zu proben, die Sie wahrscheinlich machen werden: Seufzen, Stöhnen, heftiges Atmen, Ächzen und Keuchen. Planen Sie im voraus und beteiligen Sie Ihr Kind daran. Ein größeres Kind kann sogar seinen eigenen Geburtsplan aufstellen: womit es während der Eröffnungsphase spielen möchte, wie es Sie unterstützen kann und wie gefeiert wird, wenn das Baby da ist.

F A Könnte diese Erfahrung auch eine Überforderung sein?

Gewöhnlich sind Kinder dem Geburtsgeschehen gewachsen, wenn sie gut darauf vorbereitet sind und sich geborgen fühlen.

Herausforderungen annehmen

Die einzigen Voraussetzungen für einen guten Geburtsverlauf bestehen darin, daß die Schwangere gesund ist, bei der Geburt liebevoll unterstützt wird, zuversichtlich ist und daß ihre Betreuerinnen über eine unendliche Geduld verfügen. Unglücklicherweise haben die meisten Frauen diese Voraussetzungen nicht. Selbst eine an sich komplikationslose Geburt kann schwierig werden, wenn Eingriffe die liebevolle Fürsorge ersetzen, die die Grundlage guter Hebammenbetreuung darstellt. Frauen, die zur Geburt in die Klinik gehen, haben eher schwierige Geburten – allein aufgrund der Tatsache, daß sie in der Klinik sind. Bei einem Klinikaufenthalt besteht das Risiko, den Auswirkungen einer iatrogenen medizinischen Behandlung ausgesetzt zu sein, das heißt Eingriffen, die zu Krankheiten führen können. Das bedeutet nicht, daß es bei geplanten Hausgeburten oder Geburten ohne Klinik niemals zu Problemen kommt. In diesem Kapitel beschäftige ich mich mit Dingen, die unternommen werden können, wenn es zu Schwierigkeiten kommt, damit Sie und Ihre Hebamme miteinander besprechen können, was getan werden soll.

Der Geburtstermin ist überschritten

Die meisten Babys kommen nicht zum errechneten Termin zur Welt. Grundsätzlich ist es sicherer, wenn sie nach dem errechneten Termin geboren werden als zu früh. Dauert die Schwangerschaft länger als erwartet, kommt Ihnen zwar vielleicht jede Stunde wie eine Woche vor und jede Woche wie ein Monat, doch meistens kommt das Baby innerhalb von zehn Tagen nach dem Termin zur Welt. Wenn es länger dauert, kann das an einem langen Zyklus liegen oder daran, daß Sie den Eisprung später als angenommen hatten und deshalb auch später schwanger geworden sind. Oder das aufgrund von Ultraschall festgelegte Datum war falsch. Manchmal ist die Berechnung der Schwangerschaftsdauer aufgrund des ersten Tages der letzten Menstruation genauer als Ultraschall.[110]

»In der 40. Woche beträgt die bisher nicht geklärte Sterblichkeitsrate 1 pro Tausend. In der 41. Woche nimmt die Häufigkeit zu, sie beträgt 1,2 pro Tausend. In der 42. Woche sind es 1,3 pro Tausend Geburten. Die Geburt vor der 40. Woche einzuleiten, scheint also keine Vorteile zu bringen, es sei denn, das Baby in der Gebärmutter ist eindeutig in einem schlechten Zustand.«[111]

»Ursprünglich sollte Kathrin am 12. September geboren werden. Sie kam aber erst am 20. Oktober zur Welt. Weil man davon ausging, daß ich erst vier Wochen nach meiner letzten Periode empfangen hatte, ließ man es zu, daß ich noch so lange nach Überschreiten des Termins abwarten konnte. Ich hatte nach Absetzen der Pille nur eine Periode gehabt und mein Zyklus hatte sich noch nicht wieder eingependelt.«

Die Geburt wird nicht durch das Fahren auf holprigen Straßen und Gintrinken ausgelöst. Unbequeme Fahrten machen Sie lediglich milde und mürbe. Alkohol wirkt wehenhemmend. Früher wurde Alkohol gegeben, um vorzeitige Wehen zum Stillstand zu bringen, denn dadurch wird die Oxytozinausschüttung der Hypophyse verhindert, durch die Wehen auf natürliche Weise ausgelöst werden, und die Wirkung von Oxytozin auf die Gebärmutter wird unterbunden. Beim Baby kann Alkohol jedoch zu Atemnot führen.[112]

Sexuelle Erregung

Es kann sein, daß die Wehen beginnen, wenn Sie sexuell erregt waren, denn das führt zur Ausschüttung von Hormonen. Die Wirkung kann ähnlich sein wie bei synthetisch hergestelltem Oxytozin, das der Frau über einen Tropf verabreicht wird, um die Geburtswehen künstlich auszulösen. Selbst die Stimulierung der Brustwarzen, die bei vielen Frauen eine sehr sanfte sexuelle Erregung hervorruft, kann Geburtswehen in Gang setzen, wenn sie etwa 20 Minuten lang oder länger aufrechterhalten wird.[113] Erfolgreich ist das Streicheln der Brustwarzen mit den Fingern, das Rollen zwischen den Fingern, das Lecken oder Saugen an den Brustwarzen, oder Sie legen einen warmen Waschlappen auf die Brustwarzen und wechseln ihn, wenn er abgekühlt ist.

Die so ausgelösten Wehen können anfangs sehr kurz sein und dann allmählich länger werden. Doch bei manchen Frauen werden sofort lange, starke Wehen ausgelöst. Wenn diese eine Minute oder länger dauern, dann stimulieren Sie die Brustwarzen nicht mehr so stark, oder hören Sie ganz damit auf, denn vielleicht reagieren Sie sehr empfindlich darauf.

Herausforderungen annehmen

Beim Stimulieren von nur einer Brustwarze werden Sie feststellen, daß beide reagieren, und Sie spüren vielleicht auch in der anderen Brust Erregung. Das gleiche geschieht auch beim Stillen. Wenn das Baby an einer Seite saugt, kommt es auf beiden Seiten zum Milchspendereflex.

Zwischen den Brustwarzen und der Gebärmutter besteht eine besondere Verbindung, was Sie auch beim Stillen bemerken werden. In den ersten Tagen nach der Geburt spüren Sie den warmen, vibrierenden Milchspendereflex, wenn das Kind saugt und das Blut in Ihre Brüste strömt. Es kommt entweder gleichzeitig oder bald nach dem Ansaugen des Babys zu starken Gebärmutterkontraktionen. Zunächst kann das recht schmerzhaft sein. Die Kontraktionen erfüllen eine wichtige Funktion: Sie fördern die Rückbildung der Gebärmutter zu der Größe und Form wie vor der Schwangerschaft.

Auch durch Geschlechtsverkehr können Wehen ausgelöst werden, und zwar sowohl durch die Wirkung der Hormonausschüttung als auch durch die Samenflüssigkeit in der Scheide. Samenflüssigkeit enthält Prostaglandine. Die größten Mengen im menschlichen Körper finden sich in der Samenflüssigkeit. Künstliche Prostaglandine werden zur Weheneinleitung als Gel oder Zäpfchen in den Muttermund eingeführt. Um die größtmögliche Wirkung zu erzielen, sollte der Samen sich um den Muttermund herum sammeln. Dafür eignet sich am besten die Rückenlage. Bleiben Sie nach dem Samenerguß noch eine halbe Stunde ruhig liegen, während Ihr Partner Ihre Brustwarzen streicheln kann, dann werden die Wehen doppelt angeregt.

»Mein Arzt murmelte etwas von Einleitung. Deshalb gingen wir früh ins Bett und beschlossen, es mit der natürlichen Methode zu versuchen. Etwa zehn Minuten, nachdem wir uns geliebt hatten, setzte ein Ziehen ein, und Neil spielte mit meinen Brustwarzen. Ich wurde um drei Uhr in der Früh wach, als die Wehen in Abständen von fünf Minuten kamen. Neil schlief schon halb. Seine Hand lag auf meinem Bauch, damit er die Wehen spüren konnte, und mit der anderen liebkoste er meine Brustwarze. Er war sehr zufrieden mit sich.«

Vor ein paar Jahren hat man in Japan einen Vibrator zum Einführen in die Scheide erfunden, mit dem der Muttermund stimuliert werden kann. Man hatte festgestellt, daß ein örtliches Stimulieren des Gewebes wehenauslösend wirken kann. Wenn Sie kein solches Gerät zur Verfügung haben oder wem Ihnen die folgende Möglichkeit lieber ist, können Sie diesen Effekt auch erzielen, indem Sie auf dem Rücken liegen und Ihre Fersen auf den Schultern Ihres Partners ruhen lassen. Dadurch kann der Penis sehr tief eingeführt werden. Das ist nicht besonders bequem und sollte sehr vorsichtig und sanft gemacht werden. Sie können auch mit einem sauberen Finger den Muttermund ganz sanft massieren.

Auch ohne Partner können Sie natürlich sexuelle Erregung erleben. Masturbieren löst Wehen aus, und da es möglich ist, sehr schnell einen

Orgasmus zu haben, auch mehrmals hintereinander, kann das sehr viel wirkungsvoller als Geschlechtsverkehr sein, damit die Geburt beginnt.

Zwar werden nicht immer durch Stimulierung der Brüste oder der Klitoris Wehen ausgelöst, doch es kann sein, daß Ihr Muttermund geburtsreif, weich und nachgiebig wird und verstreicht und sich dann sehr viel leichter öffnet, wenn die Geburt beginnt.

Beobachten der Kindsbewegungen

Ist der Geburtstermin überschritten, dann kann es beruhigend für Sie sein, wenn Sie die Bewegungen Ihres Kindes notieren. Einem Baby, das sich kräftig bewegt, geht es gut.

In den letzten Schwangerschaftswochen bewegt sich das Baby zwar seltener mit seinem ganzen Körper, weil es in der Gebärmutter nicht mehr sehr viel Platz hat, doch ein gesundes Kind strampelt weiterhin, häufig gerade dann, wenn Sie sich ausruhen oder in der Badewanne liegen.

Wenn Sie feststellen, daß Ihr Baby sich nicht mehr so lebhaft bewegt, dann fängt mit größter Wahrscheinlichkeit bald die Geburt an. Wahrscheinlich treten dann auch noch andere Anzeichen auf:

♦ ein Energieschub, wenn Sie den Nestinstinkt spüren und anfangen, Schränke aufzuräumen, oder eine Arbeit zu Ende bringen wollen;
♦ Sie müssen häufig die Blase entleeren;
♦ weicher Stuhl wie bei einer leichten Darmverstimmung;
♦ Rückenschmerzen im Kreuzbereich;
♦ das Gefühl, als ob der Kopf Ihres Babys zwischen Ihren Beinen hängt;
♦ häufigere Probewehen.

Wenn Sie sehr viel weniger Bewegungen bemerken und die Wehen nicht beginnen, dann kann es sein, daß die Plazenta das Baby nicht mehr ausreichend versorgt. Um das festzustellen, setzen Sie sich mit Ihrer Hebamme oder Ihrer Ärztin in Verbindung, schildern Sie ihnen Ihre Beobachtungen, und lassen Sie die Herztöne des Kindes überprüfen.

Diese letzten Schwangerschaftstage, auf die Sie vielleicht gar nicht eingestellt waren, können Sie genießen, indem Sie Dinge tun, zu denen Sie sonst nie Zeit hatten: in das Restaurant gehen, das Sie schon lange kennenlernen wollten; das Konzert anhören, von dem Sie dachten, daß Sie es nun doch nicht mehr besuchen können; einen Tag mit einer Freundin verbringen; ein Picknick, einen Museumsbesuch machen; ein Theaterstück oder einen Film ansehen; oder Sie machen einen Bummel durch Antiquitäten- oder Kunstgewerbeläden. Sitzen Sie nicht zu Hause, und warten Sie nicht ständig auf das erste Ziehen. Hängen Sie nicht schwermütigen Gedanken darüber nach. Schon bald werden Sie Ihr Baby im Arm halten.

Sie meinen irrtümlicherweise, daß die Geburt begonnen hat

Viele Frauen haben in den letzten Wochen vor dem wirklichen Geburtsbeginn schmerzhafte Wehen, die die Geburt ankündigen könnten. Diese Vorwehen sind ein Zeichen für Veränderungen in Hinblick auf die Geburt, ehe der Muttermund sich öffnet. Das kann heißen, daß die Wehen den Muttermund erweichen und verstreichen lassen und das Baby mit dem vorliegenden Körperteil, also dem Teil, der dem Muttermund am nächsten liegt (meistens ist dies der Kopf), tiefertritt. Für die Frau ist das zwar anstrengend, doch die Zeit der Eröffnung kann sich dadurch verkürzen.

Es kann sein, daß Sie zu hören bekommen, das sei »Fehlalarm«. Das heißt nicht, daß Ihre Angaben nicht zutreffen oder daß Ihr Körper nicht das Richtige tut. Ihre Empfindungen sind ganz real. Vor allem nachts treten diese Wehen auf und halten Sie wach, und sie können mehrere Stunden lang ziemlich regelmäßig sein. Das Problem bei Vorwehen besteht darin, daß die Frau dann ständig in Alarmbereitschaft ist und auf die kommenden Ereignisse wartet. Dieser Zustand ist sehr erschöpfend, und Ihr Mut kann sinken, noch bevor regelmäßige Wehen eingesetzt haben, die den Muttermund eröffnen.

In dieser Situation müssen Sie unbedingt für Schlaf sorgen, vielleicht durch ein besonderes Einschlafritual – ein Bad mit Lavendelöl, ein heißes Milchgetränk oder ein Glas Wein und beruhigende Musik, während Sie es sich mit einer Wärmflasche im Kreuzbereich oder am Unterbauch bequem machen.

Vorzeitiger Blasensprung

Bei zehn Prozent der Frauen kommt es um den errechneten Termin herum zu einem vorzeitigen Blasensprung. Bei acht von zehn dieser Frauen setzen innerhalb von zwölf Stunden spontane Wehen ein.[114] Doch manchmal muß eine Frau auch 24 Stunden warten, bevor die Wehen beginnen. Es kommt eher zu einem vorzeitigen Blasensprung, wenn die Frau in den vorhergehenden Wochen vaginal untersucht worden ist.[115]

Bei einem vorzeitigen Blasensprung kann das Wasser mit einem Schwall abgehen, oder es tröpfelt nur leicht. Wenn es leicht tröpfelt, geht wahrscheinlich nur das Vorwasser ab, das Wasserpolster vor dem Kopf des Babys. Oft hört das Tröpfeln nach einer Weile auf, und die Fruchtblase schließt sich wieder. Das hat dann keine Bedeutung für Sie. Wenn das Wasser aber mit einem Schwall abgeht, dann achten Sie darauf, ob es klar oder braun bzw. grünlich ist. Ist das Fruchtwasser klar und hat sich der Kopf bereits ins Becken eingestellt, dann brauchen Sie nichts zu unternehmen. Ist das Fruchtwasser jedoch getrübt, dann hat das Baby Mekonium ins Fruchtwasser ausgeschieden, was ein Zeichen für Streß sein kann. Rufen Sie daher Ihre Hebamme oder Ihre

Herausforderungen annehmen

Wenn die Wehen einsetzen, erweist sich die Zeit, die Sie verbracht haben, um Ihre Hebamme kennenzulernen, als außerordentlich wertvoll.

Ärztin an, damit die Lage des Kindes festgestellt werden kann. Oft ist das festgestellte Mekonium nicht frisch – ein Zeichen dafür, daß es dem Baby vor einer Weile nicht gutging. Falls sich Ihr Kind in der Steißlage befindet, liegt eine mechanische Ursache für das Mekonium im Fruchtwasser vor, weil der Po nach unten gedrückt wird. Getrübtes Fruchtwasser ist also in diesem Fall kein Zeichen dafür, daß Ihr Kind einer Belastung ausgesetzt ist.

Ein vorzeitiger Blasensprung gilt manchmal als Zeichen für eine schwierigere Geburt. Das stimmt nicht. Es gibt keine »trockene« Geburt, weil immer wieder neues Fruchtwasser gebildet wird. Dieses hält das Baby, die Nabelschnur und das Gewebe der Gebärmutter feucht.

Wichtig ist die Lage, in der sich das Kind bei einem vorzeitigen Blasensprung befindet. Es ist deshalb gut, gegen Ende der Schwangerschaft darüber Bescheid zu wissen. Wenn das Baby mit dem Kopf nach unten liegt und der Kopf sich ins kleine Becken eingestellt hat, besteht keine Möglichkeit, daß die Nabelschnur vorfällt und unter dem Kopf eingeklemmt wird (s. S. 149f.). Die geringe Möglichkeit eines Nabelschnurvorfalls besteht, wenn der Kopf noch oben ist oder wenn das Kind nicht in der üblichen Lage liegt, sondern in der Steißlage oder in der Querlage. Nach einem vorzeitigen Blasensprung sollte nichts mehr in Ihre Scheide gelangen, da das Risiko einer Infektion besteht. Auch sollte nicht aus Neugier eine vaginale Untersuchung durchgeführt werden. Je mehr vaginale Untersuchungen vorgenommen werden, desto höher ist das Infektionsrisiko.

Wenn Sie ungeduldig auf die ersten Wehen warten, sind Sie später erschöpft, wenn Sie Ihre Energie wirklich brauchen. Legen Sie deshalb eine Binde unter, die Sie regelmäßig wechseln, und legen Sie sich schlafen, oder beschäftigen Sie sich mit Dingen, die nicht anstrengend sind. Spielen Sie Karten oder ein Brettspiel, hören Sie Musik, oder sehen Sie fern.

Messen Sie alle zwei bis drei Stunden Ihre Temperatur, um Fieber auszuschließen. Käme es zu einer Infektion, wären Sie leicht fiebrig und sollten dann Ihre Geburtshelfer verständigen. Achten Sie beim Stuhlgang darauf, sich von vorne nach hinten zu säubern, damit keine Bakterien vom After in die Scheide gelangen können. Vergessen Sie auch nicht, in dieser Zeit vor Wehenbeginn etwas zu essen; während der Geburt haben Sie wahrscheinlich keinen Hunger mehr. Legen Sie jetzt also keine lange Fastenzeit ein, trinken Sie reichlich Obstsaft, Tee oder worauf Sie Appetit haben, damit Ihr Fruchtwasser nachgebildet werden kann. Sorgen Sie durch kohlehydratreiche Nahrung wie Nudelgerichte, gebackene Kartoffeln und Pfannkuchen mit Sirup für einen guten Energiehaushalt. Manche Hebammen empfehlen zusätzlich Vitamin C als Abwehr gegen Infektionen, und zwar alle paar Stunden 250 mg.[116]

Nabelschnurvorfall

Ein Nabelschnurvorfall ist eine geburtshilfliche Notfallsituation. Er kommt sehr selten vor – bei 0,3 Prozent aller Schwangerschaften. Manchmal kommt es dazu in der Spätschwangerschaft beim vorzeitigen Blasensprung, ganz gleich, ob eine Frau ihr Kind in der Klinik zur Welt bringen will oder nicht. Ein Nabelschnurvorfall ist gefährlich, denn die Sauerstoffversorgung des Babys hängt vom ungehinderten Blutfluß durch die Plazenta ab. Wenn die Nabelschnur vorfällt, wird sie zwischen dem Becken der Mutter und dem vorliegenden Teil des Kindes (dem Kopf oder dem Po) eingeklemmt. Oft ist dann ein Kaiserschnitt die einzige Möglichkeit für eine sichere Geburt.

Ihre Hebamme kann feststellen, ob die Nabelschnur eingeklemmt ist, wenn sie diese in der Scheide pulsieren fühlt, doch manchmal liegt die Nabelschnur zu hoch. Ein Hinweis auf einen Nabelschnurvorfall ist ein Herztonabfall beim Baby direkt nach dem Blasensprung. Fahren Sie unverzüglich in die Klinik.

Die Vorgehensweise bei diesem Notfall besteht darin, daß Sie die vornübergebeugte Haltung mit aufgestützten Ellenbogen einnehmen, so daß Ihr Po in die Höhe ragt. Ihre Hebamme oder Ihre Geburtsbegleitung (wenn keine Geburtshelfer anwesend sind) führt mit gut gereinigten Händen zwei Finger in den Muttermund ein, um den vorliegenden Teil des Babys hoch und von der Nabelschnur wegzuschieben. Wenn Sie mit dem Auto oder dem Krankenwagen in die Klinik gefahren werden, dann bleiben Sie in dieser Haltung. Lassen Sie sich mit einer Decke zudecken, während Ihr Becken durch einen Sitzsack oder einen Haufen Kissen erhöht ist und Ihr Partner weiterhin mit zwei Fingern Druck in Ihrem Muttermund ausübt, um gegen den vorliegenden Teil des Kindes zu drücken. Die Hebamme kann auch 400-700 ml physiologische Kochsalzlösung in Ihre Blase einführen, um die Nabelschnur abzupolstern. Dadurch geht auch die Wehentätigkeit zurück.

Es ist unwahrscheinlich, daß es während einer Hausgeburt oder in einem Geburtshaus, wo keine Eingriffe vorgenommen werden, zu einem Nabelschnurvorfall kommt. Gewöhnlich ist er die Folge von Eingriffen, besonders nach dem künstlichen Sprengen der Fruchtblase, wenn der vorliegende Teil des Babys noch sehr weit oben ist.

»Robert und ich beschlossen, einen raschen Spaziergang mit dem Hund zu machen: vielleicht würde dann etwas in Gang kommen. Es machte Riesenspaß, der nur durch starke, in zehnminütigem Abstand kommende Wehen unterbrochen wurde. Ich setzte mich oder hielt mich an Robert fest, oder ich stützte mich an einem Baum ab, und er unterstützte mich bei der Atmung. Ich fühlte mich sehr stark und zuversichtlich.«

Langsam vorangehende Geburt

Der genaue Geburtsbeginn ist oft schwierig festzustellen. Auch wenn manche Frauen plötzlich bemerken, daß es jetzt soweit ist, beginnt die Geburt bei den meisten doch sehr sanft und fast unmerklich. Wenn die Wehen in einem Abstand von zehn Minuten kommen, sind Sie sich vielleicht sicher, daß das Geburtswehen sind, oder Sie sind mehr darauf eingestellt, zunächst einmal abzuwarten. Eine ängstliche Frau achtet aufmerksamer auf die Vorwehen, und dadurch wird sie schon aktiv, bevor sie irgend etwas tun kann, was ihr Erleichterung verschafft. Es ist besser, sich zu entspannen und den Dingen ihren Lauf zu lassen. Ihr Körper wird Sie wissen lassen, daß die Geburt begonnen hat, wenn wirklich Ihre gesamte konzentrierte Aufmerksamkeit erforderlich ist.

Sehr kurze Geburten sind nicht unbedingt die besten. Eine sehr schnelle Geburt kann für eine Frau wie ein Schock sein und für das Baby eine Belastung darstellen. Statistisch gesehen liegt der günstigste Verlauf für eine Erstgebärende bei einer Dauer von zwölf bis 24 Stunden und zwischen drei und 24 Stunden bei Frauen, die schon geboren haben.[117]

Eine Frau bei einer Klinikgeburt

»Wenn nicht gleich jemand die Uhr verhängt, dann schmeiße ich sie kaputt!«

Bei manchen Frauen ist eine lange Eröffnungsphase ganz normal. Die willkürliche Vorschrift einiger Frauenärzte, daß die Geburt nicht länger als zwölf Stunden dauern darf oder der Muttermund sich pro Stunde um einen Zentimeter eröffnen muß, setzt die Frau unter Druck und macht auch ihre Betreuer nervös. Diese unterliegen dann manchmal der Versuchung, die Geburt zu beschleunigen und Dinge zu tun, die sich ungünstig auswirken.

Herausforderungen annehmen

Es kann sein, daß die Fruchtblase gesprengt wird, um die Wehen zu verstärken. Wird das jedoch gemacht, noch bevor der Muttermund vier Zentimeter eröffnet ist, werden schwache Wehen noch schwächer. Wenn Sie schon neun Zentimeter eröffnet sind, eine Phase, in der die Fruchtblase gewöhnlich von selbst platzt, kann das Sprengen der Fruchtblase gegen Ende der Eröffnungsphase die Geburt beschleunigen.[118]

Eine Hebamme, die über die Geburt einer der von ihr betreuten Frauen berichtet

»Die meiste Zeit während der Eröffnungsphase waren wir im Garten und setzten Blumen ein. Anschließend gingen wir ins Haus und backten Plätzchen und räumten danach die Küche auf. Dann erkannte ich an ihrer Atmung, daß sie fast vollständig eröffnet war.«

In der Klinik wird bei einer Geburt, die lange dauert, oft von »Wehenschwäche« gesprochen, nur weil die Betreuer nicht warten wollen. Die meisten lang andauernden Geburten sind Variationen eines Themas; es ist eine Kunst, sich dem anzupassen und sich nicht zur Eile anhalten und entmutigen zu lassen.

♦ Wechseln Sie Aktivität und Ruhepausen ab. Sorgen Sie dafür, daß Ihnen die Zeit nicht lang wird: Backen Sie einen Kuchen für das Feiern danach, nehmen Sie ein Bad, gehen Sie spazieren, stricken Sie – tun Sie alles mögliche, anstatt im Bett zu liegen und sich zu fragen, ob irgendetwas nicht stimmt, weil die Geburt so langsam vorangeht.

»Die Wehen hörten völlig auf. Ich war so enttäuscht. Ich hätte am liebsten geheult. Und ich fing auch an zu weinen, und zwar lange und heftig. Colin und ich brieten das größte Steak, das wir hatten und aßen sehr viel Salat, Gemüse und Kartoffeln dazu. Ich schob einen Apfelkuchen in den Backofen und wollte schlafen gehen. Dann spürte ich eine starke Wehe und danach wieder eine...«

♦ Nehmen Sie leicht verdauliche Nahrung wie Kartoffelbrei, Suppe, zerdrückte Banane, Eis, Sorbet, Honigbrot oder Joghurt zu sich, und trinken Sie viel. In den meisten Kulturen gibt es besondere Speisen, um die Frau bei Kräften zu halten. In Pakistan kann das eine Dattelpaste und Sesamkörner sein, in China Hühnersuppe mit Ingwer, in Kolumbien Feigensaft und in der Karibik Gewürztee, der ebenso wie der in Europa beliebte Himbeerblättertee eine leicht oxytozinähnliche Wirkung hat.

♦ Gehen Sie umher, um die Gebärmuttertätigkeit anzuregen und das Baby beim Tiefertreten zu unterstützen, damit sein Oberkopf sich durchs Becken

»Ich legte mich ein paar Stunden hin, und meine Wehen kamen in noch größeren Abständen. Dann stand ich wieder auf und bemerkte, daß sie durch Umhergehen intensiver wurden, so daß sie alle drei bis vier Minuten kamen und 45 bis 60 Sekunden dauerten.«

dreht und gegen Ihren Muttermund drückt. Wiegen Sie sich im Becken, gehen Sie Treppen hinauf und hinunter, und lehnen Sie sich vornübergebeugt gegen eine Wand.

♦ Baden oder duschen Sie, um sich zu erfrischen und sich besser entspannen zu können.

♦ Entleeren Sie alle eineinhalb bis zwei Stunden Ihre Blase. (Ihre Geburtsbegleitung kann das notieren und Sie immer wieder daran erinnern.)

♦ Sehr wohltuend für eine Frau, deren Geburt sich hinzieht, ist die ruhige, stille Aufmunterung durch ihre Betreuerinnen: »Du machst das sehr gut. Dem Baby geht es ausgezeichnet. Es macht nichts, daß es langsam vorangeht.« Keinesfalls sollten Sie sich unter Zeitdruck fühlen. Sehr gut wirkt es sich oft aus, wenn Sie mit Ihrem Partner allein sein können.

♦ Probieren Sie es mit Brustwarzenstimulation oder sanfter Massage der Klitoris. Das können Sie selbst tun, oder Sie bitten Ihren Partner darum. Oder Sie legen sich zusammen ins Bett, machen das Licht aus und kuscheln eine Stunde lang.

Wehen, die kommen und wieder aufhören

Die Eröffnungsphase kann sich auch auf andere Weise hinziehen: Sie beginnt und scheint dann wieder aufzuhören. Die Wehen sind schwach, oder die Gebärmutter kontrahiert für eine Weile überhaupt nicht, dann kommen wieder Wehen, doch daran schließt sich abermals eine wehenlose Phase an. Es kann zu einer Plateauphase kommen, in der überhaupt nichts zu passieren scheint.

Am häufigsten ist eine solche Eröffnungsphase, wenn eine Frau in der Klinik ankommt und ihre anfänglich regelmäßigen, starken Wehen krampfähnlich und schwach werden. Die Ursache sind Ängste. Die Gebärmutter reagiert sehr empfindsam darauf, und das trifft ebenso auf Frauen wie auf andere Säuger zu. Durch Störungen kann die Geburt bei jedem Tier erheblich erschwert werden. Wenn zum Beispiel Mäuse während der Geburt gestört werden, dauert diese länger und die Wahrscheinlichkeit, daß ihre Jungen tot geboren werden, ist größer.[119]

»Es wurde ganz still; die Wehen waren ganz sanft, wie leichte Wellen auf dem Wasser. Ich war leicht benommen und weit weg. Nichts schien sich zu tun. Ich fragte mich, ob ich eigentlich wußte, wann ich mitschieben mußte. Doch dann gab es überhaupt keinen Zweifel mehr. Nach etwa einer halben Stunde spürte ich plötzlich eine große Sehnsuchtswelle über mich kommen und einen ungeheuren Energieschub, und ich rief: ›Ich muß pressen!‹«

Hat Ihre Eröffnungsphase solch langen Pausen, dann versuchen Sie, die Ursache für Ihre Ängste herauszufinden. Sprechen Sie darüber, und bitten Sie Ihren Partner und die Hebamme, Ihnen dabei zu helfen, mit diesen Ängsten umzugehen. Diese Ängste sollten Sie überwinden, um sich ganz und gar auf die Geburt einlassen zu können.

Bleiben Sie möglichst aktiv, außer Sie sind sehr müde. Ruhen Sie sich dann in einem abgedunkelten Zimmer aus, vielleicht bei sanfter Musik, so daß Sie von störenden Geräuschen abgeschirmt sind. Ihre Hebamme kann sich in Ihrer Nähe aufhalten. Viele Hebammen bringen sich etwas zum Nähen oder eine andere Arbeit mit, die sie bei einer solchen Gelegenheit beenden können.

Es gibt eine körperliche Ursache für diese Art von Wehentätigkeit. Der Kopf des Babys befindet sich in einer ungewöhnlichen Lage und bleibt stecken. Ihre Hebamme überprüft regelmäßig die kindlichen Herztöne und macht sich ein Bild von der Situation. Wenn sich der Kopf des Babys in einer ungewöhnlichen Lage befindet, dann kann es sein, daß Sie durch Bewegung sowie Beckenwiegen und -drehen das Kind in eine bessere Lage locken und damit die Geburt ihren Lauf nehmen kann. Und auch wenn das Baby sehr wenig Platz hat und das Tiefertreten des Kopfes durch das Becken langsam vorangeht, können die spontanen Bewegungen der Frau die Gebärmutter dabei unterstützen, den Kopf des Kindes durch den Muttermund und das Becken hindurchzuschieben.

Viel zu häufig wird die Diagnose gestellt, daß ein Mißverhältnis zwischen kindlichem Kopf und mütterlichem Becken vorliegt, wenn eigentlich gemeint ist: »Wir konnten nicht warten«, oder »Wir hatten Angst« oder »Die Frau traute sich nichts mehr zu« oder »sie war sehr müde«. Wenn Sie nach ausführlichen Gesprächen über alternative Möglichkeiten der Wehenanregung zu dem Schluß kommen, daß zusätzlich etwas unternommen werden sollte, müssen Sie in die Klinik. Ein Wehentropf kann zu Hause nicht angelegt werden, weil es sich beim künstlichen Oxytozin um ein potentiell gefährliches Mittel handelt. Bei einigen Geburten ist ein Wehentropf die wirksamste Lösung. Es handelt sich aber nicht um einen Notfall; Sie haben also genügend Zeit, ausführlich darüber zu sprechen und gemeinsam mit Ihrer Hebamme eine Entscheidung herbeizuführen.

Eine Ruhepause am Ende der Eröffnungsphase

Wenn der Kopf des Babys noch weit oben, oberhalb der Sitzbeinstachel (die knöchernen Ausbuchtungen in der Beckenwölbung) ist, tritt häufig am Ende der Eröffnungsphase eine Pause ein. Die Gebärmutter erholt sich. In der Klinik wird in dieser Pause oft beschlossen, die Frau an einen Wehentropf zu hängen, um die Gebärmuttertätigkeit anzuregen.

Es empfiehlt sich, das Tiefertreten und die Drehung des Kopfes abzuwarten und Ihrem Körper gleichzeitig die Möglichkeit zu geben, sich auf die aktive Austreibungsphase vorzubereiten. Sie können diese Ruhepause gut nutzen, indem Sie vielleicht duschen, um dann erfrischt und voll neuer Energie wieder bereit zu sein.

Der Preßdrang

Die Hocke ist eine gute Haltung, damit die Wehen einsetzen und sich der Kopf des Babys dreht, so daß er auf den Beckenboden Druck ausüben kann.

Berührt der Kopf Nerven in dieser Muskulatur, wird der Austreibungsreflex ausgelöst und Oxytozin ausgeschüttet, wodurch starke Wehen entstehen. Wenn Sie zu pressen beginnen, weil der Muttermund vollständig eröffnet ist und man Sie zum Pressen aufgefordert hat, Sie jedoch gar keinen Preßdrang haben, dann kann es sein, daß Sie vor Anstrengung bald völlig erschöpft sind und den Kopf des Kindes nach unten schieben, bevor er sich gedreht hat. Das kann zu einem tiefen Querstand führen; dies bedeutet, daß das Baby seinen Kopf nicht in die einfachste Geburtsposition bringen kann. Bei den meisten Geburten ließe sich das auf jeden Fall vermeiden, wenn eine Frau nicht zu früh zum Pressen aufgefordert würde und alle geduldig abwarten könnten.

> »Es tat so weh. Meine Hebammen sagten mir, daß sie wüßten, wie schwer ich es hätte, daß es dem Baby jedoch sehr gut ginge. Dadurch ging es mir auch gleich viel besser.«

Rückenschmerzen

Am schwierigsten ist es, mit Rückenschmerzen im Kreuzbereich umzugehen. In den Wehenpausen dauern sie als nagender Schmerz an, und während der Wehen machen sie sich durch einen scharfen Schmerz im Kreuzbein-Darmbein-Gelenk bemerkbar. Sie können jeder Frau den letzten Mut nehmen. Rückenschmerzen treten vor allem dann auf, wenn der Rücken des Babys zur Wirbelsäule der Mutter zeigt (hintere Hinterhauptslage) und der harte ausgestreckte Hinterkopf des Kindes (wenn es das Kinn vorstreckt) gegen das Kreuzbein und die Bänder im Sakro-Lumbal-Bereich drückt. Alle Haltungen, durch die das Baby nach vorne, gegen die Bauchdecke der Mutter und damit weg von der Wirbelsäule rutschen kann, können eine Erleichterung bedeuten: die vornübergebeugte kniende Haltung oder der Vierfüßlerstand zum Beispiel. Dabei wiegen Sie sich gleichzeitig im Becken oder lassen das Becken kreisen. Neigt sich das Kind nach vorne, unterstützt das auch die Drehung aus der hinteren in die vordere Hinterhauptslage, denn dann kann es leichter das Kinn zur Brust nehmen und sich besser, das heißt an der Bauchdecke anstatt an der knöchernen Wirbelsäule entlang, drehen, vor allem, wenn Sie entspannt sind.

Kräftige Massage oder Gegendruck im schmerzenden Bereich hilft ebenfalls. Auch warme oder kalte Kompressen lindern den Schmerz. Dazu sind entweder eine Wärmflasche oder eine kleine Packung Tiefkühlerbsen bestens geeignet. Ein starker warmer oder kalter Wasserstrahl, der auf die Stelle gerichtet wird, wenn die Schmerzen stark werden, bringt oft wohltuende Erleichterung. Manche Frauen, die während der Geburt im Wasser sind, haben festgestellt, daß Massage erstaunliche Schmerzlinderung bringt, wenn sie vornübergebeugt im Wasserbecken sitzen.

Transkutane elektronische Nervenstimulation (TENS) hilft bei einigen Frauen, andere dagegen erleben sie als störend und wirkungslos. TENS wird mit einem tragbaren Gerät, etwa in der Größe einer kleinen Kamera, ausgeführt, das elektrische Impulse ans Gehirn sendet, um Schmerzsignale zu blockieren. Es wird mit Batterien betrieben. Vier Elektroden werden mit Heftpflaster an beiden Seiten der Wirbelsäule befestigt, zwei mit den oberen Enden in Höhe der unteren Rippenbögen und zwei im Kreuzbereich. Sie bedienen das Gerät selbst und können sich frei bewegen, sich hinlegen oder hinsetzen. Bei Schmerzen im Bauchbereich wirkt diese Methode offenbar weniger gut als bei Rückenschmerzen.

Der Niederfrequenzstrom des Geräts erzeugt ein vibrierendes Summen, von dem angenommen wird, daß es die Ausschüttung endogener (interner) Opiate und Endorphine in die cerebro-spinale Flüssigkeit anregt, wodurch die Schmerzschwelle sich erhöht und das Wohlbefinden steigt.[120] Wenn Sie bereits vor Geburtsbeginn wissen, daß Ihr Baby sich in der hinteren Hinterhauptslage befindet, dann kann es sich lohnen, ein TENS-Gerät zu organisieren. Es kann zur Verringerung von Rückenschmerzen beitragen. Für Ihr Kind ist die Anwendung unschädlich.[121]

Eine Frau, die Rückenschmerzen hat, braucht die ungeteilte Aufmerksamkeit ihrer Helfer und muß immer wieder ermuntert werden. Da solche Schmerzen sehr ermüdend sind, fühlt sie sich vielleicht nicht mehr in der Lage, in Bewegung zu bleiben. Wenn es Ihnen so geht, dann beugen Sie sich mit gespreizten Beinen über einen Sitzsack oder einen Kissenberg, damit Ihr Partner Ihren Rücken gut erreichen und ihn massieren oder dort Druck ausüben kann. Diese Haltung unterstützt das Baby bei der Drehung des Kopfes. Oder Sie begeben sich in die Bauch-Seitenlage, wobei der untere Arm nach hinten ausgestreckt ist, Arme und Beine gebeugt sind und Sie den Kopf zum Kinn ziehen. Sie werden ganz spontan die richtige, weil bequemere Seite wählen. Die meisten Babys in der hinteren Hinterhauptslage liegen mit dem Rücken zur rechten Seite der Mutter; das ist die rechte hintere Hinterhauptslage. Diese Lage kommt fünfmal häufiger vor als die linke hintere Hinterhauptslage. Befindet sich Ihr Kind in der rechten Lage, dann legen Sie sich auf die linke Seite, wobei Ihr oberes Knie angezogen ist und gegen Ihren Bauch drückt. Dadurch wird das Baby dazu ermuntert, sich nach vorne in eine Haltung zu neigen, von der aus es sich leichter in die vordere Hinterhauptslage drehen kann. Wenn Ihr Kind in der linken Lage liegt, fühlen Sie sich auf der rechten Seite wohler, und das Baby kann sich drehen.

Beim Einnehmen einer dieser Haltungen kann Ihre Geburtsbegleitung sich direkt an Ihr Kreuzbein setzen und seitlich mit dem Becken fest gegen den Bereich drücken, in dem Sie die Schmerzen am intensivsten spüren. Die richtige Stelle finden Sie durch Probieren. Ihr Partner kann dann auf dem

»Die drei Stunden dauernde Übergangsphase kam mir endlos vor. ›Wann ist das endlich vorbei?‹, murmelte ich immer wieder. Die Schmerzen schienen nicht mehr nur in meinem unteren Rücken zu bohren, sondern ergriffen meinen ganzen Körper Das war schwer zu ertragen und überwältigte mich völlig.«

Höhepunkt einer Wehe mit seinem ganzen Gewicht Druck ausüben. Außerdem kann er Ihren Rücken massieren, indem er sich selbst im Becken wiegt.

Sobald sich das Baby gedreht hat, verschwinden die Rückenschmerzen fast wie durch ein Wunder, und dann kann die Austreibungsphase beginnen. Bei meinen anthropologischen Feldforschungen in Jamaika stellte ich fest, daß wegen der Beckenform vieler Frauen sich deren Kinder lange Zeit in der hinteren Hinterhauptslage befanden. Die Rückenschmerzen machten ihnen sehr zu schaffen, doch begrüßten sie diese als ein Zeichen, daß das »Tor« in ihrem Rücken sich knirschend öffnete, um das Baby hindurchzulassen. Wenn Sie sich diesen Schmerz wie ein sich öffnendes Tor vorstellen, ertragen Sie ihn möglicherweise besser. Sobald Sie weit offen sind, wissen Sie, daß Sie Ihr Kind schon fast in den Armen halten.

Wenn Sie den Mut verlieren

Gegen Ende der Eröffnungsphase meinen viele Frauen, daß sie so erschöpft sind, daß sie die Geburt des Babys lieber verschieben würden. Das ist ein Zeichen dafür, daß es vorwärtsgegangen ist, denn das ist die Übergangsphase, die Brücke zwischen der Eröffnungs- und der Austreibungsphase. Sie sehnen sich nach den unzähligen Wehen nach etwas Ruhe und sind vielleicht sehr reizbar. Bei einer langen Geburt oder bei starken Rückenschmerzen kann dieser Zustand auch schon früher eintreten. Jetzt kommt es auf Ihre Helferinnen an. Die Worte, die sie dabei verwenden und der Tonfall sind außerordentlich wichtig. Eine gute Hebamme hat Redewendungen, die Ausdruck ihrer unterstützenden Persönlichkeit sind, ihrer Überzeugung, daß die Frau es schafft. Sie wird der Frau vermitteln, daß sie mit ihr fühlt.

Ich kann meine Freundin Caroline Flint buchstäblich hören, wie sie folgende tröstlichen Worte murmelt, ähnlich jenen, die auch ich verwende, wenn ich eine Frau bei einer Geburt begleite:

Gut... Ausgezeichnet... Du machst das sehr gut... Du bist wunderbar entspannt... Laß es geschehen... Laß es zu... Mach Dich ganz weit... Überlaß Dich den Wehen... Spüre, wie Du Dich öffnest... Gut, sehr gut... Das war sehr gut... Du machst das großartig... Das ist genau das Richtige... Wie gut das geht... Das gefällt mir... Öffne Dich wie eine Knospe... Mach auf... Gib Dich ganz hin... Öffne Dich... Gut, sehr gut... [122]

Auch wenn eine Hebamme müde ist, sollte sie solche Worte nie mechanisch gebrauchen. Durch diese Worte bringt sie zum Ausdruck, daß ihr bewußt ist, daß die Frau alle Anspannung loslassen muß.

Elizabeth Davis, Hebamme in San Franzisko, verwendet Worte wie »Bleib ganz entspannt« und »Sei wirklich offen, und laß die Kraft durch dich hindurchfließen, laß es einfach geschehen, laß es raus.« [123]

Herausforderungen annehmen

Penny Simkin, eine Geburtsvorbereiterin aus Seattle, wendet ihre Vorgehensweise des »Jetzt bin ich zuständig« an, wenn eine Frau während der Geburt ihren emotionalen Tiefstand erreicht, weint, aufgeben möchte, angespannt ist oder starke Schmerzen hat. Die Geburtsbegleitung oder die Hebamme stellt physische Nähe zur Mutter her. Sie spricht mit beruhigender, Zuversicht vermittelnder Stimme:

Atme mit mir zusammen... ATME MIT MIR... Ja, so... genau so... gut... MACH WEITER SO... genau so... Schau mich an... Bleib bei mir... Das tut Dir gut... Jetzt geht es vorüber... Gut... gut... Jetzt ruh´ Dich einfach aus, das war sehr gut.

In den Wehenpausen sagt sie vielleicht:

Laß mich Dir bei der nächsten Wehe noch mehr helfen. Schau mich in dem Moment an, wenn sie beginnt. Wir atmen dann zusammen, damit wir Schritt halten können. Gut?... Du machst das prima. Jetzt geht es wirklich vorwärts.[124]

Wenn Sie an den Punkt kommen, wo Sie den Mut verlieren, brauchen Sie Veränderung:

♦ Ändern Sie Ihre Haltung oder Ihre Bewegungen.
♦ Wenn im Hintergrund Musik spielt, dann wechseln Sie die CD. Wählen Sie einen anderen Rhythmus und eine unterschiedliche Stimmung.
♦ Sorgen Sie für einen Umgebungswechsel. Gehen Sie in ein anderes Zimmer oder nach draußen, öffnen Sie das Fenster, oder gehen Sie ins Bad.
♦ Versuchen Sie, Ihren Atemrhythmus zu verändern. Wenn Sie eher schnell geatmet haben, dann atmen Sie jetzt langsamer und tiefer. Wenn Sie tief geatmet haben, dann atmen Sie jetzt schneller.
♦ Bitten Sie darum, daß Sie anders berührt werden, an einer anderen Stelle Ihres Körpers oder durch eine andere Massage. Lassen Sie Ihre Helferinnen sich abwechseln, damit jemand anders Sie stützt oder massiert.
♦ Wenn andere vertraute Menschen in der Nähe sind, bitten Sie jemand anders, eine Weile bei Ihnen zu sein. Ein neues Gesicht wirkt oft Wunder.
♦ Wenn Sie im Halbdunkel waren, zünden Sie Kerzen an, oder machen Sie Licht. Ist es sehr hell im Zimmer, ziehen Sie die Vorhänge zu.
♦ Verwenden Sie Massageöl mit einem anderen Duft, gehen Sie zum Beispiel von Lavendel zu Rosen über oder von Weihrauch zu Wacholder.
♦ Haben Sie Ihre Augen während der Wehen geschlossen, öffnen Sie diese und stellen Blickkontakt zu Ihrem Partner oder Ihrer Hebamme her. Wenn Sie bisher Blickkontakt hatten, versuchen Sie, Ihre Augen zu schließen und sich in sich selbst zu versenken.
♦ Vielleicht waren Sie während der Wehen ganz still. Dann gehen Sie jetzt aus sich heraus, und lassen Sie leise Töne direkt in Ihr Becken hineinfließen. Wenn Sie bisher sehr geräuschvoll waren, dann probieren Sie, wie das ist,

Herausforderungen annehmen

wenn Sie während der Wehen Ihrem eigenen Atemgeräusch lauschen, und lassen Sie jeden Atemzug wie eine Welle am Kiesstrand ertönen.

♦ Erfrischen Sie sich. Sprühen Sie sich eiskaltes Wasser ins Gesicht. Nehmen Sie ein Bad, oder duschen Sie. Lutschen Sie kleine Eiswürfel.

♦ Tanken Sie neue Energie, trinken Sie ein glukosehaltiges Getränk, oder essen Sie ein paar Löffel Honig direkt aus dem Glas.

Körperkontrolle

Oft wird behauptet, daß Sportlerinnen schwere Geburten haben, weil ihre Beckenbodenmuskeln sehr stark ausgebildet sind. Doch gut trainierte Muskeln sind auch sehr flexibel; sie können willentlich angespannt und entspannt werden. Sehr viel wahrscheinlicher ist, daß eine Frau, »die auf's Ganze geht«, ihren Körper mit Durchhaltevermögen beherrscht und so länger gegen ihre Wehen ankämpfen kann. Wenn sie sich muskulär verausgabt, hilft ihr das bei der Geburt nicht. Sie muß die Kontrolle über ihre Muskeln aufgeben, dann kann ihre Gebärmutter die Arbeit für sie tun.

Ina May Gaskin, Hebamme in der Landkommune »Die Farm« in Tennessee, beschreibt den Geburtsverlauf bei einer Rennradfahrerin, die schon 24 Stunden lang Wehen hatte und den Mut verlor. Sie berichtet:

Ich war mir ziemlich sicher, daß das Problem darin begründet lag, daß sie nicht wirklich jede Wehe »willkommen hieß«, sondern im Grunde auf eine subtile, doch sehr wirkungsvolle Weise gegen die Wehen ankämpfte.

Ich fragte sie, was die längste Strecke war, die sie jemals an einem Tag zurückgelegt hatte. Sie schaute ihren Mann an, und beide meinten, 150 km und lächelten. Ich sagte: »Ein Kind bekommen ist auch so. Das erfordert Ausdauer. Nur mußt Du die

Geburt ist wie Schwimmen in stürmischer See. Vertrauen Sie sich dem Wellengang an.

Pedale ganz anders benutzen.« Damit konnte sie etwas anfangen. Ich erklärte ihr, das sie auf die Empfindungen achten solle, die sie bei jeder Wehe hatte, und versuchen solle, sich jedesmal zu öffnen und zu entspannen. Ich meinte, daß Schmusen oft viel dabei bewirken würde. Ich ließ sie ca. 45 Minuten alleine. Danach riefen sie mich, ich solle schauen, wie weit sie eröffnet sei.

Inzwischen hatte sich der Muttermund fast völlig geöffnet und sie war soweit, daß sie spontan mitschieben konnte. Das machte ihr großen Spaß, und sie brachte ihr Kind mühelos, ohne Dammriß auf die Welt. [125]

Bedenkliche Herztöne

Wenn die kindlichen Herztöne auf dem Höhepunkt einer Wehe sehr viel langsamer werden, sollten sie sich 15 Sekunden nach dem Ende der Wehe wieder erholt haben. Dann bekommt das Baby auch genügend Sauerstoff.

Am einfachsten kann Ihre Hebamme das bei einer Geburt ohne Klinik mit Hilfe eines Dopton-Geräts überprüfen, dessen Schallkopf an Ihrem Bauch über dem Herzen des Kindes gelegt wird, um dann 30 Sekunden lang im Anschluß an eine Wehe die Herztöne zu hören. Dieses Gerät kann unabhängig von Ihrer Haltung, sogar auch unter Wasser eingesetzt werden, wenn der Schallkopf mit einer Plastiktüte oder einem Kondom umhüllt wird. So haben Sie völlige Bewegungsfreiheit. Da auch Sie die Herztöne hören können, wissen Sie und Ihre Betreuerinnen über den Zustand des Babys Bescheid.

Wenn die Herztöne unter 100 pro Minute sinken und sich in der Wehenpause nicht erholen, dann kann es sein, daß es dem Baby nicht gutgeht. Das kann daran liegen, daß die Nabelschnur zwischen dem Kind und Ihrem Becken abgedrückt wird. Wenn Sie gesessen oder gelegen haben, probieren Sie es mit Stehen oder mit dem Vierfüßlerstand. Sind Sie bereits in der Austreibungsphase, und haben Sie zum Pressen die Luft angehalten, dann versuchen Sie, statt dessen zu atmen, damit der Rachenraum geöffnet bleibt. Das ist schwierig, wenn Sie auf das Luftanhalten schon eingespielt sind. Helfen kann, daß Sie ausblasen, wenn Sie den Preßdrang spüren. Manchmal genügt es, regelmäßiger zu atmen und ständig Sauerstoff aufzunehmen, damit die Geburt für das Baby leichter wird. Ihre Hebamme hat Sauerstoff vorrätig, falls ihn das Kind nach der Geburt brauchen sollte. Vielleicht hat sie für Sie auch eine Sauerstoffmaske, von der Sie in dieser Situation Gebrauch machen könnten.

Wird trotz all Ihrer Bemühungen ein Kliniktransport nötig, so ist das kein Versagen. Sie haben Ihre Sache bisher gut gemacht, doch jetzt brauchen Sie zusätzliche Hilfe, die nur in der Klinik zur Verfügung steht.

Sobald Sie in der Klinik sind, werden möglicherweise kontinuierlich die Herztöne abgeleitet, wobei Ihr Baby eine Kopfschwartenelektrode bekommt. Dadurch können durchgehende Aufzeichnungen ausgedruckt werden, doch eine genaue Diagnose über den Zustand des Kindes ist auf diese Weise nicht zu erstellen. Eine Möglichkeit, mehr zu erfahren, ist die Entnahme einiger Tropfen Blut aus der Kopfhaut, um es zu analysieren. Aufgrund der Ergebnisse wird Ihnen vielleicht zu einer Zangen-, Saugglocken- oder Kaiserschnittgeburt geraten. Es kann auch sein, daß die Ärzte es für besser halten, »auf Nummer sicher zu gehen« und ohne weitere Untersuchungen eine dieser Methoden anwenden. Das ist sicherlich ein Schock für Sie, doch nach all der Mühen halten vielleicht auch Sie das für das Beste bzw. möchten noch etwas darüber nachdenken und sich dann entscheiden.

Hyperventilation

Hyperventilation ist die Folge einer schnellen, heftigen Atmung. Oft kommt es am Ende der Eröffnungsphase dazu, wenn die Wehen im Abstand von zwei Minuten kommen. Die Frau atmet zu hastig, so daß keine Zeit für die kleinen Pausen bleibt, die ganz natürlich zwischen der Ein- und Ausatmung und der Aus- und Einatmung entstehen. Sie fühlt sich benommen, ihr ist schwindelig, ihr wird übel, es kribbelt in den Fingern, sie hat ein taubes Gefühl um den Mund herum, fängt an zu schwitzen und gerät möglicherweise in Panik. Der Puls ist erhöht, der pH-Wert des Blutes steigt (das Blut tendiert zum sauren Bereich), und der Blutfluß zum Gehirn verringert sich. Einem gesunden Baby macht das Hyperventilieren während der Geburt nichts aus, doch für ein Kind, das sich in keinem ganz guten Zustand befindet, könnte dieses übermäßige Abatmen von Kohlendioxid schädlich sein, weil der Sauerstoff in diesem Fall fester an das Hämoglobin gebunden ist und von den Zellen nur schwer aufgenommen wird. Die Folge davon ist, daß das Baby weniger Sauerstoff erhält.[126]

Unter Streß kommt es bei vielen Menschen zur Hyperventilation. Die Geburt, vor allem das Ende der Eröffnungsphase, ist belastend. Vielleicht hilft Ihnen, daß Ihre Hebamme oder Ihr Partner jedesmal, wenn die Wehe ihren Höhepunkt erreicht, sagt: »Jetzt ist es bald vorbei« und Sie berührt, damit Sie Selbstvertrauen bekommen und sich geborgen fühlen.

Der Hyperventilation können Sie dadurch vorbeugen, indem Sie für entspannte Schultern und einen entspannten Rachenraum sorgen. Konzentrieren Sie sich auf den Gedanken, sich bei jedem Ausatmen noch ein bißchen mehr zu entspannen, und lassen Sie Ihre Atmung rhythmisch fließen. Ihre Helferinnen können mit Ihnen zusammen atmen, damit Sie sich nicht so allein fühlen.

Sollten Sie hyperventilieren, kann Ihr Partner beide Hände auf Ihre Schultern legen und Sie daran erinnern, sich zu entspannen und sanfter zu atmen, mit einem Seufzer beim Ausatmen. Wenn Ihnen das schwerfällt, dann kann es helfen, in eine Papiertüte zu atmen, so daß Sie das Kohlendioxid, das Sie ausgeatmet haben, wieder einatmen. Achten Sie dabei auf die kurze Pause nach jedem Einatmen und jedem Ausatmen.

Sie werden sehr müde

Die Geburt ist ein intensiver Vorgang, der sehr viel Energie von Ihnen erfordert. Gebären kann die anstrengendste Arbeit sein, die Sie je getan haben. Oft hat eine Frau das Gefühl, wie in einer Tretmühle von Wehen gefangen zu sein. Die Vorschläge von Seite 157f. können Ihnen jetzt nützen.

In einigen Kliniken gibt es die Regel, daß Frauen während der Geburt nichts essen dürfen, da eine Vollnarkose nötig sein könnte. Die einzige Möglichkeit der Nahrungszufuhr ist dann eine Glukoselösung durch einen intravenösen Tropf. Wenn die

»Nach fünf Stunden konnte ich allmählich nicht mehr. Anne sprach mir die ganze Zeit Mut zu und sagte: ›Entspann Dich zur Wehe hin... Du machst das sehr gut... gut so.‹ Sie gab mir einen Schwamm, und ich saugte daran. Dann wischte sie mir das Gesicht mit einem feuchten, warmen Waschlappen ab. Sie meinte: ›Mach Dir wegen der anderen Leute keine Gedanken. Atme. Atme einfach weiter. Du schaffst das. Du bist schon so weit. Prima!‹ Die Hebamme meinte, daß ich erst fünf bis sechs Zentimeter eröffnet sei. Anne ermunterte mich: ›Du weißt ja, daß es von jetzt an sehr viel schneller vorangeht.‹«

Gebärende nichts zu sich nehmen kann, ist sie wahrscheinlich bald erschöpft, vor allem, wenn sie sich zudem erbricht. Sie muß auf Ihre Fettreserven zurückgreifen, was zur Folge hat, daß sie dehydriert und Ketone, die ein Produkt des Fettstoffwechsels sind, in ihrem Urin enthalten sind.[127]

Wenn die Frau ihr Kind außerhalb einer Klinik zur Welt bringt, ist es unwahrscheinlich, daß sie Schmerzmittel bekommt, die die Magenentleerung verzögern. Sie kann trinken, wann immer sie das möchte und entsprechend ihrem Appetit Nahrung zu sich nehmen. Aus diesem Grund kommt es bei einer Hausgeburt seltener zu einer Ketose. Sind Sie durch die Geburt jedoch sehr erschöpft, helfen Ihnen vielleicht folgende einfache Mittel:

♦ Trinken Sie zum Ausgleich des Elektrolytgleichgewichts in Ihrem Körper. Ein von amerikanischen Hausgeburtshebammen zusammengestelltes Getränk heißt »Geburtshelfer«.[128] Sie können es selbst zubereiten, indem Sie 1 l Wasser, 1/3 Tasse Honig, 1/3 Tasse Zitronensaft, 1/2 Teelöffel Salz, 1/4 Teelöffel Backpulver und zwei zerstoßene Kalziumtabletten mixen.

♦ Essen Sie etwas, das sie nicht kauen müssen, zum Beispiel gefrorenen Joghurt oder Frischkäse, Grießbrei mit Honig oder Sirup oder einige Löffel Mangomus. Das bringt Ihnen sofort Energie.

♦ Kämpfen Sie nicht gegen den Schmerz an. Lassen Sie sich darauf ein. Wenn Sie sich gegen den Schmerz wehren, bedeutet das, daß Sie Ihrem Körper nicht erlauben, sich zu öffnen. Es kann eine überraschende Erleichterung bedeuten, wenn Sie den Schmerz annehmen und mitgehen.

♦ Ruhen Sie sich in jeder Wehenpause aus, egal, was während der Wehen geschah. Beugen Sie sich über einen bequemen Kissenberg. Es ist oft sogar möglich, eine halbe Minute lang zu dösen, ehe die nächste Wehe kommt. Bitten Sie Ihre Geburtsbegleitung, eine Hand auf Ihren Bauch zu legen und Ihnen ganz leise Bescheid zu sagen, wenn die nächste Wehe kommt, damit Sie sich darauf einstellen können und nicht von ihr überrascht werden.

♦ Vergessen Sie nicht, daß Sie ein Kind bekommen. Diese Tatsache gerät leicht in den Hintergrund, wenn es sehr turbulent zugeht. Eine Hebamme, mit der ich befreundet bin, leiht sich oft ein Baby aus, um es der Frau in dieser Geburtsphase zu zeigen und um ihr ganz deutlich vor Augen zu führen, worum es geht. Ihre Geburtsbegleitung oder die Hebamme können sagen: »Komm Baby, komm schon! Schieb dich weiter vor. Komm Baby – nur noch ein bißchen.« Das gibt Ihnen vielleicht wieder neue Kraft.

Preßdrang, bevor der Muttermund vollständig eröffnet ist

Sie können den Drang zum Mitschieben verspüren, bevor der Muttermund ganz offen ist. Drücken Sie dann gegen einen nicht vollständig eröffneten Muttermund, kann dieser anschwellen, so daß er sich tatsächlich wieder ein wenig schließt. Dadurch wird die Geburt für das Baby schwieriger. Wenn Sie gerne pressen möchten und noch nicht vollständig eröffnet sind, helfen Ihnen vielleicht folgende Vorschläge:

♦ Atmen Sie wie gewohnt weiter. Halten Sie nicht die Luft an. Wenn Sie den Preßdrang spüren, atmen Sie zweimal schnell aus und einmal langsam, so daß ein gleichmäßiger Rhythmus entsteht. Es kann auch helfen, wenn Ihre Geburtsbegleitung einen Finger vor Ihren Mund hält, so daß Sie jeden langsamen Ausatemzug darauf richten können. Sobald der Preßdrang vorbei ist, atmen Sie wieder tief und langsam.

♦ Wenn Sie aufrecht sind, ist jetzt die Zeit gekommen, sich auf die Seite zu legen oder in den Vierfüßlerstand zu gehen. Dadurch wird der Druck des Kopfes auf Ihren Mastdarm und After leicht gemildert, so daß der Preßdrang nicht mehr so unwiderstehlich ist.

♦ Falls Sie unbedingt drücken müssen, dann tun Sie das mit offenem Mund, und atmen dabei aus. Lassen Sie Ihre Gebärmutter die ganze Arbeit tun, während Sie sich ganz weit machen.

Der Preßdrang setzt nicht ein

Eine Frau kann ein Baby zur Welt bringen, ohne es willentlich hinauszuschieben. Das besorgt die Gebärmutter. Die Energie, die die Mutter zur

Herausforderungen annehmen

Austreibung beiträgt, macht nur einen kleinen Teil (etwa 30 bis 40 Prozent) der Kraft aus, die ihre Gebärmutter aufwendet, um das Baby nach unten durch den Muttermund, die sich auffächernde Scheide und das weiter werdende Gewebe des Damms zu schieben.

Bevor Sie keinen unwiderstehlichen Drang zum Mitschieben haben, sollten Sie durch gleichmäßiges Weiteratmen das Pressen vermeiden. Es besteht keine Notwendigkeit, die Luft anzuhalten. So hat das Gewebe die Möglichkeit, sich ganz allmählich zu entfalten, ehe der Kopf des Babys sich hindurchschiebt. Dadurch nehmen die Bänder, Muskeln oder die Haut keinerlei Schaden.

»Dann trat der Kopf durch. So schnell wie die Wehen gekommen waren, hörten sie auch wieder auf. Mir war sehr heiß, und ich hatte ein Hochgefühl. Ich war sehr aufgeregt. Nachdem ich einen sehr hohen Berg erklommen hatte, konnte ich mich jetzt setzen und den atemberaubenden Ausblick genießen. Diesen Teil der Geburt habe ich sehr gerne – dieses ruhige, gehobene Gefühl, daß alles bereit ist. Die nächste Wehe kam, und ich nahm sie zufrieden an. Ich war überrascht von der Intensität. Ich überließ alles meinem Körper.«

Das Pressen fühlt sich großartig an, wenn man dazu bereit ist. Sie werden ganz automatisch wissen, was zu tun ist. Wenn Sie ganz instinktiv pressen, ist die Austreibungsphase ein triumphales Erlebnis.

Viele Frauen und Geburtshelfer meinen, daß sie die Geburt durch Pressen beschleunigen können, noch bevor der Körper der Mutter soweit ist. Das kann nur von Nachteil sein und ist sehr erschöpfend. Pressen auf Befehl ist unangenehm und anstrengend, außerdem bewirkt es oft das genaue Gegenteil, denn die Frau kann sich nicht mehr nach den Signalen ihres Körpers richten. Dadurch wird die Austreibungsphase zu einem Wettkampf, sie bemüht sich mit aller Kraft, das Baby hinauszuschieben, so daß die Äderchen in ihrem Gesicht und in ihren Augen platzen, der Blutdruck ansteigt, wobei sie von Helfern umgeben ist, die sie anfeuern, ohne auf ihren spontanen physiologischen Rhythmus zu achten. Wenn Sie sich vorstellen, Sie würden beim Liebesspiel von anderen angefeuert, dann wird sofort klar, daß das keine Hilfe ist. Natürliche körperliche Vorgänge, die spontan vor sich gehen, Regeln zu unterwerfen, ist niemals ratsam.

Sobald der Kopf des Babys Nerven in Ihrem Dammbereich berührt, wird der Ferguson-Reflex aufgelöst: Endogenes Oxytozin wird ausgeschüttet, und Sie verspüren einen Preßdrang.[129] Bei einigen Frauen setzt der Preßdrang erst kurz vor der Geburt des Babys ein. Die Mutter schiebt ein- oder zweimal mit, und das Kind gleitet mühelos heraus.

Manchmal ist ein Preßdrang spürbar, doch nicht sehr stark. Das ist auch in Ordnung. »Hören« Sie auf Ihre Gebärmutter. Wenn die Austreibungsphase sehr leidenschaftlich begonnen hat, kann es sein, daß einige sanftere Wehen folgen, bei denen der Preßdrang nur sehr schwach oder gar nicht vorhanden ist. Bei einer Frau, die völlig den Signalen ihrer Gebärmutter folgen kann, kann der Preßrhythmus, den die Gebärmutter vorgibt, von Wehe zu Wehe verschieden sein. Manche Preßwehen sind lang, andere kurz.

Manchmal kann eine Frau bei einer Preßwehe nur einmal mitschieben, bei anderen vier- oder fünfmal. Selbst wenn Sie unsicher sind, was Sie tun sollen, weiß Ihr Körper, wie er das Kind zur Welt bringt.

Lange Austreibungsphase

Wenn Sie spüren, daß Sie die Kraft zum Durchhalten haben und es dem Baby gut geht, ist es unnötig, ein Zeitlimit zu setzen. Versuchen Sie, sich auf jede einzelne Wehe neu einzulassen und sich in den Pausen völlig zu entspannen. Die Austreibungsphase kann drei Minuten oder drei Stunden dauern – genau die Zeit, die speziell diese Frau und dieses Kind brauchen.[130]

Getrübtes Fruchtwasser

Der Darm eines voll ausgetragenen Babys enthält Mekonium. Mekonium ist ein Zeichen von Geburtsreife. Wenn zu Geburtsbeginn dickflüssiges Mekonium abgeht, ist das ein Zeichen, daß es dem Baby davor schlecht ging. Sollte etwas davon in die Lunge des Babys gelangen, besteht die Gefahr einer Atemwegsinfektion.

Frisches Mekonium ist braun und klebrig, älteres grün. Ist das Fruchtwasser grünlich, ist das ein Zeichen, daß das Baby sich irgendwann einmal in einem schlechten Zustand befand. Wenn die Geburt kurz bevorsteht und frisches Mekonium ausgeschieden wird, dann halten Ihre Hebamme oder Ihre Ärztin ein Absauggerät bereit, um das Mekonium sanft zu entfernen – auch schon, ehe der Körper des Kindes geboren ist und bevor sich der Brustkorb für den ersten Atemzug geweitet hat.

Diese Methode ist leichter anzuwenden, wenn Sie mit gebeugten Beinen stehen oder im Vierfüßlerstand sind, wobei Ihre Hebamme oder Ihr Arzt sich hinter Ihnen befindet. Atmen Sie das Baby ganz sanft aus anstatt heftig zu pressen, dann ist genügend Zeit für Ihre Geburtshelfer, die kleinsten Spuren von Mekonium zu entfernen.[131]

Wenn die Geburt noch in weiter Ferne ist und Mekonium abgeht, dann schlagen Ihre Geburtshelfer wahrscheinlich eine Verlegung in die Klinik vor. Dort steht ein Kinderarzt bereit, um ein Kind notfalls wiederbeleben zu können und dafür zu sorgen, daß die Atemwege frei sind, indem die ganze Flüssigkeit gegebenenfalls mit einer endotrachealen Sonde abgesaugt wird.

Diese Verlegung in die Klinik kann Ihnen Angst machen. Die meisten Babys, die während der Geburt Mekonium ausgeschieden haben, sind in einem guten Zustand, doch durch eine kinderärztliche Untersuchung und das Absaugen der Atemwege des Kindes wird dafür gesorgt, daß Sie keine Risiken eingehen. Es gibt auch Kinderärzte, die bereit sind, zur Hausgeburt zu kommen.

Das Baby kommt sehr schnell

Ist die Austreibungsphase sehr kurz (dies wird manchmal als Sturzgeburt bezeichnet) und hat es den Anschein, als würde das Baby wie ein Sektkorken herausschießen, gibt es mehrere Dinge, die Sie tun können, damit es etwas langsamer geht und die Geburt sanfter verläuft:

♦ Gehen Sie in den Vierfüßlerstand oder in die Seitenlage, damit Ihre Hebamme oder die Ärztin einen »Dammschutz« machen kann. Gehen Sie nicht in die Hocke oder in die aufrechte Haltung.

♦ *Atmen* Sie das Baby aus. Leiten Sie Ihr Kind mit Ihrer Atmung. Pressen Sie möglichst nicht mit. Wenn Sie pressen müssen, dann atmen Sie sobald wie möglich wieder gleichmäßig.

♦ Lassen Sie die Beckenbodenmuskeln los, und entspannen Sie den Damm, indem Sie den Mund öffnen, den Unterkiefer locker lassen und den Rachenraum öffnen. Stellen Sie sich eine reife Frucht vor, aus der die Kerne herausquellen oder auch eine Zahnpastatube, auf die Sie sich versehentlich gestellt haben und aus der jetzt die Zahnpasta hervorquillt, oder auch einen Wasserfall, der die Felsen hinabschießt – je nachdem, welches Bild Ihnen am besten zur Entspannung verhilft.

♦ Wenn Sie Geräusche machen möchten, dann bellen, stöhnen oder seufzen Sie tief. Geben Sie klangvoll Laute von sich, die direkt in Ihr Becken hineinwirken. Schreien Sie nicht in hoher Stimmlage, und wimmern Sie nicht – dadurch verspannen Sie sich.

♦ Lassen Sie Spannung von sich abfließen, und öffnen Sie sich. Lassen Sie Ihren Beckenboden wie einen Aufzug abwärts in den Keller fahren, anstatt die Luft anzuhalten und mit aller Kraft zu pressen. Ihr Baby kann dann hinausgleiten, ohne mit forciertem Druck hinausbefördert zu werden.

Eine Hebamme
»Manchmal wenn ich einer Frau beim Durchtreten des kindlichen Kopfes beistehe, habe ich das Gefühl, ich würde den Fahrer eines Lasters dirigieren: ›In Ordnung. Noch ein bißchen vorwärts. Stop. Gut, noch ein bißchen in diese Richtung.‹ Während die Frau diese ungeheure Kraft zurückhält, verändert sich der Zustand ihrer Haut völlig – sie entspannt sich und wird geschmeidiger und dehnbarer.«[132]

»Es ging alles so schnell – in nicht einmal einer Stunde war alles vorbei. Ich kam nachmittags um Viertel nach drei in der Klinik an, und die Habamme sagte, dass ich 2 cm eröffnet sei. Noch während der Untersuchung war mein Muttermund bis auf 5 cm eröffnet, und um zehn vor Vier war mein Kind geboren. Ich fühlte mich wie durch die Mangel gedreht. Ich zitterte am ganzen Körper. Um drei in der Früh musste ich aufstehen und alles aufschreiben, damit ich es loswerden konnte, vorher konnte ich nicht einschlafen.«

Wenn Sie sich die Geburt nicht entgehen lassen möchten, dann vergessen Sie nicht, die Augen zu öffnen und Ihre Arme nach dem Baby auszustrecken, sobald Sie es endlich aus sich herausgleiten spüren.

Herausforderungen annehmen

Überraschende Steißlage

Manchmal geht die Geburt gut voran, und die Geburtshelfer sehen etwas hervorschauen, das wie ein kahler Kopf aussieht, bemerken dann aber, vielleicht nach Mekoniumabgang, daß dies der Po des Babys sein muß. In diesem Fall handelt es sich um eine Steißlage, die nicht rechtzeitig erkannt wurde.

Eine Steißgeburt verläuft wie jede andere Geburt – bis zu dem Zeitpunkt, an dem der Körper des Babys geboren wird. Dann kann es passieren, daß der Kopf steckenbleibt. Aus diesem Grund wird in Kliniken bei einer vaginalen Steißgeburt – bei vielen Steißlagen wird ein Kaiserschnitt angeordnet – ein großer Dammschnitt gemacht und am nachfolgenden Kopf die Zange angelegt. Die meisten Schäden entstehen tatsächlich aufgrund von Ängsten und einer unsanften Behandlung seitens der Geburtshelfer. Ich habe gesehen, wie ein Arzt Angst bekam und an den Beinen des Babys zog, so daß es die Arme ausbreitete und völlig steckenblieb. Ein Kind in der Steißlage sollte immer ganz sanft entbunden werden, um Verletzungen der Nabelschnur, der Arme und des Halses zu vermeiden.

Kann die Geburt von selbst vor sich gehen, entfaltet sich der Körper des Babys, und die Gebärmutter sorgt dafür, daß der Kopf gebeugt bleibt. Dann rutschen beide Beine oder eines heraus, gefolgt vom Körper und anschließend dem Kopf. Bei 89 Steißlagen, die von Hebammen in New Jersey (USA) geleitet wurden, kam es in keinem Fall zum Ausstrecken der Arme, und alle Kinder waren in einem guten Zustand.[133]

Es ist nicht ratsam, sich bei einer Steißlage auf eine Hausgeburt vorzubereiten. Vielleicht braucht Ihr Baby Unterstützung bei der Atmung. Daher sollte ein Kinderarzt anwesend sein. Wenn es sich jedoch überraschend herausstellt, daß sich das Kind in der Steißlage befindet, nehmen Sie eine abgestützte aufrechte Haltung ein, öffnen Sie die Beine weit, und beugen Sie die Knie, damit der Kopf des Babys möglichst viel Platz hat und die Schwerkraft dem Kind beim Hinausgleiten helfen kann. Michel Odent meint, er würde »niemals eine Steißgeburt riskieren, bei der die Frau auf dem Rücken liegt oder sich in halb sitzender Haltung befindet«.[134]

Die denkbar schlechteste Haltung für eine Steißgeburt wäre die Rückenlage mit den Beinen in Beinhaltern, wie es die meisten Kliniken vorschreiben. In dieser Position werden Ihr Kreuz- und Steißbein nach oben gedrückt, und der Platz im Becken und der Beckenausgang verkleinern sich. Wenn Sie dagegen in der Hocke sind, gewinnen Sie im Querdurchmesser einen Zentimeter hinzu und zwei Zentimeter von vorne nach hinten.[135]

Sobald Sie eine halb aufrechte, halb hockende Haltung eingenommen haben, stützen Sie sich auf Ihre Geburtsbegleitung, die sich vor Ihnen befindet. Am besten stehen Ihre Hebamme und Ihr Arzt hinter Ihnen. Warten Sie einfach ab, und schauen Sie zu, bis der Körper des Babys geboren ist. Der einzige Eingriff, der nötig sein könnte, ist ein sanfter Druck hinter den Knien des Babys, falls die Füße nach oben bis über die Schultern gestreckt sind. Der Druck bewirkt, daß das Kind die Knie beugt, so daß die Füße nach unten gelangen. Sind die Beine gestreckt, wirken Sie für die Wirbelsäule wie eine Schiene, und das Baby schmiegt sich weniger gut in die Krümmung des Geburtskanals.

Indem Sie die Knie beugen und tief in die Hocke gehen, wobei Sie sich an Ihrem Partner festhalten, gleitet der Körper des Babys heraus. Auch die Nabelschnur kann mitkommen. Falls diese fest um den Körper des Kindes gewickelt ist, löst die Hebamme sie vorsichtig und sehr sanft. Es kann sein, daß Sie einen verwirrenden, immer wieder unterbrochenen Preßdrang verspüren. Vermeiden Sie nach Möglichkeit zu pressen, bevor der Kopf geboren wurde; lassen Sie das Kind durch die Kraft der Gebärmutter zur Welt kommen. Dadurch können Sie sich öffnen, und Ihr Gewebe kann sich ganz allmählich entfalten. Sobald der ganze Körper geboren ist, beugen Sie sich vor; die Beine sind immer noch weit gespreizt und die Knie gebeugt. Stützen Sie sich auf ein Möbelstück oder Ihren Partner, so daß Ihr Rücken fast waagerecht ist. In dieser Haltung kippt Ihr Becken vor, so daß Mund und Nase des Babys zu sehen sind, und derjenige, der das Kind in Empfang nimmt, kann Nase und Mund mit einem Absauggerät freimachen, noch bevor der Kopf ganz geboren ist. Ein Baby in der Steißlage beginnt häufig zu atmen, sobald der Brustkorb geboren ist, und könnte dann Schleim aus dem Geburtskanal einatmen, der den Atemweg in der Nase verstopfen kann. Auch wenn Neugeborene schon sehr gut alles Störende ausniesen können, ist das Absaugen in diesem Fall eine ratsame Vorsichtsmaßnahme.

Es muß entschieden werden, ob ein Dammschnitt gemacht werden soll oder nicht. Manchmal ist er notwendig, damit der Kopf mehr Platz hat.

Dann spüren Sie den Durchtritt des Kopfes, das Gefühl von Hitze und Prickeln, das normalerweise der Geburt vorausgeht, wenn der Kopf an der Stelle seines maximalen Umfangs den Damm weitet und darüber gleitet.

Die Hebamme wickelt das Baby wahrscheinlich in ein vorgewärmtes Handtuch und stützt den Kopf, wenn er herausgleitet. Es kann sein, daß Ihr Kind Sauerstoff und Massage braucht, um sich vom Geburtsschock zu erholen.

Ist ein Dammschnitt nötig?

Zwar wird behauptet, daß ein routinemäßiger Dammschnitt Babys vor Gehirnverletzungen schützt, doch gibt es keine Belege dafür. Eine Zufallsstichprobe von Geburten, bei denen routinemäßig ein Dammschnitt gemacht wurde oder aber nur dann, wenn es für absolut notwendig gehalten wurde, ergab, daß in der letzteren Gruppe die Babys keinen niedrigeren Apgar-Wert hatten oder mehr Babys auf die Intensivstation mußten.

Nach einem Dammschnitt kommt es eher zu einem tiefen Riß, als wenn das Gewebe bei der natürlichen Dehnung reißt. Während der Heilung des Dammschnitts fällt das Sitzen und Umhergehen schwer. Viele Frauen sagen, daß es sich anfühlt als würden Sie auf Glassplittern sitzen. Die Dammschnittwunde kann sich entzünden, nach einem Dammschnitt kann es eher zu Harninkontinenz kommen und jeder Versuch des Geschlechtsverkehrs ist schmerzhafter als nach einem Dammriß.[136]

Wenn das Baby nicht ganz schnell auf die Welt kommen muß, lehnen Sie das Angebot des Dammschnitts besser ab.

Steckenbleiben der Schultern

Bei einer Geburt in der Schädellage kommt manchmal zuerst ein großer Kopf zum Vorschein, und dann verzögert sich die Geburt der Schultern. Sehr selten bleiben die Schultern wirklich stecken: das wird als Schulterdystokie bezeichnet. Die Hebamme kann sehen, daß das Kind einen großen Kopf und runde Wangen hat und daß das Gesicht Druck ausgesetzt war. Der Hals ist nicht zu sehen, weil er wegen der breiten Schultern des Kindes eingezwängt ist.

Wehenmittel können eine Schulterdystokie herbeiführen. Die Gebärmutter wird dadurch zu einer unnatürlich starken Wehentätigkeit angeregt, die die Geburt beschleunigt, und das Baby wird durch den Geburtskanal geschoben, noch bevor sich das Gewebe langsam auffächern kann. Der Kopf schießt dann heraus, und die Schultern bleiben stecken. Bei einer Geburt außerhalb der Klinik sollten die Wehen niemals mit Oxytozin verstärkt werden; nur so verläuft die Geburt langsam und sanft.

Angestrengtes Pressen und langes Luftanhalten kann ebenfalls dazu führen, daß der Kopf des Babys hinausgepreßt wird, bevor sich das Gewebe ausreichend gedehnt hat. Es ist also ratsam, die Geburt in dem ihr angemessenen Tempo ihren Lauf nehmen zu lassen.

Der Kopf ist der größte Körperteil des Babys und wie ein Ball, der sich auf den Schultern drehen kann. Wenn das Kind durch das Becken geschoben wird, wobei der Rücken rund ist, die Gliedmaßen gebeugt ganz dicht am Körper liegen und das Kinn an die Brust gezogen ist, gleicht auch der Körper einem Ball. Der Kopf kann sich drehen und sich mit dem Hals mehr oder weniger unabhängig vom Körper bewegen. Die Schultern wiederum können sich mehr oder weniger unabhängig vom Kopf drehen. Wenn breite Schultern quer stehen, müssen sie sich zunächst drehen, damit zuerst die vordere und dann die hintere Schulter geboren werden kann.

In den Kliniken wenden die Ärzte bei einer Schulterdystokie eine Reihe von Techniken an. Dazu gehören das Ausüben von Druck über dem Schambein der Frau, ein großer Dammschnitt, Druck auf den Gebärmutterfundus über dem Po des Babys, der »Wood-Schraubhandgriff« (dabei werden die Finger eingeführt und das Kind mit einer Schraubbewegung herausgezogen) und eine Vorgehensweise, bei der das Baby wieder zurückgeschoben und dann per Kaiserschnitt entbunden wird (»Zavanelli-Handgriff«).[137]

Wenn der Kopf Ihres Kindes geboren ist und dann nichts passiert, dann bewegen Sie sich! Durch Bewegung lösen sich die Schultern des Babys oft von selbst. Ihre Geburtsbegleitung kann Ihnen bei der Haltungsveränderung helfen. Ihre Hebamme oder Ihre Ärztin schlägt Ihnen vielleicht vor, sich in den Vierfüßlerstand zu begeben. In dieser Haltung vergrößert sich der Durchmesser Ihres Beckens von vorne nach hinten um bis zu ein oder zwei Zentimeter. Wenn die nächste Wehe kommt, schieben Sie kräftig mit, während Ihre Geburtshelfer am Kopf des Babys sanften Zug nach unten anwenden. Manchmal rutscht das Baby dann einfach heraus.[138]

Oder aber Sie stehen mit möglichst weit geöffneten Knien. Die Hebamme Caroline Flint ist der Ansicht, daß es wahrscheinlich nicht so sehr darauf ankommt, wie die Frau ihr Becken bewegt: »Vom Liegen bis zur Ellenbogen-Knie-Haltung, vom Knien über das aufrechte Stehen bis zum Vierfüßlerstand ist alles möglich; wichtig ist, daß bei dieser Bewegung das Becken geneigt und vorgeschoben wird.«[139] Dieses Vorschieben des Beckens erfolgt automatisch, wenn Sie ein Knie beugen, als wollten Sie aufstehen, einen Schritt vorwärts machen oder sich am Boden niederlassen.

Bewegt sich Ihr Baby dann immer noch nicht, führt Ihre Geburtshelferin zwei Finger ein, tastet nach der vorderen Achsel des Kindes, und zieht entweder die Schulter vor oder den Arm zurück. Ina May Gaskin berichtet, daß eine Kollegin von ihr so einem 6,25 kg schweren Kind auf die Welt verholfen hat. Sie meint, daß ein Dammschnitt gewöhnlich nicht nötig ist.

Überraschend Zwillinge

Bei einer Zwillingsgeburt kommt es leichter zu hohem Blutdruck und Präeklampsie. Zwillinge sind einem größeren Risiko ausgesetzt, vor allem der zweite. Oft kommen die Babys zu früh und haben dann ein geringes Geburtsgewicht. Einer der beiden liegt möglicherweise in einer schwierigen Position. Der zweite kann so weit oben liegen, daß die Nabelschnur tiefer rutscht, noch bevor der vorliegende Teil des Babys sich ins Becken eingestellt hat. Beide Kinder brauchen vielleicht in den ersten Lebenstagen oder -wochen Intensivbehandlung.

Das alles führe ich hier an, habe aber meine eigenen Zwillinge zu Hause zur Welt gebracht. Ich war gesund, hatte nur leicht erhöhten Blutdruck, die Schwangerschaft dauerte bis zum errechneten Termin, es war bekannt, daß beide Babys genügend wogen, und beide lagen mit dem Kopf nach unten.

Herausforderungen annehmen

Außerdem wurde ich von einer erfahrenen Hebamme und einem fürsorglichen Partner betreut – Gesichtspunkte, die es zu berücksichtigen gilt.

Die Geburt verlief schnell: Beide Mädchen kamen innerhalb von 90 Minuten auf die Welt, eine zehn Minuten nach der anderen. Wenn ich in die Klinik gefahren wäre, hätte ich sie wahrscheinlich im Auto zur Welt gebracht. Ich bin froh, daß ich nach Abwägen der Vor- und Nachteile einer Klinikgeburt die Entscheidung traf, zu Hause zu bleiben. Dabei blieb ich offen für die Möglichkeit, in die Klinik zu gehen, falls die Geburt schwierig werden sollte oder die Babys in einem schlechten Zustand sein würden. Diese Entscheidung mußte ich ohne meine Hebamme treffen. Als sie eintraf, riet sie mir zur Klinik. Ich bat sie, mich zunächst zu untersuchen. Sie stellte fest, daß sich der Kopf des ersten Kindes schon am Damm befand. Von einer Fahrt zur Klinik konnte keine Rede mehr sein.

Wenn Ihre Zwillingsschwangerschaft nicht erkannt wurde oder falls die Geburt Ihrer Zwillinge zu schnell verläuft, um noch in die Klinik zu fahren, hier einige Hinweise:

♦ Heizen Sie das Zimmer, und bereiten Sie Wärmflaschen vor, damit die Kinder nicht auskühlen. Besonders bei kleinen Babys passiert das schnell.

♦ Bleiben Sie ruhig. Atmen Sie so langsam, wie Sie das mühelos können, mit einer ganz sanften Ausatmung. Sie atmen für Ihre Babys.

♦ Sobald die Austreibungsphase begonnen hat, machen Sie alles so sanft wie möglich, und vermeiden Sie sowohl eine zu heftige Atmung (Hyperventilieren, s. S. 160f.) als auch längeres Atemanhalten. Ihr erstes Baby könnte das noch verkraften, doch ihr zweites Kind ist noch eine ganze Weile auf eine gute Sauerstoffversorgung angewiesen.

♦ Nehmen Sie eine für Sie bequeme Haltung ein – am besten aufrecht (stehen, hocken, knien oder halb kniend, halb hockend). Wenn die Geburt sehr schnell vorangeht, dann begeben Sie sich in den Vierfüßlerstand.

♦ Ist Ihr erstes Kind geboren, legen Sie es an. Durch das Saugen werden weitere Wehen ausgelöst, so daß das nächste Baby gleich darauf kommt.

Es darf kein wehenanregendes Mittel (Syntometrin) gegeben werden, bevor der zweite Zwilling da ist. Es führt zu krampfartigen Wehen, die das Baby unter Umständen einschließen könnten, weil sich der Muttermund verengt.

Sobald das erste Kind da ist, klemmt die Hebamme die Nabelschnur ab und durchtrennt sie, überprüft, wie das zweite Baby liegt und hört die kindlichen Herztöne ab. Jetzt ist Platz, den Zwilling in die richtige Lage zu bringen, falls nötig. Geht die Geburt nicht in den nächsten 15 Minuten weiter, besteht die übliche Vorgehensweise darin, die Fruchtblase zu sprengen. Wenn Ihr erstes Baby jedoch bereits an Ihrer Brust saugt, werden dadurch Wehen angeregt, die das zweite auf die Welt befördern, und dann ist ein künstliches Sprengen der Fruchtblase vielleicht gar nicht nötig.

Nach der Geburt werden Sie sehr viel schwitzen. Auch wenn Ihnen vielleicht kalt ist und Sie zittern, geben Sie so kurz nach der Geburt eine Menge Wärme ab. Halten Sie also beide Babys ganz nahe bei sich am Körper, und decken Sie sich gut zu, damit Sie es alle drei schön warm haben.

Das Baby hat Atemprobleme

♦ Babys sind enorm anpassungsfähig. Sie kommen viel länger als ein Erwachsener mit wenig Sauerstoff aus. Manche Kinder fangen an zu atmen, sobald ihr Kopf geboren ist. Die meisten brauchen jedoch einige Sekunden. Manche nehmen die Atmung auf, atmen dann aber bis zu 20 Minuten lang sehr unregelmäßig. Sie brauchen Zeit, um sich auf die Atmung einzustellen. Sie müssen unbedingt ganz warm gehalten und berührt werden.
♦ Wenn die Nabelschnur nicht sofort abgeklemmt wird und noch pulsiert, gelangt sauerstoffhaltiges Blut direkt in den Kreislauf des Babys; es besteht keine Eile, es zum Atmen zu zwingen.
♦ Manche Neugeborenen können nicht gut atmen, weil die Atemwege mit klebrigem Schleim verstopft sind. Wird das Kind bei aufrechter Haltung der Mutter geboren, läuft der Schleim ganz von selbst aus Mund und Nase. Neugeborene können den Schleim auch oft sehr gut hinausniesen. Wenn das Baby bei der Atmung Unterstützung braucht, sollte als erstes sichergestellt werden, daß die Atemwege frei sind. Das Kind kann auf den Bauch gelegt werden, der Kopf tiefer als die Hüften, so daß der Schleim abfließen kann, während Sie sanft seinen Rücken massieren.
♦ Auch der Mund des Babys kann vorsichtig mit einem speziellen Gerät abgesaugt werden. Wichtig ist, den Würgereflex nicht dadurch auszulösen, indem die Sonde bis in den Rachen geschoben wird.
♦ Ein Kind, das Schwierigkeiten bei der Geburt hatte, braucht viel Wärme, sonst verbraucht es zuviel Energie, um seine Körpertemperatur aufrechtzuerhalten. Die meiste Wärme strahlt am Kopf ab, da dieser die größte Oberfläche hat. Am besten wird das Neugeborene in warme Moltontücher eingewickelt und sein Kopf bedeckt. Manchmal ist ein Baby ganz schlaff und grau und braucht sehr schnell Sauerstoff, entweder durch Mund-zu-Mund-Beatmung oder über eine Sauerstoffmaske. Jede Hebamme sollte für den (seltenen) Notfall eine Wiederbelebungsausrüstung zur Geburt mitbringen.

Gibt das Baby nur flackernde Lebenszeichen von sich und fängt es an zu atmen, jedoch ohne rechten Erfolg, dann hilft es, mit dem Kind zu reden, zu sagen: »Hallo, Baby« oder »Komm, Kleines, na komm!«. Das kann dazu führen, daß die Lunge des Babys sich weiter öffnet, die Atemzüge tiefer werden und es regelmäßiger atmet. In Säuglingsintensivstationen, wo Neugeborene sehr sorgfältig überwacht werden, steigen die Sauerstoffwerte häufig, wenn das Baby gestreichelt wird und wenn die Mutter mit ihm spricht.

Atemprobleme sind bei Frühgeborenen wahrscheinlicher, da die Lungen noch nicht reif sind oder sie in der Klinik zur Welt kommen, wo die Mutter Narkotika (zum Beispiel Dolantin) in hohen Dosen bekommen hat.

Zwar wird allgemein angenommen, daß Babys einen Klaps auf den Rücken brauchen, damit Sie zu atmen beginnen, doch die meisten Kinder, die die Atmung nur zögernd aufnehmen, profitieren nicht von einer solch gewaltsamen Behandlung. Wenn ein Baby den Eindruck macht, als sei es durch die Schmerzmittel der Mutter benommen und betäubt, kann man es an den Füßen kitzeln und nötigenfalls auch ein anregendes Medikament verabreichen.

In den meisten Kliniken wird ein Baby, bei dem Wiederbelebungsmaßnahmen nötig sind, auf eine spezielle schräge Unterlage auf den Rücken gelegt. Anschließend wird eine Sonde in den Rachenraum eingeführt, das Kind wird mechanisch beatmet und erhält dann über eine Maske Sauerstoff. Elizabeth Davis, die amerikanische Hebamme, berichtet, daß sie Babys erlebt hat, bei denen sich der Zustand durch diese Behandlung verschlechtert hat, oder die schwer kämpften, um ihren eigenen Atemrhythmus zu finden. »Meist höre ich mich dann sagen: ›Das Baby braucht Berührung!‹, oder ich gehe selbst hin und fasse es an. Beobachtung und eigene Erfahrung haben mir gezeigt, daß Berührung meist ganz schnell zu einer wesentlichen Verbesserung führt.«[140]

Dem Baby ins Leben zu helfen, kann ein spirituelles Element enthalten. Elizabeth Davis schreibt auch über Kinder, die nach einer langen Geburt müde sind, und über eine Mutter, die zu erschöpft war, um ihr Baby willkommen zu heißen.: »In solchen Momenten mußt du dir ein Herz fassen und sagen: ›Was für ein wunderschönes Mädchen ihr bekommen habt!‹ oder zum Geschwisterkind, das daneben steht: ›Du hast eine Schwester bekommen!‹ Es gibt eine spürbare Energie, die Lebhaftigkeit und Reaktionen auslöst, rein, stark und liebevoll, und es ist Sache der Hebamme, alles einzusetzen, was ihr zur Verfügung steht, um diese Energie im richtigen Moment auszulösen.«[141]

Starke Blutungen

Wenn Sie während der Schwangerschaft Blutungen haben, so ist das immer alarmierend, auch wenn es nur eine ganz leichte Blutung ist. Gegen Ende der Schwangerschaft stellen Sie vielleicht nach einer vaginalen Untersuchung leichte Blutungen fest, manchmal auch nach dem Liebesspiel. Das ist fast immer ein Zeichen dafür, daß der Muttermund verstrichen und weich ist und sich vielleicht schon ein wenig geöffnet hat. Manchmal rührt die Blutung auch von einem Zervixpolypen her, der sich vom Stiel gelöst hat. Solche Blutungen hören von selbst wieder auf.

Das »Zeichnen«, durch das sich häufig die Geburt ankündigt, wird durch den blutdurchzogenen Schleimpfropf hervorgerufen. Die Blutung erinnert an den Beginn der Periode. Die Geburt beginnt dann wahrscheinlich innerhalb von 24 Stunden, doch manchmal dauert es auch eine Woche, ehe die Wehen beginnen. Während der Wehe kann es mehrmals »zeichnen«, jedesmal ein bißchen intensiver. Das ist normal.

Vorgeburtliche Blutungen

Richtige Blutungen sind etwas anderes. Ständiges Bluten oder fortwährende Schmierblutungen können darauf hinweisen, daß die Plazenta sich von der Gebärmutterwand zu lösen beginnt (abruptio plazentae) oder daß sie sich vor dem Kopf des Babys befindet (plazenta prävia). Informieren Sie Ihre Hebamme oder Ihre Ärztin. Wahrscheinlich werden sie Sie so schnell wie möglich in die Klinik bringen, um erst einmal vaginal untersucht zu werden, falls ein Kaiserschnitt nötig werden sollte.

Zu vorgeburtlichen Blutungen kann es kommen, egal, wo eine Frau ihr Kind zur Welt bringen möchte. Es handelt sich also nicht um ein Risiko, das mit einer Geburt außerhalb der Klinik verbunden ist. Bei Frauen, die viel rauchen, treten sie häufiger auf. Doch sollte jede Frau die Symptome kennen für den Fall, daß es auch ihr passiert.

Blutungen in der Nachgeburtsphase

Nach der Geburt des Babys zieht sich Ihre Gebärmutter weiter zusammen. Die Plazenta kann sich nicht zusammenziehen, sondern löst sich, meist innerhalb einer halben Stunde nach der Geburt, allmählich von der Gebärmutterwand und gleitet dann in die Scheide. Wenn das geschehen ist und die Plazenta geboren werden kann, fließt etwas hellrotes Blut, und von der Nabelschnur ist ein Stück mehr sichtbar.

Die Nachgeburtsphase, die Zeit von der Geburt des Kindes bis zur Geburt der Plazenta, kann auf zweierlei Weise betreut werden:
♦ Die aktive Geburtsleitung umfaßt eine Syntometrin-Injektion, die bei der Geburt des Babys meist in den Oberschenkel der Mutter gespritzt wird, frühes Abklemmen der Nabelschnur und sofortige Lösung der Plazenta durch Ziehen an der Nabelschnur.
♦ Bei der physiologischen Geburtsbetreuung läßt man sich mit dem Abklemmen der Nabelschnur Zeit, bis sie zu pulsieren aufgehört hat. Das nachfließende Blut wird in einer Schüssel aufgefangen. Die Frau ist dabei aufrecht und kann die Plazenta und die Eihäute durch Mitschieben ausstoßen.
Diese beiden Methoden sollten niemals vermischt werden. Das könnte der Auslöser dafür sein, daß sich die Plazenta nicht löst und es zu atonischen Blutungen kommt.

Solange sich die Plazenta nicht von der Gebärmutterwand gelöst hat, kommt es nicht zu Blutungen, und selbst, wenn die Plazenta noch lange in der Gebärmutter bleibt, ist das nicht gefährlich. Ihre Hebamme oder Ihre Ärztin üben vielleicht oberhalb des Schambeins Druck aus und dann aufwärts zu Ihrem Nabel hin, um zu sehen, ob sich die Nabelschnur nach oben bewegt, wenn die Gebärmutter aufwärts bewegt wird. Wenn das der Fall ist, dann hat sich die Plazenta noch nicht gelöst; niemand sollte an der Nabelschnur ziehen, weil das Blutungen auslösen könnte. In Kliniken führt ein energischer Versuch, die Nachgeburtsphase zu Ende zu bringen, manchmal zum Reißen der Nabelschnur. Ich habe auch von Frauen gehört, bei denen die Gebärmutter auf diese Weise nach unten gezogen wurde.

»Diese Geburt war in vielerlei Hinsicht genau so, wie es sein sollte. Sie hat so tiefe Eindrücke in mir hinterlassen und hat mir ein so ›pflegeleichtes‹, selbstbewußtes Persönchen beschert, wofür ich immer dankbar sein werde... Das war kein welterschütterndes Ereignis, fast das Gegenteil – ein einfacher, komplikationsloser Vorgang, der sich ganz natürlich in den Tagesrhythmus einfügte.«

Eines Tages bekam ich einen Anruf vom Lebenspartner einer Frau, die drei Stunden zuvor allein ihr Kind zur Welt gebracht hatte. Er fragte mich: »Wann wird die Plazenta geboren?« Ich riet ihm, eine Hebamme zu rufen, was er ablehnte, weil das Gesundheitsamt ihnen eine Hausgeburt verweigert hatte. Also schlug ich ihm vor, seiner Frau in eine aufrechte, kniende Haltung zu helfen. Falls die Plazenta nicht herausgleiten würde, sollte die Mutter ausgiebig in eine leere Flasche hineinblasen. Das tat sie, und die Plazenta wurde geboren. In Südamerika ist das eine übliche Vorgehensweise, wenn sich die Plazenta nicht löst. Wird Luft ausgeatmet, kommt die Bauchpresse zur Wirkung, so daß die Bauchmuskeln der Mutter auf den Fundus drücken und die Plazenta nach unten befördern. Das ist sehr viel sicherer, als die Gebärmutter manuell zu bewegen oder an der Nabelschnur zu ziehen.

Starke Nachgeburtsblutungen

Manchmal löst sich die Plazenta nicht vollständig, und dann fließt Blut aus den offenen Hohlräumen in der Muskelwand der Gebärmutter. Es kommt zu starken Nachgeburtsblutungen. Dies geschieht häufiger, wenn die Gebärmutterwände bei einer Zwillingsschwangerschaft oder durch sehr viel Fruchtwasser übermäßig gedehnt worden sind, wenn eine Frau schon bei einer früheren Geburt solche Nachgeburtsblutungen hatte, nach einer sehr schwierigen Geburt oder wenn von eifrigen Geburtshelfern am Fundus manipuliert wurde. Elizabeth Davis meint: »Wenn man nicht eingreift, zieht sich die Gebärmutter ganz gleichmäßig zusammen und gibt die Plazenta mit einer reibungslosen Bewegung frei. Doch wenn Druck ausgeübt und sie manipuliert wird, dann wird die Plazenta möglicherweise nur in bestimmten Bereichen abgelöst.«[142]

Bei einer starken Nachgeburtsblutung sinkt der Blutdruck der Mutter. Vor allem in armen Ländern sind viele Frauen anämisch und können einen starken Blutverlust nicht verkraften. Elizabeth Davis empfiehlt, daß eine Frau, die sich in einem schlechten gesundheitlichen Zustand befindet, in der Spätschwangerschaft zusätzlich Vitamin-B-Präparate bekommen sollte (100 mg täglich). Außerdem rät sie zu einer Ernährung, die viel Eiweiß und Eisen enthält, und zu Alfalfa-Tabletten. Alfalfa enthält Vitamin K, das zur Blutgerinnung beiträgt.[143]

Als erstes wird die Hebamme bei Anzeichen für eine heftige Blutung intravenös Syntometrin injizieren und nötigenfalls die Gebärmutter mit beiden Händen zusammendrücken. Zu Blutungen kommt es nur, wenn die Gebärmutter weich ist und sich nicht zusammenzieht; sie sollte sich beim Berühren fest anfühlen. Andernfalls sollte jemand sie massieren. Das können Sie selbst tun. Brustwarzenstimulierung, durch Anlegen des Babys oder mit den Fingern, führt ebenfalls dazu, daß die Gebärmutter hart wird. Sobald die Gebärmutter fest wird und sich zusammenzieht, gehen Sie in die Hocke oder in den Vierfüßlerstand. Dann sollte die Plazenta in dieser Haltung durch gleichmäßiges Ziehen an der Nabelschnur zu Tage gefördert werden.

Wenn die Plazenta geboren ist, mißt die Hebamme Ihren Puls und den Blutdruck und fordert Sie vielleicht auf, die Gebärmutter weiter zu massieren. Die Hebamme wird die nächsten Stunden noch bei Ihnen bleiben.

Eine gesunde Frau mit hohen Hämoglobinwerten in der Schwangerschaft verkraftet einen Blutverlust, ohne später erniedrigte Hämoglobinwerte zu haben. Trotzdem ist es nach einer solchen Blutung ratsam, zusätzliche Eisenpräparate zu einzunehmen und eisenhaltige Nahrung wie Schokolade, Eier, Melasse, Trockenobst, Brunnenkresse und grünes Blattgemüse zu essen. Nach einigen Tagen wird eine Blutuntersuchung zur Überprüfung Ihrer Hämoglobinwerte durchgeführt.

Der plötzliche, dramatische Notfalltransport in die Klinik geistert in den Köpfen von uns allen herum. Doch da Geburten zu Hause oder in einem Geburtshaus nicht von den massiven Eingriffen geprägt sind, wie das bei vielen Klinikgeburten der Fall ist, tritt ein solcher Notfall höchst selten ein.

Die Idealgeburt gibt es nicht. Vielmehr geht es um Ihre Geburt – eine Erfahrung, die für Sie ganz einzigartig ist. Wenn Sie die Unterstützung von Freundinnen haben, die einfühlsam auf Ihre Bedürfnisse eingehen, schnell auf Ihre Wünsche reagieren und emotional gut für Sie sorgen und die vor allem an Sie und an Ihre Fähigkeit zu gebären glauben, kann Geburt ein Abenteuer der Körperempfindungen und intensiven Gefühle sein.

Eine sorgfältig geplante und liebevoll begleitete und durchgeführte Hausgeburt, bei der die natürlichen Rhythmen beachtet werden und die Frau von Hebammen umsorgt wird, die über das nötige Wissen und das Verständnis verfügen, um die spontane Lebensentfaltung zu unterstützen – eine solche Geburt ist die sicherste Geburt, die es gibt.

Babyflitterwochen

Die Zeit direkt nach der Geburt ist kostbar. Niemals sollte diese Zeit lediglich zu einem Nachspiel der Geburt, einer Pause zur Erholung oder einer Art »Bindungszeit« herabgewürdigt werden, in der Sie das Gefühl haben, sich ganz schnell in Ihr Baby verlieben zu müssen, weil Sie sonst keine gute Mutter sind. Bei der Geburt haben wir selbst Gelegenheit, von neuem geboren zu werden, die Welt mit neuer Klarheit zu sehen und Leben in einer Intensität zu erfahren, die sonst in Vergessenheit gerät. Ein Kind wird geboren, und einen Moment lang scheint es so, als würden die am Himmel dahinziehenden Planeten in ihrer Bahn gestoppt, wenn Vergangenheit, Gegenwart und Zukunft aufeinandertreffen. Diese Ahnung eines Wunders, von Inkarnation und Transzendenz, ist oft dort deutlich spürbar, wo ein Kind geboren wird. Wenn eine Frau in ihrer gewohnten Umgebung ist, wenn sich die Eltern in der Umgebung wohlfühlen, wo sie diesem neuen Leben begegnen, dann ist dieses Ereignis von einem besonderen Glanz umgeben. An einem Ort, wo Sie selbst bestimmen können, brauchen Sie keinen Normen entsprechen, nicht auf gutes Benehmen bedacht sein oder sich Gedanken darüber machen, was andere von Ihnen denken könnten. Sie können sich stattdessen völlig auf das Baby konzentrieren.

Planen Sie Ihre Babyflitterwochen

»Babyflitterwochen« ist ein zeitgemäßer Ausdruck für die alte Bezeichnung »Wochenbett«: Der Begriff entspricht den Bedürfnissen einer Frau, die die größte persönliche Nähe und die intensivste Beziehung ausschließlich zu ihrem Partner erlebt und nicht von einer großen Familie umgeben ist. Das ist eine ganz besondere Zeit im Wachstum ihrer gemeinsamen Liebe, und für viele Paare hat diese Zeit eine größere Bedeutung als die Flitterwochen nach der Hochzeit, und sie kann sich auf lange Sicht auswirken. Es geht darum, daß das Paar für Bedingungen sorgt, unter denen es ungestört mit seinem Baby sein und es kennenlernen kann, ohne von den üblichen Verpflichtungen und Besuchen gestört zu werden. Anfangs schaut ihre Hebamme jeden Tag herein, um Sie und das Neugeborene zu untersuchen, doch alle anderen Leute können Sie zu einer festen Besuchszeit bestellen, so daß Ihre Intimsphäre nicht gestört wird. Freunde und Verwandte, die das Kind bewundern möchten, können zu Ihnen ans Bett kommen. Die übrige Zeit hängen Sie ein Schild an die Tür, auf dem steht: »Bitte nicht stören. Die Familie braucht Ruhe.«

»Unsere Nachbarn hatten bemerkt, wie die Hebammen mit ihren Autos gekommen und wieder weggefahren waren, also brachte mein Vater am Fenster eine rosa Karte an, auf der die Ankunft von Grace verkündet wurde. Das Ganze wurde mehr ein geselliges Ereignis als eine medizinische Angelegenheit. Wir bewirteten die Hebammen mit Sekt, ohne daran zu denken, daß sie gar nicht zu Mittag gegessen hatten und entließen sie gegen sechs Uhr nach Hause.«

Haben Sie keine größeren Kinder und müssen deswegen nicht froh über jemanden sein, der diesen besonders viel Aufmerksamkeit schenkt, während Sie sich mit Ihrem Baby vertraut machen, dann würde das heißen, daß Sie beispielsweise den Besuch Ihrer Mutter verschieben, auf das Ende der Woche oder später, je nachdem, wie lange die Babyflitterwochen dauern sollen. Das erfordert außerdem eine gute Planung, damit Ihr Partner Urlaub nehmen kann und genügend Lebensmittel im Haus sind. Wenn Sie einen Gefrierschrank haben, können Sie schon lange vorher einkaufen und Gerichte vorkochen. Sorgen Sie auf jeden Fall für genügend Vorräte. Besorgen Sie vor der Geburt ausreichend Obstsaft und andere Getränke, denn das Stillen macht sehr durstig.

Ihr Partner ist Chefkoch, Hausmann und Butler, es sei denn, Sie ernähren sich ausschließlich von Speisen zum Mitnehmen und lassen das Geschirr zu Stapeln anwachsen. Wahrscheinlich wird sehr oft das Telefon klingeln. Überlegen Sie sich gemeinsam, wie Sie das handhaben wollen. Sie brauchen nicht nur Zeit zum Schmusen und Kuscheln, sondern auch zum Schlafen.

Das Wochenbett

In der Vergangenheit war es Tradition, daß Frauen sich nach der Geburt schonten. Das war das »Wochenbett«, eine Zeit der Abgeschiedenheit, in der sie sich auf das Neugeborene konzentrieren konnten und von anderen Frauen versorgt wurden. In Zeiten extremer Armut, in Kriegszeiten oder während Hungersnöten läßt sich das unmöglich gewährleisten, doch in vielen Kulturen gilt das immer noch als rituelles Ideal und hat eine starke Funktion für den Zusammenhalt der häuslichen Kultur der Frauen.[144] Die ersten 40 Tage nach der Geburt sind eine Zeit, in der die Frau zumindest von einigen ihrer normalen Pflichten entbunden ist, man schenkt ihr besondere Aufmerksamkeit, sie erhält nahrhaftes Essen und wird von anderen im Haushalt lebenden Frauen liebevoll umsorgt, während sie den Übergang zum Muttersein vollzieht. Viele dieser Helferinnen bleiben noch mehrere Tage oder Wochen nach der Geburt bei der Frau.[145]

In der ersten Zeit dieser Phase lebt die Mutter in einem geschützten Raum, manchmal in einem abgedunkelten Zimmer, und der Zugang für Außenstehende ist streng geregelt. Sie befindet sich in einem gesellschaftlichen und spirituellen Grenzzustand, und sie und das Baby gelten als besonders verletzlich und empfindsam.

In der traditionellen jüdischen Kultur wurde die Mutter in den ersten 30 Tagen nach der Geburt ausschließlich von Frauen versorgt. Es wurde neben ihr ein offenes Feuer unterhalten, das selbst am Sabbath geschürt wurde (solche Arbeiten waren normalerweise verboten), und ihr wurden jederzeit gezuckerter Tee und nahrhafte Gerichte serviert.

> »Es war nach zwei Uhr in der Früh am ersten Weihnachtstag. Es schneite draußen leicht, und Naomi trank friedlich an meiner Brust. Wir feierten noch ein paar Stunden, dann gingen alle, um bei sich zu Hause Weihnachten zu feiern.«

In modernen Industriegesellschaften wird von den Frauen häufig erwartet, daß sie innerhalb weniger Wochen und manchmal auch nur weniger Tage wieder Haushaltspflichten übernehmen, ihren Mann und die anderen Kinder versorgen und ihre frühere Figur vorweisen können. Sie sollen den »Normalzustand« herstellen, so, als ob nichts geschehen wäre. Doch wenn eine junge Mutter ihr Kind nährt und versorgt, muß auch sie selbst gut umsorgt werden. Die meisten Frauen brauchen Raum für sich und genügend Zeit sowie die Zuneigung der ihnen nahestehenden Menschen, um sich auf das Muttersein einzustellen. Dabei sollte der Schwerpunkt nicht auf Erholung und auch nicht auf Wiederherstellung eines früheren Zustands gerichtet sein, sondern auf Umstellung.

Wenn Sie Ihr Kind zu Hause zur Welt bringen oder gleich nach der Geburt wieder heimkehren, empfehle ich Ihnen, sich ein »Nachgeburtsnest« einzurichten. Das Zentrum des Haushalts ist das Bett mit dem neugeborenen Familienmitglied darin. Für eine gewisse Zeit wird so aus Ihrem Bett quasi ein heiliges Refugium.

Ihr Baby willkommen heißen

> »Vor allem deshalb ist eine Hausgeburt so wunderbar. Man kann jederzeit schlafen, wenn man will, das Licht anmachen und das Baby anschauen, wenn einem danach zumute ist, und nach Belieben essen und trinken. Der Mann und die Kinder sind da, und jeder kann unbefangen das Neugeborene willkommen heißen und sich auf seine Art mit ihm vertraut machen.«

Sieht eine Frau zum erstenmal ihr Baby, verabschiedet sie sich von dem Kind in ihrer Phantasie und heißt das reale Baby in ihren Armen willkommen. Dies kann ein schwieriger Schritt sein für eine Frau, die klare Vorstellungen vom Geschlecht und Aussehen des Kindes hatte, oder davon ausging, daß es gesund ist – und dann stellt sich alles ganz anders dar. Sie muß sich nun mit dieser Realität abfinden und braucht vielleicht einen Ort des Rückzugs, wo sie ein Spektrum zwiespältiger Emotionen durchleben kann. Schwierig ist das in einer Klinik, wo ständiges Kommen und Gehen herrscht und sie sich dem Reglement einer großen Institution fügen muß. Dort ist sie von all jenen getrennt, die ihr nahestehen – eine Situation, der eine junge Mutter oft ausgesetzt ist, solange sie »Patientin« bleibt.

Viele Frauen, die ihr Kind in der Klinik zur Welt bringen, haben erst verspätet die Gelegenheit, ungestört eine Bindung zu ihrem Kind herzustellen. Oft sind die Umstände dafür ungünstig, oder es kommt gar nicht dazu, ehe sie nicht zuhause sind, und manchmal nicht einmal dort. Junge Mütter berichten über ihre Enttäuschung, Entmutigung und Niedergeschlagenheit angesichts eines fremden, bedrohlichen Systems, auf das sie keinerlei Einfluß nehmen können, weder zu ihrem Vorteil noch zum Vorteil des Babys.

»Ich war auch ein bißchen traurig. Es war so wundervoll, sie im Bauch zu haben. Ich fühlte mich leer, als sie geboren war. Sie war so schön, doch sie sah ganz anders aus, als ich sie mir vorgestellt hatte.«

Die Klinik geht vielleicht von der Überlegung aus, daß die Mutter vor allem Ruhe braucht, und will dafür sorgen, daß jede Frau nachts ungestört durchschlafen kann und während des Tages Ruhe findet. In einigen Kliniken werden Kinder, die nachts zur Welt kommen, auf die Säuglingsintensivstation

»Ich wußte sofort, daß das mein Kind ist. Doch war da auch eine merkwürdige Distanz. Es war fast so, als gäbe es zwei Babys, und als ob das Baby aus meinem Bauch sich langsam von mir entfernte, während Imogen mir näherkam. Ein Teil von mir trauerte um das dunkle, geheimnisvolle Kind in meinem Inneren. Gleichzeitig schaute ich Imogen an und dachte: ›Wir sind angekommen! Das ist meine Familie. Jetzt ist das Haus voller Kinder und so habe ich es mir gewünscht.‹ «

gebracht, auch wenn sie völlig gesund sind, weil das das Einfachste ist und die anderen Mütter auf diese Weise nicht gestört werden.

Das wachsende Bewußtsein für die Bedeutung der Eltern-Kind-Bindung und die Ansicht, daß das Nichtzustandekommen einer solchen Bindung die Ursache für Kindesmißhandlung ist, haben in manchen Kliniken dazu geführt, daß Krankenschwestern nach potentiellen Kindesmißhandlerinnen Ausschau halten. Es kommt vor, daß Mütter spüren, wie sie skeptisch beobachtet werden, ob sie angemessen auf ihr Neugeborenes reagieren. Eine Frau, deren Baby eine Gesichtslähmung hatte, meinte: »Sie dachten, daß ich in Gefahr war, mein Kind abzulehnen.« Sie hatte das Gefühl, daß sie ihr das Baby förmlich aufdrängten. Jedesmal, wenn sie in die Intensivstation kam, dachte sie, Theater spielen zu müssen, und vermied Besuche dort immer häufiger. Der Eifer des Personals, die Bindung zwischen Mutter und Kind zu fördern, machte es dieser Frau schwerer, ihr Neugeborenes anzunehmen.

Nur in einer warmherzigen und intimen Atmosphäre kann sich eine Frau sicher fühlen, wenn sie ihren Gefühlen freien Lauf läßt. Das Muttersein entwickelt sich aus echten Gefühlen heraus und hat nichts mit den Bildern in den Illustrierten von strahlenden Müttern in duftigen Negligés zu tun, die stolz ihr Neugeborenes im Arm halten. Wenn eine Frau Mutter wird, findet sie sich auf einer Achterbahn heftiger, leidenschaftlicher und oft sehr widersprüchlicher Gefühle wieder. Ihre Identität als Mutter dieses ganz besonderen Kindes entwickelt sich nicht nur aus Freude an ihrem Baby heraus, sondern auch aus den Ängsten, dem Schmerz und anderen negativen Gefühlen, die ganz natürlich mit der »primären mütterlichen Inanspruchnahme« verbunden sind – eine normale Begleiterscheinung.[146]

Ein Baby in Ihrem Körper zu tragen, Pläne zu machen, sich zwischen Wahlmöglichkeiten zu entscheiden, zu gebären und Ihr Kind im Arm zu halten, das alles sind Erfahrungen, die mit einer tiefen emotionalen Bindung, der Übernahme einer großen Verantwortung und einer inneren Reifung verbunden sein können. Dies ist kein medizinisches Ereignis, sondern eine wichtige Übergangsphase im Leben.

»Ich spürte, wie sich mein ganzer Körper und mein Bewußtsein ausweiteten und von Freude erfüllt wurden. In diesem Moment hatte ich das Gefühl, daß ich Mittlerin eines Wunders war, durch das sich nicht die Wahrheit, sondern das Leben offenbart hatte, und gleichzeitig das Gefühl von unglaublicher Demut und Dankbarkeit.«

Wenn Sie Ihr Kind zu Hause willkommen heißen, sind Ihre Helfer Ihre Gäste und keine Verteidiger des sterilen medizinischen Arbeitsfeldes. Die Gynäkologie zielt darauf ab, Frauen zu beherrschen, sie passiv zu machen, auszusondern, Behandlungen auszusetzen und ihre Fortpflanzungsfähigkeit zu regeln. In Ihrem eigenen Einflußbereich jedoch gibt es keine Regeln, die zu befolgen sind. Sie können ganz Sie selbst sein.

Babyflitterwochen

Mit Ihrem Baby zusammen im Bett zu liegen, gibt Ihnen und Ihrem Partner Zeit, sich mit der erstaunlichen Realität und dem Wunder dieses kleinen Wesens vertraut zu machen. Sie durchleben noch einmal die Geburtserfahrung, lernen, wie Sie auf die Signale des Kindes reagieren, und können auf Ihre Weise und nach Ihrem Zeitgefühl mit dem Stillen beginnen. Ihre größeren Kinder werden es genießen, sich hin und wieder an Sie kuscheln zu können und zudem aber auch eine liebevolle Betreuungsperson für sich zu haben, die sich um ihre Bedürfnisse kümmert und es Ihnen ermöglicht, in dieser Zeit ganz für Ihr Baby da zu sein.

Sie fühlen das Neugeborene rund und fest in Ihren Armen, streicheln seinen Kopf und blicken in strahlende Augen. Wenn das Stillen klappt, ist das sehr beglückend. Zum großen Teil trägt dazu die Überzeugung bei, daß Sie die Bedürfnisse Ihres Babys befriedigen können, Ihr Körper seine Funktion erfüllt und Sie Leben geben und nähren können. Zum Teil ist es aber auch der sinnliche Körperkontakt und die angenehme Berührung, das Fließen der Milch sowie die nonverbale Kommunikation mit diesem winzigen Menschen in Ihren Armen, wenn Sie sich mit einem kleinen staunenden Wesen vertraut machen, für das die ganze Welt neu ist, das aus seinem elementaren Sein zu Ihnen gekommen ist und sich Ihnen vertrauensvoll zuwendet.

„Meine beiden größeren Kinder bekamen sie gleich in den ersten Minuten zu Gesicht. Geburt ist für sie ein ganz normaler Vorgang, der im Zimmer nebenan stattfinden kann und kein dunkles technologisches Geheimnis."

Sie und Ihr Partner lernen die Rhythmen Ihres Babys kennen, die Schlaf- und Wachphasen, die Zeiten, wenn es aufmerksam ist oder unruhig oder schläfrig, und die Höhepunkte seines Lebens, wenn es hungrig aufwacht und die Annehmlichkeiten der Brust seiner Mutter entdeckt und eifrig saugt, bis es einschläft, erschöpft und völlig zufrieden. Sie genießen es, mit Ihrem Kind zu »reden«, sobald es wach und aufmerksam ist. Ein Baby ist nicht nur der nehmende Teil. Es kann sich mit Ihnen verständigen, indem es Sie lange aufmerksam anschaut oder ganz unruhig ist oder auch durch den entrückten Gesichtsausdruck, kurz bevor es einschläft. Um das zu verstehen, benötigen Eltern keine Anweisungen. Sie brauchen vielmehr unbegrenzte gemeinsame Zeit mit ihrem Kind in einer Umgebung, in der sie sich ganz spontan verhalten können und nicht aufgrund fremder Erwartungen und Theorien befangen sind. In Kliniken gelingt es nur sehr schwer, für solche Bedingungen zu sorgen; anders ist es zu Hause.

Ein emotionaler Wandel

Auch emotional passiert sehr viel. Der Übergang von der Frau zur Mutter vollzieht sich wie durch eine Gnade, wie durch Verzauberung, er ist jedoch auch mit vielen Schmerzen verbunden. Wenn Sie ein Kind gebären, verändert sich Ihre Sicht der Welt. Sie sehen die Menschen und die Kinder anderer Leute mit neuen Augen. Sie werden empfindsamer, Leiden rührt Sie mehr an, sie nehmen Bedürftigkeit aufmerksamer wahr. Es kann sein, daß Sie schneller zum Weinen zu bringen sind, die Nachrichtensendungen Sie sehr beunruhigen und Sie sich nicht nur mit Ihrem Baby, sondern mit der ganzen Menschheit, allem Lebendigen auf ganz neue Weise verbunden fühlen. Ihr gesamtes Zeitempfinden verändert sich und kreist um die Bedürfnisse Ihres Kindes. Oft haben Sie das Gefühl, daß die Zeit sich endlos hinzieht. Wie es auch sein mag, wie zuvor wird es nicht mehr; das Leben hat neue Dimensionen.

Der Übergang von der Frau zur Mutter spielt sich oft losgelöst vom Übergang des Mannes zum Vater ab und hat folglich eine ganz andere Qualität. Viele Paare stellen nach der Geburt ihres Kindes fest, daß sie unterschiedliche Sprachen sprechen und ganz verschiedene Sorgen haben. Die Mutter ist ganz auf das Baby konzentriert; der Vater geht völlig in seinem Beruf auf. Oft passiert das auch, wenn die Frau bisher mitten im Berufsleben stand. Einem Mann kann ein Neugeborenes wie ein Besitz vorkommen, für eine Frau jedoch bedeutet das Kind ein Stück von sich selbst. Ihre Identität verändert sich also grundlegend, die des Mannes nicht. Sie beide brauchen in Ihrem Leben Raum, um diesen Übergang zum Elternsein zu vollziehen und sich gemeinsam auf das Zutagetreten elementarer Gefühle einzustellen, auf ein neues Zeitgefühl und auf Ihren neuen Lebensmittelpunkt.

Ihre größeren Kinder

Sind bereits Kinder im Haus, dann kommt diese Zeitoase auch ihnen zugute. Auch ihr größeres Kind muß einen Wandlungsprozeß vollziehen, vom einzigen Kind zur älteren Schwester oder zum älteren Bruder, vom Baby zum Kind. Dieser Wachstumsprozeß läßt sich nicht forcieren. Auch Ihr älteres Kind braucht Zeit und einen Zufluchtsort. Ist Ihr Bett groß genug, so kann es sich zu Ihnen und dem Baby kuscheln und sich Ihrer Liebe vergewissern, um so den Neuankömmling auf seine Weise kennenzulernen. Halten Sie Spielzeug und Bilderbücher bereit, außerdem die Lieblingsleckereien Ihres Kindes. Lange wird es wahrscheinlich nicht bei Ihnen bleiben wollen, sondern lieber wieder spielen gehen. Ihr Partner wird alle Hände voll zu tun haben, wenn er sowohl Ihre Bedürfnisse als auch die Ihres größeren Kindes befriedigen will. Unter solchen Umständen haben Babyflitterwochen einen ganz anderen Reiz!

Eine große Schwester

»Es war gut, daß meine Mami das Baby in den Ferien bekommen hat, denn das war alles so aufregend, daß ich erst morgens um drei einschlafen konnte. Eine ganze Woche lang haben wir in Mamis Zimmer zu Abend gegessen. Es gab Sekt. Wie ein Picknick zur Feier.«

Babyflitterwochen

Der Stillbeginn

Frauen können trotz großer Hindernisse stillen. Ich war in Kliniken in der ehemaligen Sowjetunion, wo Mütter ihre Baby erst vier Stunden nach der Geburt bekamen; bis dahin hatten die Schwestern die Neugeborenen schon eingewickelt. Die Frauen mußten sich mit Jod einpinseln, ehe sie ihr Kind anfassen durften. Trotzdem stillten sie mit Erfolg, weil sie wußten, daß sie es konnten und künstliche Säuglingsernährung nicht erhältlich war.

Stillen in der Klinik

Die normale Klinikatmosphäre bietet denkbar ungünstige Bedingungen für den Stillbeginn. In Großbritannien können in 30 Prozent der Entbindungsstationen an großen Kliniken Frauen ihr Kind bei der Geburt nicht gleich anlegen. In 40 Prozent der Kliniken ist Rooming-in nicht durchgehend gewährleistet, und in 16 Prozent der Kliniken können die Babys nur tagsüber mit ihren Müttern zusammensein.[147]

Neugeborene werden den Müttern weggenommen, »damit Sie sich ausruhen können«, »damit Ihr Baby nicht überreizt wird«, »damit die anderen Mütter nicht gestört werden«, »damit wir das Kind beobachten können«, »weil es die Regel ist, daß das Baby die ersten beiden Nächte im Kinderzimmer sein muß, und Sie haben noch gar keine Milch, deshalb hat es gar keinen Zweck, daß es bei Ihnen bleibt«, oder »weil das Baby leichte Gelbsucht hat und deswegen Phototherapie braucht«.

In Kliniken herrscht ein hoher Geräuschpegel, und in manchen werden den Müttern routinemäßig nachts Sedativa verabreicht, auch den stillenden Frauen. Eine Frau meinte: »Ohne Schlaftablette auszukommen gilt als pervers.« Schreiende Neugeborene werden häufig ins Kinderzimmer verlegt und bekommen möglicherweise von den Schwestern künstliche Babynahrung, damit es auf der Station ruhiger wird.

Nur in 30 Prozent der Kliniken bekommen gestillte Kinder keine zusätzliche Flüssigkeit. In 25 Prozent bekommen die Babys Wasser, wenn man meint, daß sie das brauchen, in 7 Prozent wird es routinemäßig gegeben, und in 38 Prozent erhalten Neugeborene Glukoselösung und/oder künstliche Säuglingsnahrung.[148]

Oft sind Mütter die Zielscheibe zahlreicher widersprüchlicher Ratschläge von Klinikangehörigen. Sie haben häufig das Gefühl, demonstrieren zu müssen, daß sie den Rat desjenigen befolgen, der ihnen gerade zusieht, und dann geraten sie durcheinander und verlieren den Mut. Nicht selten stellten Frauen fest, daß sie zwar normalerweise selbstbewußt sind, jedoch in der Klinik besonders empfindlich reagierten, und sie waren überrascht darüber, wie schnell sie sich von oben herab behandelt und beleidigt fühlten.

Stillen

F A Hilft mir das Stillen eine Bindung zum Baby aufzubauen?
Ja. Stillen ist ein natürlicher Bestandteil der Beziehung, die sich zwischen Ihnen beiden entwickelt. Für Sie beide ist es aufregend und befriedigend, Sie erleben ein Abenteuer der Empfindungen und des Berührens und wie sich die Persönlichkeit dieses neuen Menschenwesens ganz allmählich entfaltet. Es ist eine Form von Verständigung und Liebe.

F A Tut Stillen weh?
Vielleicht mischt sich Schmerz in die Zärtlichkeit und das Verlangen. Durch das Saugen werden Gebärmutterkontraktionen ausgelöst, so daß sie sich schnell zurückbildet. Ihre Brüste werden größer, schwellen an, werden schwer und sind empfindlich. Wenn das Baby zu saugen anfängt, spüren Sie, wie die Milch einschießt, Ihre Brüste röten sich, werden heiß und prickeln. Achten Sie darauf, daß das Baby gut saugen kann und auch den Warzenhof mit seinem Mund umschließt, sonst bekommen Sie wunde Brustwarzen.

F A Warum ist Stillen für mich wichtig?
Abgesehen von den Vorteilen fürs Baby geht es beim Stillen nicht nur darum, daß Sie Ihre Brüste zur Verfügung stellen, es geht auch darum, sich positiv mit Ihrem Frau- und Muttersein zu identifizieren Durch Ihren ganzen Körper strömt dabei eine Welle von Energie. Untersuchungen belegen außerdem, daß das Brustkrebsrisiko dadurch verringert wird.

F A Bringt eine Hausgeburt Vorteile beim Stillen?
Ja. Zu Hause ist der Start gewöhnlich viel leichter. Besonders angenehm dabei ist, daß Sie in Ihrer vertrauten Umgebung nichts unter Beweis stellen müssen und nicht unter Erfolgsdruck stehen. Es ist vielmehr wie eine geheime wunderbare Verschwörung zwischen Ihnen und Ihrem Baby.

Babyflitterwochen

Allgemein wird in vielen Kliniken das Stillen nach Bedarf befürwortet, doch bestehen unterschiedliche Auffassungen darüber, was das wirklich heißt. Viele Schwestern meinen, dies bedeute, das Baby zu stillen, wenn es schreit, jedoch nicht häufiger als alle zwei Stunden oder nicht öfter als alle fünf Stunden. In manchen Kliniken werden Frauen dabei unterstützt, sich von ihrem Kind leiten zu lassen; sie müssen jedoch in eine Tabelle eintragen, wann sie gestillt haben. Sie finden es dann oft schwierig, beim Stillen entspannt und spontan zu bleiben. Dazu meinte eine Frau: »Das hat mich sehr gehemmt, über jeden Tropfen Kolostrum Rechenschaft ablegen zu müssen.« Die Folge ist, daß sie »mogeln« und dadurch der Eindruck entsteht, das Baby trinke weniger oft, als das tatsächlich der Fall ist.[149]

> **Ein Vater**
> »Ally war sehr müde nach der Geburt. Aber da sie zu Hause war, konnte sie sich ausruhen. Wäre sie gezwungen gewesen, sich einer Klinikroutine anzupassen, ich glaube, das hätte sie vollkommen erschöpft.«

Bestimmungen, die dazu dienen, daß das Personal zufrieden ist, oder das verfolgte Ziel, Besuchern eine ordentliche, gut geleitete Station vorweisen zu können, führen dazu, daß die Stillzeiten auf wenige Stunden beschränkt sind. Es kann also sein, daß Müttern vorgegeben wird, während der Essenszeiten nicht zu stillen, oder wenn das Zimmer gereinigt wird, oder während der Ruhezeiten, während der Rückbildungsgymnastik, während der Arztvisite, während der Bade- oder Besuchszeit. Eine Frau meinte: »Die Klinik schien die Stillzeiten der Babys als ein notwendiges Übel zu betrachten, das den Klinikablauf durcheinanderbringt.« Die Folge davon ist, daß die Neugeborenen sehr viel schreien. Eine Asiatin wunderte sich in einer Londoner Klinik über das merkwürdige Verhalten der Europäer ihren Babys gegenüber und fragte: »Warum bestrafen die Engländer ihre Kinder?«

Die häufigsten Gründe dafür, warum das Stillen aufgegeben wird, sind »zu wenig Milch«, daß das Baby »die Brust abgelehnt hat« oder »nicht richtig saugen konnte« oder »wunde Brustwarzen«.[150]

> »Ich bekam Hillary fast direkt nach der Geburt, weil sie mit der Plazenta beschäftigt waren. Sie nahm sofort die Brustwarze. Sie war so wunderschön. Als alle gegangen waren und sie in ihrem Bettchen lag, konnte sie sich nicht beruhigen, also nahm ich sie heraus und stillte sie den Rest der Nacht. Weder ich noch Duncan hatten jemals ein solch vollkommenes Glücksgefühl erlebt.«

Manche Schwestern befürworten das Stillen, wenn es gut funktioniert, erwarten jedoch, daß die Mütter zur Flaschenernährung übergehen, sobald es Probleme gibt. Oft widmen sie den Frauen unermüdlich Zeit und sitzen bei ihnen, um ihnen beim Stillen zu helfen. Doch manche kennen die Kniffs dabei nicht und wissen nicht, wie sie das Baby dazu bringen, die Brustwarze mit dem Mund zu erfassen. Auch befürchten sie, daß eine zu deutliche Betonung des Stillens den Frauen, denen zur Flaschenernährung geraten wird, das Gefühl gibt, versagt zu haben. Sie scheinen deshalb zu hoffen, daß eine eher distanzierte Haltung dazu eingenommen wird. Eine Frau, die den Rat ablehnte, ihrem Kind künstliche Säuglingsnahrung zu geben, schrieb: »Die Schwester meinte, bei mir hätte sie mit Schwierigkeiten gerechnet, weil ich ›eine der Mütter sei, die um jeden Preis stillen will‹.«

Es ist kein Wunder, daß in Großbritannien 19 Prozent der Erstgebärenden und 15 Prozent aller Mütter das Stillen aufgeben, noch bevor sie aus der Klinik entlassen werden, und daß am Ende der sechsten Woche nach der Geburt nur noch 38 Prozent stillen und nach vier Monaten nur noch 26 Prozent.[151] Beinahe die Hälfte aller gestillten Babys bekommen innerhalb der ersten Lebenswoche künstliche Säuglingsnahrung zugefüttert. Am Ende der zweiten Woche werden 28 Prozent der Kinder, bei denen zugefüttert wurde, mit künstlicher Säuglingsnahrung ernährt gegenüber 8 Prozent jener Babys, bei denen nicht zugefüttert wurde.

Ihr Platz zum Stillen

Die Freude beim Stillen in Ihrer vertrauten Umgebung besteht auch darin, daß Sie niemandem vorführen oder beweisen müssen, daß Ihnen das gelingt. Statt dessen ist es eine heimliche, lustvolle Verschwörung zwischen Ihnen und Ihrem Baby. Das Stillen ist ein natürlicher Bestandteil Ihrer sich entwickelnden Beziehung, die für Sie beide aufregend und befriedigend ist – ein sensitives und taktiles Abenteuer der allmählichen Persönlichkeitsentfaltung dieses neugeborenen kleinen Menschenwesens und dieser frischgebackenen Mutter. Stillen ist ein Verständigungsmittel, ein Ausdruck der Liebe. Deshalb geht es dabei niemals nur um Techniken.

Es kann sein, daß sich Schmerz auf merkwürdige Weise mit Zärtlichkeit und Verlangen vermischt. Durch das Saugen des Babys wird Ihre Gebärmutter zu Kontraktionen angeregt, so daß sie sich fast wieder zu ihrer ursprünglichen Form und Größe zurückbilden kann. Ihre Brüste werden größer, ganz schwer und prall. Wenn das Kind ansaugt, erleben Sie den Drang des Milchspendereflexes, Ihre Brüste sind stärker durchblutet und werden ganz warm.

Sofern Sie sich dabei in Ihrer eigenen Intimsphäre befinden, an einem Ort, den Sie gestaltet haben, werden Sie feststellen, daß es beim Stillen nicht nur darum geht, wie eine Frau mit ihren Brüsten hantiert, sondern vielmehr um Ihre positive Identität als Frau und als Mutter. Beim Stillen ist Ihr ganzer Körper von intensiver Energie durchströmt.

Das Nest für die Nacht

Auch wenn die Flitterwochen vorbei sind, können Sie diese Nähe beibehalten, indem Sie sich ein »Nest« für die Nacht bauen. Damit meine ich, daß Ihr Baby bei Ihnen im Bett schläft anstatt in einem Stubenwagen oder einer Wiege. In früheren Zeiten haben Mütter immer zusammen mit ihrem Neugeborenen geschlafen, und in vielen Kulturen ist das auch heute noch so, selbst im hochentwickelten Industriestaat Japan. Im Gegensatz dazu wird in der westlichen Welt die Entwicklung der Selbständigkeit bei Kinder sehr betont, ihre Unabhängigkeit und ihre Leistung, die mit der Forderung einhergeht, daß das Baby sein eigenes Bettchen hat, in seinem eigenen Zimmer schläft und den Tageslauf der Erwachsenen nicht stört.

Gemeinsam ein Bett zu teilen, wirkt beruhigend auf Ihr Kind: durch Ihre körperliche Nähe, das Geräusch Ihrer Atmung und Ihres Herzschlags und Ihre Körperwärme. Wenn Sie Ihr Baby neben sich haben und es anfassen und anschauen können, wann immer Sie das möchten, sind auch Sie beruhigt. Auch wenn Sie tagsüber sehr beschäftigt sind, sorgt dieses Nestkuscheln für eine ungestörte Zeit mit Ihrem Kind. Sie können es stillen, ohne richtig wach zu werden, und wieder einschlafen, während Ihr Baby noch an Ihrer Brust saugt. Gefährlich ist das nicht. Gesunde Neugeborene drehen den Kopf, sobald ihre Nase nicht mehr frei ist. Es besteht auch keine Gefahr, daß Sie sich auf Ihr Kind legen, allerdings ist es nicht ratsam, das Kind im Bett zu haben, wenn Sie oder Ihr Partner viel Alkohol getrunken oder Mittel zu sich genommen haben, die das Bewußtsein einschränken. Sehr viel bequemer wird Ihr Beisammensein in einem wirklich breiten Bett mit einer festen Matratze. Es hat aber auch Vorteile, das Baby daran zu gewöhnen, manchmal alleine zu schlafen, so daß Sie später nicht jedesmal mit ihm zu Bett gehen müssen, wenn es einschlafen soll.

Falls Sie schon bald nach der Geburt wieder in Ihren Beruf zurückkehren, wird durch nächtliches Nestkuscheln und Stillen nach Bedarf die Milchbildung angeregt, das heißt, Sie können weiterhin stillen, auch wenn Ihr Kind tagsüber die meiste Zeit von anderen betreut wir. Es kann sein, daß Sie soviel Milch haben, daß Sie während des Arbeitstages Milch abpumpen müssen, um einem Milchstau vorzubeugen. Das ist ganz einfach mit einer kleinen elektrischen Pumpe zu bewerkstelligen oder auch mit den Fingern, wenn Sie den Trick einmal raushaben. Sie können die Milch im Kühlschrank aufbewahren, so daß Ihr Baby diese dann aus der Flasche gefüttert bekommt, wenn Sie in der Arbeit sind.[152]

Überall auf der Welt und in den unterschiedlichsten Kulturen stillen Frauen ihr Kind neben ihrer Arbeit im Haus oder auch außer Haus, wenn sie zum Beispiel auf dem Feld arbeiten, Steine für den Straßenbau brechen, die Wäsche im Fluß waschen oder Beeren oder andere Nahrung suchen. Diese Frauen legen sich zum Stillen nicht ins Bett oder ziehen sich ins Kinderzimmer zurück. Es gehört zu ihrem geschäftigen Leben, daß die Bedürfnisse des Babys gestillt werden und es die Brust bekommt, egal, wo die Mutter sich gerade befindet. Nachts schlafen Mutter und Kind beisammen, und das Baby kann dann in den nächtlichen Stunden der Dunkelheit immer wieder an der Brust trinken.

»Stillen nach Bedarf war ganz einfach, denn ich hatte das Baby bei mir im Bett.«

Dieser Stillablauf hat sich sehr bewährt, so daß Frauen in der industrialisierten Welt diesen Stillrhythmus für sich jetzt wieder neu entdecken.

Gefühle nach der Geburt

Niemand weiß, wie viele Frauen nach der Geburt unter Depressionen leiden. In westlichen Ländern bekommt jede zehnte Frau nach der Geburt Medikamente gegen Depressionen.[153] Fast die Hälfte der behandelten Frauen ist nach einem Jahr immer noch depressiv. Doch das ist lediglich die Sitze des Eisbergs. Sehr viele Mütter bemerken gar nicht, daß sie Depressionen haben, und häufig haben depressive Frauen keine Hilfe im Umgang damit. Junge Mütter holen sich oft Rat wegen Stillproblemen, doch im Grunde suchen sie Hilfe wegen ihrer eigenen nach innen gerichteten Wut, Hilflosigkeit und Minderwertigkeitsgefühle. In Statistiken über klinische Depressionen tauchen diese verzweifelten Frauen nicht auf.

Postpartum-Depressionen werden oft als eine Art geistige Umnebelung betrachtet, die ihren Ursprung im Hormonspiegel und in den Fortpflanzungsorganen hat. Nach dieser Ansicht kann man nichts tun, um das zu verhindern. Wird dennoch etwas unternommen, werden Frauen wie Kranke behandelt, bekommen vielleicht bewußtseinsverändernde Medikamente verschrieben, und man sagt ihnen, daß die Heilung letztendlich aus Ihnen selbst heraus erfolgen muß. Doch eine Depression hat spezifische soziale Ursachen, und viele Faktoren im Leben einer Frau können dazu beitragen.

Depressionen nach der Geburt haben nicht so sehr mit Hormonschwankungen zu tun, sondern vielmehr mit den Belastungen, denen eine Frau ausgesetzt ist, um den Erwartungen an eine glückliche junge Mutter zu entsprechen, mit den sozialen und wirtschaftlichen Belastungen von Frauen, die in Armut leben[154], und sehr oft mit der Erfahrung, durch eine Geburt in der Klinik völlig entmündigt worden zu sein. Meine eigenen Untersuchungen ergeben, daß die institutionelle Gewalt, die für die Behandlung in vielen Kliniken typisch ist, zur Entpersönlichung und dem Gefühl der Unfähigkeit führen. Die Folge ist, daß viele junge Mütter sich selbst überlassen sind im Umgang mit Gefühlen, die denen ähneln, die eine Frau nach einer Vergewaltigung erlebt, und die oft Wochen, Monate und sogar Jahre andauern.

Unter Psychologen und Soziologen wird darüber diskutiert, ob zwischen geburtshilflichen Eingriffen und Depressionen ein Zusammenhang besteht. Einige Untersuchungsergebnisse weisen darauf hin, daß mit der Häufigkeit geburtshilflicher Eingriffe die Häufigkeit von Depressionen bei Frauen nach der Geburt zunimmt.[155] Mit Sicherheit ist nach einem Kaiserschnitt eine größere Wahrscheinlichkeit von Depression gegeben.[156]

Bei Frauen, die das Gefühl haben, keinerlei Einfluß auf das gehabt zu haben, was bei der Geburt mit ihnen geschah, besteht ein größeres Risiko, daß sie in den ersten Wochen nach der Geburt unglücklich sind, im Gegensatz zu Frauen, die das Gefühl haben, daß sie die Kontrolle hatten.[157] Es geht nicht so sehr darum, ob Eingriffe vorgenommen wurden, sondern ob die Frau Einfluß darauf hatte.[158] Aus diesem Grund leiden Frauen nach einem geplanten Kaiserschnitt wahrscheinlich seltener unter Postpartum-Depressionen als Frauen nach einem Notkaiserschnitt, bei dem die Entscheidung – und zwar häufig über ihren Kopf hinweg – fiel, nachdem die Geburtswehen begonnen hatten und während sie hilflos auf dem Rücken lagen.[159]

Frauen, die nach ihrem ersten Kind unter Depressionen gelitten haben, beschließen oft, das nächste Kind zu Hause zur Welt zu bringen, weil sie überzeugt davon sind, daß die Bedingungen in der Klinik zum großen Teil für ihre späteren emotionalen Leiden verantwortlich waren. Es gibt immer mehr Beweise dafür, daß das Wohlbefinden einer Frau zunimmt, wenn sie ihr Kind in einer Umgebung zur Welt bringt, auf die sie Einfluß nehmen kann. Wenn Sie Ihr Kind an einem Ort gebären, den Sie selbst gestaltet haben – und der Ihrem Einfluß unterliegt –, dann erleben Sie wahrscheinlich eher eine Postpartum-Euphorie als eine Postpartum-Depression.

Ich behaupte nicht, daß Sie niemals unglücklich sein werden, wenn Sie Ihr Kind zu Hause zur Welt bringen, daß Sie niemals niedergeschlagen sind oder nie das Gefühl haben werden, es nicht zu schaffen; diese Gefühle sind Teil der menschlichen Existenz. Ich behaupte vielmehr, daß ständige Angst, Panikanfälle und Verlust des Selbstvertrauens, Minderwertigkeitsgefühle und das Unbehagen darüber, daß das eigentlich gar nicht Ihr Baby ist und Sie kein Recht dazu haben, Mutter zu sein, für viele Frauen eine Folgeerscheinung der Behandlungsweise bei der Klinikgeburt ist. Die Machtlosigkeit von Frauen in einer so wichtigen Übergangsphase in ihrem Leben ist nicht nur in der aktuellen Situation quälend, sondern kann sich noch lange danach seelisch auswirken.

Eine Frau, die in vertrauter Umgebung ihr Kind zur Welt bringt und die es sich deshalb auch leisten kann, sich den Gefühlen zu überlassen, die während der Geburt in ihr wirksam werden, wird mit größerer Wahrscheinlichkeit an die Geburt als ein positives Erlebnis zurückdenken. Sie ist nicht so empfänglich für Depressionen wie eine Frau, die man ihrer Autonomie beraubt hat und die das Gefühl hat, ihr sei Gewalt angetan worden.

In einer intimen, liebevollen Atmosphäre kann der Frau durch die Geburtserfahrung Kraft zufließen. Vor allem für eine Frau, die anfällig für Depressionen oder heftige Gefühlsschwankungen ist, die ein geringes Selbstwertgefühl hat oder sexuellem Mißbrauch ausgesetzt war, kann Geburt Heilung bedeuten. Dann ist Geburt ein Abenteuer, bei dem sie ihre eigene innere Kraft entdeckt, die Freude an ihrem Körper und ihre Fähigkeit, Leben zu spenden und sich im Bewußtsein der Liebe ganz zu öffnen.

Nachwort

Geburt ist wie der Tod eine universelle menschliche Erfahrung. Die Geburt kann eine Unterbrechung des Lebensflusses sein, ein medizinischer Vorgang, ein einsamer Kampf des Erduldens, ein chirurgischer Eingriff an einer Patientin, die sich völlig auf das geburtshilfliche Fachwissen ihrer Helfer verläßt, ein beängstigender Vorgang, bei dem Frauen sich ausweglos ihrer Biologie ausgeliefert fühlen. Oder sie durchleben es in seiner ganzen Schönheit, wenn neues Leben geboren wird, geborgen in Liebe und Fürsorge. Das kann ein Fest der Freude sein, das sich da trotz der Geburtsschmerzen ereignet. Die Energie, die den Körper der Frau bei der Geburt durchströmt, ist lebenserhaltend und kraftvoll, auch wenn sie mit Schmerzen einhergeht.

In unserer postindustriellen Kultur sind Frauen bei der Geburt Gefangene. Der Zoo wird zwar nach wissenschaftlichen Prinzipien geführt, die Wärter sind rücksichtsvoll und stolz auf die guten Haltebedingungen und die geringe Sterblichkeitsrate, die Besuchszeiten sind kaum eingeschränkt, und der Zoo kann ein freundlicher, einladender Ort sein, innerhalb des Zoogeheges gibt es vielleicht genügend Bewegungsfreiheit, und die Verantwortlichen mögen auch versucht haben, die natürlichen Bedingungen nachzubilden. Dennoch engt Gefangenschaft ein und schreibt den Gefangenen das Verhalten vor.

»Nein« zur Klinik zu sagen, eine wohlüberlegte Entscheidung dahingehend zu treffen, daß wir unsere Kinder an einem Ort unserer Wahl gebären, ist für die meisten von uns die einzige Möglichkeit, damit sich Frauen die Geburtserfahrung wieder zu eigen machen können.

Die Geburtshilfe sieht sich einer Herausforderung gegenüber, die über die Grunderfordernis hinausgeht, die Geburt für die Mütter und die Babys so sicher wie möglich zu gestalten. Diese Herausforderung betrifft zwei Hauptvoraussetzungen. Die erste Voraussetzung ist eine echte Wahlmöglichkeit, und dazu gehört auch, daß für eine wirklich gute Hausgeburtshilfe gesorgt ist und für die Frauen, die das wünschen, Geburtshäuser zur Verfügung stehen. Die zweite Voraussetzung besteht darin, daß jene Frauen, die ihr Kind in der Klinik gebären, dort Einfluß ausüben können, so daß sie nicht lediglich passive Empfängerinnen der Klinikbetreuung sind, wie freundlich und mitfühlend diese auch sein mag.

Wenn wir auf unserer Freiheit bestehen, uns zwischen wohldurchdachten Alternativen zu entscheiden, und uns einen Ort aussuchen, wo wir, und nicht die Ärzte, bestimmten, dann können wir in uns die Kraft wiederentdecken, ohne Eingriffe zu gebären, und mit dem gleichen Selbstvertrauen und der gleichen Spontaneität, mit der wir atmen und uns bewegen, und vielleicht mit der gleichen Liebe und Leidenschaft, mit der wir dieses Kind empfangen haben.

Adressen

Geburtsvorbereitung

Deutschland

GfG – Gesellschaft für Geburtsvorbereitung Bundesverband e.V.
Dellestr. 5
40627 Düsseldorf;
Postfach 22 01 06
40608 Düsseldorf
Tel.: 02 11 / 25 26 07
www.gfg-bv.de (Informationen über Geburtsvorbereitungskurse; Anschriften von Geburtsvorbereiterinnen der GfG; Informationen über Literatur und Medien im Bereich rund um die Geburt; Fortbildungen für alle Interessierte im Bereich der Geburtsvorbereitung und Elternbegleitung; Ausbildung zur Geburtsvorbereiterin an acht Ausbildungsstätten in Deutschland. Kontaktbüro für das Europäische Netzwerk für Organisationen rund um die Geburt [ENCA])

Österreich

Eltern-Kind-Zentrum Salzburg,
Herrengasse 30/1
5020 Salzburg
Tel.: 06 62 / 8047-7560
www.kirchen.net/ka/ekiz/main.htm
(Geburtsvorbereitung; Mutter-Kind-Gruppen u.a.) Weitere Eltern-Kind-Zentren in Linz, Klagenfurt, Bregenz, Innsbruck, Graz, Mödling, Feldkirch, Wien.

Hebammenzentrum,
Verein freier Hebammen
Lazarettgasse 6/2/1
1090 Wien
Tel.: 01 / 408 80 22
www.hebammenzentrum.at
(Geburtsvorbereitung; Elternberatung; die Bücher *Gebären ohne Aberglaube* und *Yoga im Mond für Schwangere* können hier bezogen werden.)

Schweiz

Ausbildung in
Geburtsvorbereitung – AGV
Hertensteinstr. 29
6004 Luzern
Tel.: 041 / 52 90 15
(zweijährige Ausbildung für Frauen; Adressen der an der AGV diplomierten Geburtsvorbereiterinnen sind dort erhältlich.)

Hebammenverbände

Deutschland

Bund Deutscher Hebammen e.V. (BDH)
Gartenstr. 26
76133 Karlsruhe
Tel.: 07 21 / 98189-0
www.bdh.de

Bund freiberuflicher Hebammen Deutschlands e.V., BfHD
Geschäftsstelle
Am alten Nordkanal 10
41748 Viersen
Tel.: 0 21 62 / 35 21 49
www.bfhd.de
Adressen von Hebammen in Ihrer Gegend erfahren Sie beim örtlichen Gesundheitsamt.

Österreich

Österreichisches
Hebammen-Gremium
Postfach
1060 Wien
Tel: 01 / 5 97 14 04
www.hebammen.at

Schweiz

Schweizerischer Hebammenverband, Zentralsekretariat
Flurstr. 26
3000 Bern 22
Tel.: 031 / 3 32 63 40
www.hebamme.ch (vermittelt Adressen der Sektionen in den einzelnen Kantonen, der Weiterbildungs-, Zeitungs- und Unterstützungskommissionen sowie ein Adreßverzeichnis aller freiberuflichen Hebammen mit Tätigkeitsauflistung; veranstaltet und informiert über Weiterbildungsangebote und Kurse; in Vorbereitung sind z.Z. eine spezifische Geburtsvorbereitungsausbildung für Hebammen sowie ein neues Verbandsleitbild.)

Geburtshäuser

Netzwerk zur Förderung der Idee der Geburtshäuser in Deutschland e.V.
Geschäftsstelle
Kaiser-Karl-Ring 25
53111 Bonn
Tel.: 0 22 8 / 7 21 88 98,
Donnerstag 10.30 – 13.30 Uhr,
www.geburtshaus.de

Adressen

(Hier erfahren Sie die Adressen von Geburtshäusern in Deutschland, Österreich und der Schweiz.)

Stillgruppen

Deutschland

Arbeitsgemeinschaft Freier Stillgruppen (AFS)
Geschäftsstelle
Rüngsdorfer Str. 17
53173 Bonn
Tel.: 02 28 / 3 50 38 71
www.afs-stillen.de
(Anfragen werden an die ca. 800 Ortsgruppen weitergeleitet; Informationen über nahegelegene Stillgruppen; monatlicher Rundbrief [Abo] mit Broschüren zu verschiedenen Themen, z. B. Stillen von Frühgeborenen, nach Kaiserschnitt, bei Zwillingen, Ernährungsratgeber für Stillende, Beikost etc.)

La Leche Liga Deutschland e.V.
Postfach 65 00 96
81214 München,
Tel.: 089 / 68 51 25 24
www.lalecheliga.de
(Die LLL Deutschland ist Teil einer weltweiten, gemeinnützigen Organisation. Die LLL-Beraterinnen leisten stillenden Müttern Hilfe durch monatliche Gruppentreffen und telefonische Beratung. Mit einem frankierten Rückumschlag können über das Postfach die LLL-Stillberaterinnenliste und die LLL-Publikationsliste bestellt werden.)

Österreich

La Leche Liga Österreich
c/o Maria Windholz
Feldgasse 7
2460 Bruck/Leitha
Tel. 0 21 62 / 6 62 05
www.lalecheliga.at

Schweiz

La Leche Liga Schweiz
Postfach 197
8053 Zürich
Tel.: 0 52 / 2 43 11 44
www.lalecheliga.ch

Eltern- und Familienberatung

Deutschland

Arbeitskreis Eltern werden – Eltern sein e.V.
Rennerstr. 4
79106 Freiburg
Tel.: 0761 / 28 99 55

Beratungsstelle für Natürliche Geburt und Elternsein e.V.
Häberlstr. 17/Hof
80337 München
Tel.: 089 / 53 20 76
www.natuerliche-geburt.de

Deutsche Liga für das Kind in Familie und Gesellschaft (Initiative gegen frühkindliche Deprivation) e.V.
Chausseestr. 17
10115 Berlin
Tel.: 030 / 28 59 99 70
www.liga-kind.de (Die Deutsche Liga setzt sich ein für Schutz und Aufwertung der Elternschaft und für verstärkte Einbeziehung der Väter in die Betreuung und Erziehung der Kinder. Publikationen: Broschüren und Bücher zum Thema Betreuung und Pflege von Kleinstkindern)

Kuratorium Behindertes Kind e.V.
Melanchthonstr. 25
42281 Wuppertal
Tel.: 02 02 / 25 05 60

Verband alleinstehender Mütter und Väter e.V. (VAMV)
VAMV-Bundesverband e.V.
Hasenheide 70
10967 Berlin
Tel.: 030 / 6 95 97 86
www.vamv.de

Österreich

Nanaya – Beratungsstelle für natürliche Geburt und Leben mit Kindern, Zollergasse 37, 1070 Wien, Tel.: 01 / 5 23 17 11
www.elternforum.at/nanaya

Schweiz

Dachverband Schweizerischer Mütterzentren, Wasserfurist. 1, 8542 Wiesendangen
Tel. 052 / 3 37 06 01
www.muetterzentrum.ch

Wassergeburten

DelphisArt Zentrum für Geburt und Wasser, Mauerner Str. 11, 82284 Grafrath
Tel.: 0 81 44 / 98 91 50
www.delphisart.de (u.a. Verleih von Wassergeburtsbecken)

Anmerkungen

1 Doering S., Entwistle D. (1975): »Preparation during pregnancy and ability to cope with labor and delivery«, *American Journal of Orthopsychiatry*, 45, 825–837; Norr K., Block C., Charles A., Meyering S., Meyers F. (1977): »Explaining pain and enjoyment in childbirth«, *Journal of Health and Social Behaviour*, 10, 260–275; Doering S., Entwistle D., Quinlan D. (1980): »Modeling the quality of women's birth experience«, *Journal of Health and Social Behavior*, 21, 12–21; Entwistle D., Doering S. (1981): *The First Birth*, Baltimore: John Hopkins University Press; Romito P. (1989): »Unhappiness after childbirth«, *Effective Care in Pregnancy and Childbirth*, 2, 1433–1446, hg. v. Chalmers I., Enkin M., Keirse M. J. N. C.; Kitzinger J. in: Garcia J., Kilpatrick R., Richards M. (1990): *The Politics of Maternity Care*, Oxford: Clarendon Press; Kitzinger S.: »Childbirth and violence against women« (forthcoming), *Women's Health Matters*, hg. v. Roberts H., London: Routledge.

3 Kitzinger S. (1987): *Some Women's Experiences of Epidurals*, London: National Childbirth Trust.

4 Morse J. M., Park C. (1988): »Home birth and hospital deliveries: A comparison of the perceived painfulness of parturition«, *Research in Nursing & Health*, 11, 175–181.

5 Lowe N. K. (1987): »Individual variation in childbirth pain«, *Journal of Psychosomatic Research*, 20, 212–221; Fridh G., Kopare T., Gaston-Jophansson F., Turnell Norvell K. (1988): »Factors associated with more intense labor pain«. *Research in Nursing and Health*, 11, 117–124.

6 Morse J. M., Park C. (1988): »Home birth and hospital deliveries: A comparison of the perceived painfulness of parturition«, *Research in Nursing & Health*, 11, 175–181; Fridh G., Kopare T., Gaston-Jophansson F., Turnell Norvell K. (1988): »Factors associated with more intense labor pain«, *Research in Nursing and Health*, 11, 117–124.

7 Fridh G., Kopare T., Gaston-Jophansson F., Turnell Norvell K. (1988): »Factors associated with more intense labor pain«, *Research in Nursing and Health*, 11, 117–124.

8 Simkin P. (1986): »Stress, pain and catecholamines in labor: part 1, a review«, *Birth*, 13, 4, 227–233.

9 Association of Anaesthetists (1988): *Report on Obstetric Services*, London.

10 Geoffrey Chamberlain and Luke Zander (1999): »Induction«, *British Medical Journal*, 318, 995–997.

11 Kitzinger S. (1975): *Some Women's Experiences of Induced Labour*, London: National Childbirth Trust.

12 O'Driscoll K., Meagher D. (1980): »Active management of labour«, *Clinical and Obstetric Gynaecology* (supplement 1), hg. v. W.B. Saunders.

13 ebd.
14 ebd.
15 ebd.

16 Taylor R. W., Taylor M. (1988): *Letter to the Lancet 1*, 8581, 352.

17 Nielson P. V., Stigsby B., Nickelson C., Nim J.

(1987): »Intra- and interobserver variability in the assessment of intrapartum cardiotocograms«, *Acta Obstetricia et Gynecologia Scandinovica*, 66, 421–424.

18 Grant A. (1989): »Monitoring the fetus during labour«, *Effective Care in Pregnancy and Childbirth*, 2, 846–882, Oxford: Oxford University Press, hg. v. Chalmers I., Enkin M., Keirse M. J. N. C.

19 Macdonald D., Grant A., Sheridan-Pereira M., Boylan P., Chalmers I. (1985): »The Dublin randomized trial of intrapartum fetal heart rate monitoring«, *American Journal of Obstetrics and Gynecology*, 152, 524–539.

20 ebd.; Grant A. (1987b): »The relationship between obstetrically preventable intrapartum asphyxia, abnormal neonatal neurological signs and subsequent motor impairment in babies born at or after term«, *Perinatal Events and Brain Damage in Surviving Children*, Berlin: Springer Verlag, hg. v. Kubli F., Patel N., Schmidt W., Linderkamp O.

21 Amato J. G. (1983): »Fetal heart-rate monitoring«, *American Journal of Obstetrics and Gynecology*, 147, 967–969.

22 Visser G. H. A., Goodman J. U. S., Dawes G. (1980): »Problems with ultrasonic fetal heart-rate monitor«, *Lancet*, 1, 707–708.

23 Sharp D. G., Couriel J. M. (1985): »Penetration of the subarachnoid space by fetal scalp electrode«, *British Medical Journal*, 291, 1169.

24 D'Souza S. W. (1982): »Fetal scalp damage and neonatal jaundice: A risk of fetal scalp electrode monitoring«, *International Journal of Obstetrics and Gynecology*, 2, 161–164.

25 Enkin M. (1989): »Labour and delivery following previous caesarean section«, *Effective Care in Pregnancy and Childbirth*, 2, 1196–1217, hg. v. Chalmers I., Enkin M., Keirse M. J. N. C.

26 Inger Findley and Geoffrey Chamberlain (1999): »ABC of Labour Care: Relief of Pain«, *British Medical Journal*, 318, 927–930.

27 Kitzinger S. (1989): »Perceptions of pain in home and hospital birth«, *Paper given at the International Congress of Psychosomatic Obstetrics and Gynaecology*, Amsterdam.

28 Garcia J., Garforth S., Ayers S. (1986): »Midwives confined? Labour ward policies and routines«, *Research and the Midwife Conference Proceedings*, University of Manchester, 74–78.

29 Cohen W. R. (1977): »Influence of the duration of second stage labor on perinatal outcome and puerperal morbidity«, *Obstetrics and Gynecology*, 49, 266–269.

30 Caldeyro-Barcia R. (1979): »The influence of maternal bearing-down efforts during second stage on fetal wellbeing«, *Birth and the Family Journal*, 6, 17–21.

31 Thacker S. F., Banta H. D. (1983): »Benefits and risks of episiotomy: An interpretive review of the English language literature, 1860–1980«, *Obstetrical and Gynecological Survey*, 38, 322–338.

32 ebd.; Sleep J. M., Grant A., Garcia J., Elbourne D., Spencer J., Chalmers I. (1984): »West Berkshire perineal management trial«, *British Medical Journal*, 289, 587–590; Harrison R. F., Brennan M., North P. M., Reed J.

Anmerkungen

V., Wickham F. A. (1984): »Is routine episiotomy necessary?«, British Medical Journal, 288, 1971–1975; Sleep J. M., Grant A. (1987): »West Berkshire perineal management trail: Three year follow-up«, British Medical Journal, 295, 749–751.

33 Sleep J. M., Grant A., Garcia J., Elbourne D., Spencer J., Chalmers I., a.a.O.; Harrison R. F., Brennan M., North P. M., Reed J. V., Wickham E. A., a.a.O.

34 Kitzinger S., Simkin P. (1990): *Episiotomy and the Second Stage of Labor*, Pennypress Inc.

35 Kitzinger S., Walters R. (1981): *Some Women's Experiences of Episiotomy*, London: National Childbirth Trust.

36 ebd.
37 ebd.
38 ebd.
39 ebd.
40 ebd.

41 Davis E. (1981): *Heart and Hands*, California: Celestial Arts; Flint C. (1988): *Sensitive Midwifery*, London: Heinemann, 101–102.

42 Harold Neu (1992): »The crisis in antibiotic resistance«, Science, 257, 1064–73.

43 Cordero L., Hon E. (1971): »Neonatal bradychardia following nasopharyngeal stimulation«, Journal of Pediatrics, 78, 441–447.

44 Tyson J., Silverman W., Reisch J. (1989): »Immediate care of the newborn infant«, *Effective Care in Pregnancy and Childbirth*, 2,1293–1312, hg. v. Chalmers I., Enkin M., Keirse M. J. N. C.

45 ebd.

46 Cordero L., Hon E., a.a.O.; Widstrom A.-M., Ransjo-Arvidson A. B., Christeosson K., Matthieson A-S., Winberg, J., Uvnas-Moberg K. (1987): »Gastric suction in healthy newborn infants: Effect on circulation and developing feeding behaviour«, Acta Paediatrica Scandinavica, 76, 566–572.

47 Wahlberg V., Lundh W., Winberg J. (1982b): »Reconsideration of Crede prophylaxis III: Effects of silver nitrate prophylaxis on visual alertness in neonates«, Acta Paediatrica Scandinavica, 295 (Supplement), 43–48; Wahlberg V., Lundh W., Winberg J. (1982c): »Reconsideration of Crede prophylaxis IV: Effects of silver nitrate prophylaxis on mother infant relationship«, Acta Paediatrica Scandinavica, 295 (supplement), 49–57; Wahlberg V., Lundh W., Winberg J. (1982d): »Reconsideration of Crede prophylaxis V: Long-term influences on conjunctival secretion, infant behaviour, breastfeeding and maternal feelings. A descriptive study«, Acta Paediatrica Scandinavica (supplement), 59–67.

48 Rothenberg (1979): »Ophthalmia neonatorum due to Neisseria gonorrhoeae: Prevention and treatment«, Sexually Transmitted Diseases, 6 (supplement), 187–190.

49 Hammerschlag M. R., Chandler J. W., Alexander R., English M., Chiang W. T., Koutsky L., Esehenbach D. A., Smith J. R. (1980): »Erythromycin ointment for ocular prophylaxis of neonatal chlamydial infection«, Journal of the American Medical Association, 244, 2291–2293.

50 World Health Organization (1985).

51 Mahmood T. A., Campbell D. M., Wilson A. W. (1988): »Maternal height, shoe size, and outcome of labour in

white primigravidas: A prospective anthropometric study«, *British Medical Journal*, 297, 515–517.

52 Campbell R., Macfarlane A. (1990): »Recent debate on the place of birth«, *The Politics of Maternity Care*, Oxford University Press, 217–237, hg. v. Garcia J., Kilpatrick R., Richards M.

53 Social Security Committee (1980): *Perinatal and Neonatal Mortality* (second report), London: HMSO.

54 Woodcock H. C., Read A. W., Moore D. J. u.a. (1990): »Planned homebirths in Western Australia 1981–1987: A descriptive study«, *Medical Journal of Australia*, 153, 672–678.

55 Tew M. (1990): *Safer Childbirth*, London: Chapman & Hall.

56 Ole Olsen (1997): »Meta-analysis of the Safety of Home Birth«, *Birth*, 24, 4–13.

57 Geoffrey Chamberlain, Ann Wraight, Patricia Crowley (1997): »Home Birth: The Report of the 1994 Confidential Enquiry by the National Birthday Trust Fund«, Parthenon, London.

58 Wright J. T. (1983): »Alcohol and drug abuse in pregnancy«, *Medicine International*, 35, 1630–1631.

59 Calandra C., Abell D. A., Beiseher N. A. (1981): »Maternal obesity in pregnancy«, *Obstetrics and Gynecology*, 57, 8–12; Garbakiak J. A., Richter M., Miller S., Barton J. J. (1985): »Maternal weight and pregnancy complications«, *American Journal of Obstetrics and Gynecology*, 152, 238–245.

60 Garbakiak J. A. u.a., a.a.O.

61 Chamberlain R. u.a., a.a.O.; James D. K., Stirrat G. M. (Hg.) (1988): *Pregnancy and Risk: The Basis for Rational Management*, Chichester: John Wiley & Sons.

62 Hofmeyr G. J. (1989): »Breech presentation and abnormal lie in late pregnancy«, *Effective Care in Pregnancy and Childbirth*, 1, 635–666, Oxford: Oxford University Press, hg. v. Chalmers I., Enkin M., Keirse M. J. N. C.

63 Hughey M. J. (1985): »Fetal position during pregnancy«, *American Journal of Obstetrics and Gynecology*, 153, 885–886.

64 Westgren M., Edvall H., Nordstrom F., Svalenius P. (1985): »Spontaneous cephalic version of breech presentation in the late trimester«, *British Journal of Obstetrics and Gynaecology*, 92, 19–22.

65 Bakketeig L. S., Hoffman H. J. (1981): »Epidemiology of preterm birth: Results from a longitudinal study of births in Norway«, *Preterm Labour*, London: *Butterworth's International Medical Review*, 17–40, hg. v. Elder M. G., Hendricks C. H.

66 Salzmann B. (1964): »Rupture of low segment cesarean section«, *American Journal of Obstetrics and Gynecology*, 23, 460–466.

67 Beard R. W., Lowy C. (1986): »The British survey of diabetic pregnancies«, *British Journal of Obstetrics and Gynaecology*, 89, 78326.

68 James D. K., Stirrat G. M. (Hg.), a.a.O., 58.

69 de Swiet M. (1986): »Preexisting medical diseases«, *Prepregnancy Care: A Manual for Practice*, Chichester: John Wiley & Sons, 69–111, hg. v. Chamberlain G., Lumley J.

70 Bird C. (1971): »The premenopausal gravida«,

Anmerkungen

Journal of Reproductive Medicine, 6, 48–50.

71 Kirz D. S., Dorchester W., Freeman R. K. (1985): »Advanced maternal age«, *American Journal of Obstetrics and Gynecology*, 152, 1, 7–12.

72 Cario G. M., Fray R. E., Morris N. P. (1985): »The obstetric performance of the elderly primigravida«, *British Journal of Obstetrics and Gynoecology*, 54, 237–240.

73 Taylor David J. u.a. (1985): »Do pregnancy complications contribute to neurodevelopmental disability?«, *Lancet*, 1, 713–716.

74 Steer P. (1988): »Risks in labour«, *Pregnancy and Risk*, 6, 105–137, hg. v. James D. K., Stirrat G. M.

75 Dawn Saunders u.a. (2000): *Evaluation of the Edgware Birth Centre*, North Thames Perinatal Public Health, London.

76 Feldman E., Hurst M. (1987): »A comparison of hospital and birth center settings«, *Birth*, 18–24.

77 Lumley J., Davey B. (1987): »Do hospitals with family-centered maternity care policies have lower intervention rates?«, *Birth*, 132–134.

78 Klein M. u.a. (1984): »Care in a birth room versus a conventional setting: A controlled trial«, *Canadian Medical Association Journal*, 131, 1461–1466.

79 Rosenblatt K. A., Reinken J., Shoemack P. (1985): »Is obstetrics safe in small hospitals? Evidence from New Zealand's regionalized perinatal system«, *Lancet*, 2, 429–432.

80 Mugford M., Stilwell J. (1986): »Maternity services: how well have they done and could they do better?«, *Health Care, Policy Journals*.

81 *Human Rights Act*, Stationery Office, London 1998.

82 Hood S. (1989): »Midwifery in some European countries«, hg. v. van Hall E. V., Everaerd W., a.a.O.

83 Barrington E. (1985): »Birth stories and midwives' musings«, *Midwifery is Catching*, 101.

84 Kirkham M. A. (1986): »A feminist perspective in midwifery«, *Feminist Practice in Women's Healthcare*, Chichester: John Wiley & Sons, hg. v. Webb C.

85 Office of Population Censuses and Surveys (1986): *Mortality Statistics, Perinatal and Infant: Social and Biological Factors*, Series DH3, London: HMSO, 17.

86 WHO Regional Office for Europe (1986), adaptiert from *Having a Baby in Europe*, Copenhagen.

87 Serkin M., Porte J.A., Monheit A. G. (1988): »The relationship of antepartum pelvic examinations to the incidence of premature rupture of the membranes, maternal infection, and caesarean section«, *Paper given at the Scientific Session of Annual Clinical Meeting of American College of Obstetricians and Gynecologists*.

88 Pearce J. M., Campbell S. (1987): »A comparison of symphysis-fundal height and ultrasound as screening tests for light-for-gestational age infants«, *British Journal of Obstetrics and Gynoecology*, 94, 100–104.

89 Alexander S. u.a. (1989): »Biochemical assessment of fetal well-being«, *Effective Care in Pregnancy and Childbirth*, 1, 455–476, hg. v. Chalmers I., Enkin M, Keirse M. J. N. C.

90 Mohide P., Keirse M. J. N. C. (1989): *Biophysical assessment of fetal well-being*, hg. v. Chalmers I., Enkin

M., Keirse M. J. N. C., a.a.O., 455–476.

91 Robinson M. (1958): »Salt in pregnancy«, *Lancet*, 1, 178–181.

92 Rush D. (1989): »Effects of changes in protein and calorie intake during pregnancy on the growth of the human fetus«, hg. v. Chalmers I., Enkin M., Keirse M. J. N. C., a.a.O., 255–280.

93 ebd.

94 McIntyre A. (1988): *Herbs for Pregnancy and Childbirth*, London: Sheldon.

95 Hemminki E., Starfield B. (1985): »Routine administration of iron and vitamins during pregnancy: Review of controlled clinical trials«, *British Journal of Obstetrics and Gynaecology*, 85, 404–410.

96 Alexander S. u.a., a.a.O.

97 Ethel Burns and Sheila Kitzinger (2001): »Midwifery Guidelines for Use of Water in Labour«, OCRAD, Oxford Brookes University, OX3 7PD.

98 Richards M., Dunn J., Antonis B. (1977): »Caretaking in the first year of life: The role of fathers' and mothers' social isolation«, *Child Care Health Development*, 3, 23–36.

99 Berry L. M. (1988): »Realistic expectation of the labor coach«, *Journal of Obstetric Gynecologic and Neonatal Nursing*, 17, 5, 354–355.

100 Perez P., Snedeker C. (1990): »Why parents need professional labor support«, *Special Women*, Pennypress Inc.

101 Kitzinger S. (1989): *Pregnancy and Childbirth*, London: Michael Joseph.

102 Donnison J. (1990): *Midwives and Medical Men*, London: Heinemann.

103 Pollock L. (1987): *A Lasting Relationship: Parents and Children over Three Centuries*, London: Fourth Estate.

104 Mason J. (1988) nach Miles L.: »Pioneer Questionnaires (Health) SX-2« in: »Midwifery in Canada«, *The Midwife Challenge*, London: Pandora, hg. v. Kitzinger S.

105 ebd.

106 Benoit C. (1983): »Midwives and healers: The Newfoundland experience«, *Health Sharing*, 22–25.

107 ebd.

108 Klaus M., Kennell J., Robertson S., Sosa R. (1986): »Effects of social support during parturition on maternal-infant morbidity«, *British Medical Journal*, 293, 585–587.

109 Hodnett F. D., Osborn R. W. (1989): »A randomized trial of the effects of monitrice support during labor: Mothers' views two to four weeks postpartum«, *Birth*, 16, 4, 177–184.

110 Flint C. (1986): *Sensitive Midwifery*, London: Heinemann.

111 Rossavik I. K. (1989): *Obstetrics and Gynecology*, 73, 2, 243–249.

112 Yudkin P.L., Wood, L. Redman C.W.G. (1987): »Rise of unexplained stillbirth at different gestational ages«, *Lancet*, 1192–1194.

113 Lamont R. F. (1986): »Management of preterm labour«, *Hospital Update*, 487–490, 492–493.

114 Salmon Y. M. (1986): »Cervical ripening by breast stimulation«, *Obstetrics and Gynecology*, 67, 1, 21–24; Curtis P. (1986): »Uterine responses to three techniques of breast stimulation«, *Obstetrics and Gynecology*, 67, 1, 22–28; Curtis F. (1986): »Prepartum and intrapartum breast stimulation in obstetrics«, *Journal of Reproductive Medicine*, 31, 4, 228–230.

Anmerkungen

115 Sinquefield G. (1985): »Midwifery management of premature rupture of the membranes at term«, *Journal of Nurse Midwifery*, 30, 4, 242–244.

116 Lenihan J. P. (1984): »The relationship of antepartum pelvic examinations to premature rupture of the membranes«, *Obstetrics and Gynecology*, 63, 33–37.

117 Davis F. (1987): *Heart and Hands*, California: Celestial Arts.

118 Butler N. R., Bonham D.G. (1963): *Perinatal Mortality*, Edinburgh: Churchill Livingstone.

119 McKay S. (1983): »How worthwhile are membrane stripping and amniotomy?«, *Contemporary Obstetrics and Gynecology*, 173–176, 178–181, 184.

120 Newton N., Foshea D., Newton M. (1966): »Experimental inhibition of labor through environmental disturbance«, *Obstetrics and Gynecology*, 67, 371–377.

121 Salar G. u.a.: »Effect of transcutaneous electrotherapy on cerebra-spinal fluid beta-endorphin content in patients without pain problems«, *Pain*, 10, 169–172; Polden M. (1985): »Transcutaneous nerve stimulation in labour and post-Caesarean section«, *Physiotherapy*, 71, 8, 350–353.

122 Harrison R. F. u.a. (1986): »Pain relief in labour using transcutaneous electrical nerve stimulation (TENS)«, *British Journal of Obstetrics and Gynaecology*, 93, 7, 739, 746.

123 Flint C., a.a.O.

124 Davis E., a.a.O.

125 Simkin P. (1989): *The Birth Partner*, The Harvard Common Press.

126 Gaskin I. M. (1982): »Ask the midwives«, *The Practicing Midwife*, 1, 15.

127 Lawrence H. (1988): »Breathing for labour«, *Journal of Association of Chartered Physiotherapists and Obstetrics in Gynaecology*, 60, 2, 21–23.

128 Broach J., Newton N. (1988): »Food and beverages in labor. Part 1: Cross-cultural and historical practices. Part 2: The effects of cessation of oral intake during labor«, *Birth*, 2, 15.

129 Davis E., a.a.O.

130 Newton N., Foshea D., Newton M., a.a.O.

131 Sleep J., Roberts J., Chalmers I.: »Care during the second stage of labour«, in: Murray Enkin, Marc J.N.C. Keirse, James Neilson u.a. (2000): *A Guide to Effective Care in Pregnancy and Childbirth*, Oxford University Press, Third Edition.

132 Cronk M., Flint C. (1989): *Community Midwifery: A Practical Guide*, London: Heinemann.

133 Gaskin I. M. (1978): *Spiritual Midwifery*, Tennessee: The Book Publishing Co.

134 Stein A. (1986): »Breech delivery: A co-operative nurse-midwifery medical management approach«, *Journal of Nurse-Midwifery*, 31, 2, 93–97.

135 Odent M. (1984): *Birth Reborn*, New York: Random House.

136 Russell J. G. B. (1982): »The rationale of primitive delivery positions«, *British Journal of Obstetrics and Gynaecology*, 89, 712–715.

137 Sleep J., Roberts J., Chalmers I., a.a.O.

138 O'Leary J. A., Gunn D. L. (1986): »Option for shoulder dystocia: cephalic replacement«, *Contemporary Obstetrics and Gynecology*, 27, 157.

139 Gaskin I. M. (1988): »Shoulder dystocia: Controversies in management«, *Birth Gazette*, 5, 1, 14–17.

140 Flint C., a.a.O.
141 Davis E., a.a.O.
142 ebd.
143 ebd.
144 ebd.
145 Leavitt J. W. (1986): *Brought to Bed: Childbearing in America 1750-1950*, New York: Oxford University Press.
146 Sheila Kitzinger (2000): *Rediscovering Birth*, Little Brown.
147 Winnicott D. J. (1964): *The Child, the Family, and The Outside World*, London: Penguin.
148 Garforth S., Garcia J. (1989): »Breastfeeding policies and practice – 'no wonder they get confused'«, *Midwifery*, 5, 2, 75–83.
149 ebd.
150 Kitzinger S. (1983): *The New Good Birth Guide*, London: Penguin, 139–142.
151 Woolridge M. W. (1988): »Right from the start – establishing breast-feeding«, *Symposium on Caring for the Breastfeeding Mother*, London: Kings Fund Centre.
152 Office of Population, Censuses and Surveys, Social Security Division (1988): *Infant feeding 1985*, London: HMSO.
153 Kitzinger S. (1988): *Breastfeeding your Baby*, London: Dorling Kindersley.
154 Pitt B. (1968): »Atypical depression following childbirth«, *British Journal of Psychiatry*, 114, 1325–1335.
155 Stein A. u.a. (1989): »Social adversity and perinatal complications: Their relation to post-natal depression«, *British Medical Journal*, 290.
156 Oakley A. (1980): *Women Confined*, Oxford: Martin Robertson.
157 Affonso D. (1981): *Impact of Cesarean Childbirth*, Philadelphia: Davis; Bradley C. P. u.a. (1983): »A prospective study of mothers' attitudes and feelings following cesarean and vaginal births«, *Birth* 10, 79–83; Garel M. u.a. (1987): »Psychological consequences of caesarean childbirth in primiparas«, *Journal of Psychosomatic Obstetrics and Gynaecology*, 6, 197–209.
158 Thune-Larsen K. B., Mailer Pedersen K. (1988): »Childbirth experience and post-partum emotional disturbance«, *Journal of Reproductive and Infant Psychology*, 6, 229–240.
159 Entwistle D., Doering S. (1981): *The First Birth*, Baltimore: John Hopkins University Press; Green J., Coupland V., Kitzinger J. (1992): *Great Expectations* (basierend auf Forschungsergebnissen der *Child Care Development Group* an der Univerität Cambridge); Kitzinger S. (1989): *The Crying Baby*, London: Penguin.
160 Garel M. u.a., a.a.O.

Register

a

Absauggerät 36f., 167
Abszeß
 am Damm 34
 an der Kopfschwarte 28
Adrenalin 20
Aerobic-Kurse 98
Aktive Geburt
 Kliniken mit Belegbetten 69
 Weheneinleitung und 23
 Yoga und 96
Aktive Geburtsleitung 24ff., 150
Akupressur 128f.
Alfalfa 175
Alkohol 47f., 144, 188
Alkoholsyndrom 47f.
Alpha-Feto-Protein-Test 92
ältere Mütter 44, 52f.
Anämie 34, 97, 174f.
Anästhesie
 beim Dammschnitt 33f.
 Vollnarkose 161
 siehe auch Periduralanästhesie (PDA)
Angst 190
 Geburtsängste von Männern 117ff.
 in den Wehen 152
Antibiotika, Resistenz 36
Antikörper, Rhesusfaktor 51f.
Aorta, Druck auf die 27f.
Apgar-Wert 47
Aromaöl 110f., 157
Aromatherapie 110f.
Ärzte
 als Geburtshelfer 77
 Ansichten über Hausgeburt 134
 Einstellung gegenüber Geburt und Hebammen 24ff., 77f., 119, 134
 Hebammen als Assistenten 79
 in Geburtszentren 64
 in Kliniken 77
 Kontrolle über gebärende Frauen 119
 über das Thema Hausgeburt sprechen 70ff.
 Vorsorge 87, 88, 90
Asthma 50
Atmung
 Atemübungen 100ff.
 bei der Geburt 102
 Hyperventilation 100, 101, 160f.
 in der Übergangsphase 157f.
 Preßdrang 162f.
 Probleme beim Neugeborenen 21, 44, 53, 164, 171f..
 Sturzgeburt 165
Augenprophylaxe gegen Erblindung durch Gonorrhoe 37
äußere Wendung, Steißlage 49
Ausstreichen 126
Austreibungsphase
 Dauer 164
 Klinikgeburt 31f.
 Schulterdystokie 168f.
 Steißlage 166f.
 Sturzgeburt 165
 Zwillingsschwangerschaft 169ff.
 siehe auch Dammschnitt, Preßdrang
Azidose 21

b

Baby
 Atemprobleme 44, 53, 171f.
 Auswirkungen der aktiven Geburtsleitung 24f.
 Auswirkungen der Periduralanästhesie 30f.
 Auswirkungen von Streß 19f.
 Babyflitterwochen 177ff.
 Behandlung als Patient 37
 Erste Hilfe (Wiederbelebung) 164, 171
 Erstuntersuchung 37
 Frühgeburt 49f.
 Gewicht 91
 Mutter-Kind-Beziehung 38f., 102f. 177ff.
 Schulterdystokie 168f.
 Trennung von der Mutter 37f. 184ff.
 siehe auch Fötus
Bakterien, Antibiotikaresistenz 36
Baldwin, Rahima 119
Bauchtanz 97
Becken
 Becken-Kopf-Mißverhältnis 26, 32, 53, 153
 Gymnastik und 98
 Körperbilder 112ff.
 Kopf des Babys (Lage) 104
 Nabelschnurvorfall 149f.
 Rückenschmerzen in den Wehen 155
 Schulterdystokie 168f.
 und Schuhgröße 42
Becken-Kopf-Mißverhältnis 26, 32, 53, 153
Beckenbodenmuskulatur
 Hocke 153
 Kontrolle 158f.
 Lage des Babys 104
 Preßdrang 32
 Sturzgeburt 165
Beckenkippen, Steißgeburt 104f.
Behinderung
 Baby 47f., 54, 179f.
 Mutter 72
Beinhalter 166
Beleuchtung 110, 157
Beruf, Rückkehr in den 188
Beruhigungsmittel (Sedativa) 53, 184
Berührung
 Baby 103
 während der Geburt 126ff.
Bestimmtheit, Unterhaltung mit dem Arzt 70ff.
Besuche 178
Bett 131, 187f.
Bewegungen
 Baby im Bauch der Mutter 103ff., 146
 Mutter während der Geburt 129ff.
Bindung, Mutter und Kind 38f., 177ff.
biochemische Tests 92
Bishop-Score 22
Blase
 häufiges Urinieren 104, 146
 Katheter 23

Register

langsam vorangehende Geburt 151
Nabelschnurvorfall 150
Blasensprung
 Sprengen der Fruchtblase 22, 23, 28, 151
 vorzeitiger 147ff.
 Zwillingsschwangerschaft 170
Blutdruck
 Auswirkungen der Periduralanästhesie 30f.
 hoher 48f.
 starke Nachgeburtsblutungen 174f.
 Zwillingsschwangerschaft 169f.
Blutkreislauf 27f., 99
Blutungen
 Anämie und 97
 in der Nachgeburtsphase 173f.
 in der Schwangerschaft 172f.
 nach der Geburt 53f., 173ff.
 Rauchen und 47
 vor der Geburt 173
Blutuntersuchung 92, 160, 175
Blutvolumenüberlastung 24
Braxton-Hicks-Kontraktionen 112
Brustwarzen
 Stillen 145, 184ff.
 Stimulation 144f., 152, 175
Burns, Ethel 111

c

Chlamydien 37

d

Damm
 Abszeß 34
 Dammschnitt 32ff.
 Preßdrang 163
 Riß 34, 168
Dammschnitt 32ff., 52
 in Geburtshäusern 61, 65, 66
 Naht 33f.
 Notwendigkeit 167f.
 Steißlage 166f.
 Vor- und Nachteile 33ff.
Daumenlutschen, Baby im Uterus 103

Davis, Elizabeth 156, 172, 174
Depressionen, nach der Geburt 189f.
Diabetes 23, 50, 62, 91
Dolantin 25, 30, 44, 53, 111, 172
Donnison, Jean 134
Doppler-Ultraschall (Dopton) 30, 65, 159
Doulas 123
Düfte 110f.

e

Einstimmung auf das Baby 102f.
Eisen 93, 95ff., 175
Eisprung 144
Elektrolytgleichgewicht 161
elektronische Herzton-Wehen-Überwachung 23, 26ff., 65, 66, 159
Embolie, Fruchtwasser 24
Empfängnis 144
Endorphine 155
Entbindungsheime 61, 67ff., 133
Entspannung 98ff., 111
Erblindung, durch Gonorrhoe 37
Ergänzungspräparate 95ff.
Ernährung
 in der Schwangerschaft 93f.
 in den Wehen 161
 langsam vorangehende Geburt 150f.
 Nahrungsergänzungsmittel 95ff.
 vor den Wehen 149
Eröffnung, Muttermund 32, 111, 150
Eröffnungsphase
 Atmung 101
 Bewegungen und Haltungen 129ff.
 Ende der 155ff.
 Ruhepause am Ende der 153f.
 Wehen in Gang setzen 144f.
Erythromyzin 37
Europäisches Abkommen zur Einhaltung der Menschenrechte 73

f

Fehlgeburt 95
Ferguson-Reflex 163

Fieber 94, 149
Filme 122
Flaschenernährung 187f.
Flint, Caroline 138, 156, 169
Folsäure 93, 95
Fötus
 aktive Geburtsleitung 24ff.
 Becken-Kopf-Mißverhältnis 26, 32, 53, 153
 Bewegungen 103, 146
 elektronische Herzton-Wehen-Überwachung 26ff., 65f., 159f.
 Herztöne 159f.
 Lage in der Gebärmutter 103ff., 155f.
 Mekonium 164
 Notlage 29, 159f., 164
 Vorsorgeuntersuchungen 88, 90ff.
 zeitweise Herzton-Wehen-Überwachung 29f.
 Schmerzmittel 30
 siehe auch Baby
Frauen
 als Geburtspartner 123f.
 und Wochenbett 178f.
 Unterstützung durch 133ff.
 siehe auch Hebammen
Fruchtblasensprengung 23, 28, 65, 66, 151
Fruchtwasser
 Ausscheiden von Mekonium 66, 147f., 164
 Embolie 24
 siehe auch Blasensprung
Frühgeburt
 Atemprobleme bei Frühgeborenen 172
 frühere Schwangerschaft 49f.
 Zwillingsschwangerschaft 169
Fußmassage 128f.

g

Gammaglobuline 52
ganzheitliche Schwangerschaftsvorsorge 92
Gaskin, Ina May 81, 158, 169
Gebärmutter
 Geburt der Plazenta 173f.

203

Register

Geburtshaltung 31
Hypertonie 24
Nachgeburtsblutungen 174f.
Ruhepause am Ende der Eröffnungsphase 153
Ruptur 24, 26, 50
Stillen und 145, 185
Streß und 20f.
Wehen, die kommen und wieder aufhören 152f.
Zwillingsschwangerschaft 169ff.
siehe auch Wehen
Geburt
  Berührung, Massage und Halt geben 126ff.
  Geburtsbilder 111ff.
  Geburtsängste von Männern 117ff.
  Gefühle 121ff.
  »gute« 8ff.
  Kontrolle über 11
  »sanfte« 39
  tiefere Bedeutung 119f.
  Vorbereitung 120f.
  siehe auch Klinikgeburt
Geburts-/Gebärzimmer 59ff., 62, 67f.
Geburtsbilder 111ff.
Geburtseinleitung 22ff.
  in Geburtszentren 65f.
  Risiken 22ff.
  Schulterdystokie 168
  überschrittener Geburtstermin 23, 143f.
Geburtshaltungen/-positionen
  elektronische Herztonüberwachung und 27f.
  Gehalten werden vom Geburtspartner 129ff.
  Hausgeburt 31f.
  Hocke 109f., 153f., 166f.
  im Geburtshaus 65
  Rückenschmerzen in den Wehen 154ff.
  Schulterdystokie 169f.
  Steißlage 166f.
  Sturzgeburt 165
  Umhergehen 129ff.
  und Preßdrang 153f., 162ff.
  Weheneinleitung 23
Geburtshaus 16, 39, 59ff., 133

»Geburtshelfer« (Getränk) 161
Geburtspartner 116f.
  Ängste 117ff.
  Aufgaben 124f.
  Frauen als 56, 123f.
  Gefühle 121ff.
  Rückenschmerzen in den Wehen 155f.
  tiefere Bedeutung der Geburt 119f.
  Vorbereitung 120f.
  Wassergeburt 114f.
Geburtsplan 16f., 105ff.
Geburtsraum 107ff.
Geburtstermin 143f.
Geburtstraum 122f.
Geburtsvorbereitungskurs 120, 124, 127
Gefühle
  Atmung und 100f.
  Depressionen nach der Geburt 189f.
  hinsichtlich der Geburt 121ff.
  Übergang von der Frau zur Mutter 182f., 184f.
Gegendruck, Massage 129
Gehirnlähmung 26
Gelbsucht 21, 184
Gemüse 93, 97
Geräusche
  der Gebärenden 157f., 165
  im Geburtsraum 110
Geschlechtsverkehr
  Blutung nach 172
  nach Dammschnitt 35, 168
  zur Weheneinleitung 144ff.
gesundheitliche Beeinträchtigungen, Risiken bei einer Hausgeburt 50ff.
Getränke 161
Gewicht
  Baby 91
  Mutter 44, 48
  routinemäßiges Wiegen 91
Glukoselösung 161, 184
Gonorrhoe 37
»gute Geburt« 8ff.
Gymnastik 97f.

h

Halten, Geburtspartner 129

Hämoglobin 94ff., 160, 175
Hämorrhoiden 97
Hausgeburt
  Hebammen 80ff.
  irrige Annahmen 52ff.
  Planung 70ff.
  Risiken 41ff.
  Schmerzkontrolle 18f.
  Sicherheit 45ff.
  ungeplant 43
Hebammen 77ff.
  Ausrüstung 44, 109
  Besuche 85
  die Hebamme unterstützen 138f.
  eine Hausgeburt arrangieren 70, 75
  Entbindungsheime 67f.
  Geburtshäuser 60f., 63ff.
  Geburtsplan 106
  Hausgeburt 80ff.
  Rolle 77ff.
  Übergangsphase 156ff.
  unabhängige Hebammen 75, 79ff.
  Vorsorgeuntersuchungen 62, 88
Heilkräuter 95
Herpesviren 37
Herzton-Wehen-Überwachung
  elektronische 23, 26ff., 65f., 159f.
  zeitweise 29f.
Herztöne, bedenkliche 159f.
  elektronische Herzton-Wehen-Überwachung 26ff., 65f., 159f.
  Vorsorgeuntersuchungen 91f.
  zeitweise Herzton-Wehen-Überwachung 29f.
hintere Hinterhauptslage 104
Hocke 109f., 153f., 166f.
Hormone, Streß 20f.
Hörrohr 29
humanes Chorion-Gonadotrophin (HCG) 92
humanes Plazentalaktogen (HPL) 92
Hypertonie (Gebärmutter) 24
Hyperventilation 100, 101, 126, 160

Register

i
iatrogene Erkrankungen 22, 143
Infektionen 36ff.
  Dammschnitt 34
  vorzeitiger Blasensprung 148f.
intravenöser Tropf 161

j
Josselin, Ralph 134

k
Kaiserschnitt
  aktive Geburtsleitung 24ff.
  bedenkliche Herztöne 159f.
  elektronische Herztonüberwachung und 28f.
  Hausgeburt nach früherem 44, 50
  Infektion 36
  Nabelschnurvorfall 149f.
  Periduralanästhesie und 30f.
  späte Erstgebärende 52f.
  Schulterdystokie 168f.
  Steißlage 49, 166
  Sterblichkeitsraten 28
  und Depression 189f.
  Zunahme der Kaiserschnittraten 43
Katecholamine 20f.
Katheter
  Atemwege 37, 167, 171
  Blase 23
  Magen 37
Ketone 161
Kinder 48f., 57, 85, 139f., 178
  Akzeptanz des Babys 183
  Vorbereitung auf die Geburt 141
Kindesmißhandlung 54, 181
Kirkham, Mavis 81f.
Klinikgeburt 13ff.
  Ärzte 77f.
  aktive Geburtsleitung 24ff.
  Antibiotika, Resistenz 36
  Austreibungsphase 31f.
  Dammschnitt 32ff.
  elektronische Herzton-Wehen-Überwachung 26ff., 65f., 159f.
  Geburtseinleitung 22ff.
  Geburtsplan 105ff.
  Geburtsraum/Gebärzimmer 16, 59f., 62, 66ff.
  Hebammen 79
  Infektionen 36f.
  Klinikrituale 15f.
  Mutter-Kind-Beziehung 38f., 180ff.
  neue Entwicklungen 16ff.
  Neugeborene als Patienten 37f.
  Periduralanästhesie (PDA) 30f.
  Säuglingsintensivstation 38
  »sanfte Geburt« 39
  Schmerzmittel 30f.
  Stillen 184ff.
  Streß 20f.
  Überweisung in die Klinik 60f., 64, 153, 159, 164
  und Postpartum-Depressionen 189f.
  Väter und 118ff.
  Vorsorgeuntersuchungen 87ff.
Klitoris, Stimulation 145f., 152
Knetmassage 129
Kohlendioxid, Hyperventilation 160f.
Kohlenmonoxid, Zigarettenrauch 47
Kolostrum 36, 186
Kompressen 154
Kontrolle 11
  Depressionen nach der Geburt 189f.
  Körperkontrolle 158f.
Kopf (des Babys)
  elektronische Herzton-Wehen-Überwachung 26ff.
  Preßdrang 162ff.
  Rückenschmerzen 154f.
  Schulterdystokie 168f.
  Senkung 104
  Tiefertreten und Drehung 153f.
  überraschende Steißlage 166f.
Körperbilder 112f.
Krämpfe, neonatale 26

l
lang andauernde Geburt 53, 66, 150ff.
langsam vorangehende Geburt 150ff.
Laute 157, 165
linke hintere Hinterhauptslage 155

m
Magensekretion, Intubation 37
Makrozytose 97
Männer
  Babyflitterwochen 177ff.
  Geburtsängste von Männern 117ff.
  Gefühle 121ff.
  tiefere Bedeutung der Geburt 119f.
  vom Mann zum Vater 183
  Vorbereitung 120f., 124
  siehe auch Ärzte
Massage 126ff., 154, 157
Masturbation 145f.
Medikamente
  Hausgeburt 44
  in der Schwangerschaft 94f.
  Schmerzmittel 30, 161
Mekonium 37, 66, 147, 164ff.
Menstruationszyklus 144
Milch, Abpumpen von 188
Milchspendereflex 145
Mineralstoffpräparate 94f.
»monitrices« 123
Müdigkeit, in den Wehen 161f.
multiple Sklerose 50
Musik 110
Muttermund
  Auslösen von Wehen 145
  Eröffnung 32, 111, 150
  Geburtsreife 22, 144f.
  Polyp 172
  Preßdrang, bevor der Muttermund vollständig eröffnet ist 162
  Vorwehen 147

n
Nabelschnur 171
  Abdrücken 159
  Geburt der Plazenta 173f.
  Nabelschnurvorfall 149f.
  Steißlage 166f.

Register

Wassergeburt 115
Zwillingsschwangerschaft 169ff.
Nachgeburtsblutungen 53, 173ff.
Nahrung *siehe* Ernährung
Naht, Dammschnitt 33ff.
Narben
  Dammschnitt 34f.
  Kaiserschnitt 50
Nebelschnurvorfall 148f.
nekrotisierende Enterokolitis 21
neonatale Krämpfe 26f.
Nest für die Nacht 187f.
Nestinstinkt 146
Nikotin 47
Noradrenalin 20
Notfall, Nabelschnurvorfall 149f.

o

Obst 93, 97
Odent, Michel 137, 166
Orgasmus 146
Östrogen 92
Oxytozin 65
  Preßdrang 163
  Ruhepause am Ende der Eröffnungsphase 153
  sexuelle Erregung und 144f.
  und Schulterdystokie 168
  Weheneinleitung 23, 24ff., 52, 60f.

p

Paracetamol 94
Partner *siehe* Geburtspartner
Penicillin 36
Periduralanästhesie (PDA) 11, 21
  Atemprobleme beim Baby 53
  Auswirkungen 30
  Weheneinleitung und 23
  perinatale Sterblichkeit 14
  Hausgeburt 45ff., 54
  nicht geklärte 144
  Rhesusfaktor 51f.
  soziale Bedingungen und 43, 88f.
  ungeplante Hausgeburt 43
Phototherapie 184
Plazenta
  Ablösung von der Gebärmutterwand 173

Geburt 173f.
Nachgeburtsblutungen 53f.
Placenta prävia 173
Schmerzmittel 30
Postpartum-Depression 189f.
Präeklampsie 23, 48, 62, 94, 169
Preßdrang 153ff.
  Atmung und 102
  fehlender 162ff.
  früher 162
  Klinikgeburt 31f.
  Rückenschmerzen in den Wehen 155
  Steißlage 166f.
  und Schulterdystokie 168f.
Prostaglandine 20, 23, 145

q

Querlage 148

r

Rauchen 47, 173
rechte hintere Hinterhauptslage 155
Rektovaginalfistel 35
Rhesusfaktor 51f.
Risiken, Einschätzung von 41ff.
Riß, Damm 34, 168
Röteln 54
Rückenmassage 128
Rückenschmerzen 104, 128, 154ff.
Ruhe 48f., 98ff., 152f., 162, 181f.

s

Salz, in der Ernährung 94
Samenflüssigkeit 145
»sanfte Geburt« 39
Sauerstoff
  aktive Geburtsleitung 24ff.
  Atemprobleme beim Baby 171
  Herztöne 159
  Hyperventilation 160
  Mangel 26
  Nabelschnurvorfall 149f.
Saugglockengeburt
  aktive Geburtsleitung 25
  bedenkliche Herztöne 159f.

Periduralanästhesie (PDA) 30f.
Zunahme von 43
Säuglingsintensivstation 38, 180f.
Schädellage 104
Schallkopf 159
Schlaf 187f.
Schlaftabletten 184
Schleimpropf 172
Schmerzen 18f.
  aktive Geburtsleitung 22ff.
  Akupressurpunkte 129
  Dammschnitt 33ff.
  Gefühle hinsichtlich der Geburt 122
  Hausgeburt 44
  Periduralanästhesie (PDA) 30f.
  Rückenschmerzen 104, 128, 154ff.
  Schmerzmittel 30
  Stillen 185
  Streß und 19ff.
Schulterdystokie 168f.
Schultermassage 128
Schwimmen 97
Schwitzen 171
Selbsthilfegruppen 133ff.
Sicherheit
  Hausgeburt 45ff., 54
  Wassergeburt 115
Silbernitrat 37
Simkin, Penny 157
soziale Bedingungen
  Einschätzung von Risiken 42f., 88ff.
  und Vorsorge 88ff.
»späte Erstgebärende« 52f.
Spaziergänge 98
Sprache
  Geburtspartner 124, 127
  medizinische 111f.
  Übergangsphase 156f.
  und Bilder 111ff.
Steißlage
  Drehung 49, 104f.
  Kaiserschnitt 49, 166
  Nabelschnurvorfall 149f.
  überraschende 166f.
  vorzeitiger Blasensprung 147f.
Sterblichkeit *siehe* perinatale Sterblichkeit, Kaiserschnitt

Register

Stillen 182
  Bindung zun Baby 185
  in der Klinik 184ff.
  Milchspendereflex 144f.
  nach Bedarf 186
  Schmerzen 185
Strampeln 103, 146
Streß
  Atmung und 100f.
  Auswirkungen 19ff.
  Hausgeburt organisieren 73f.
  Hyperventilation 160f.
Streßhormone 20ff.
Sturzgeburt 165
Syntocinon *siehe* Oxytozin
Syntometrin 53, 97, 170, 173, 175

t

Temperatur
  Geburtsraum 110
  Wasserbecken 114
TENS (transkutane elektronische Nervenstimulation) 154f.
Tests, Vorsorge 87ff.
Thiozynat 47
Tranquillizer 53
transkutane elektronische Nervenstimulation (TENS) 154f.
»trockene« Geburt 148

u

Übergangsphase 156ff.
Übergewicht, Mütter 44, 48
Ultraschall
  Berechnung der Schwangerschaftsdauer 144
  Doppler-Ultraschall/Dopton 30, 65, 159
  Vorsorgeuntersuchungen 91f.
Urin
  Ketone im 161
  Untersuchungen 91

v

Vagina
  Dammschnitt 32ff.
  Rektovaginalfistel 35

vaginale Untersuchungen 91, 148f., 172
Väter
  Babyflitterwochen 177ff.
  Geburtsängste von Männern 117ff.
  Gefühle hinsichtlich der Geburt 121ff.
  tiefere Bedeutung der Geburt 119ff.
  Übergang vom Mann zum Vater 184
  Vorbereitung 120f., 124
Vena cava (Hohlvene) 99
Versicherung, Geburtszentren 64
Verstopfung 94
Visualisierung 111ff.
Vitamin C 93
Vitamin K 175
Vitamin-/Mineralstoffpräparate 97, 175
Vollnarkose 161
vordere Hinterhauptslage 104
vorgeburtliche Blutungen 173
Vorsorge 75, 82, 87ff.
  ganzheitlich 92
  Hebammen 88
  im Geburtshaus 62
  in der Klinik 68, 79
  Untersuchungen 88, 90ff.
Vorwasser 147
Vorwehen 147

w

Wasserbecken 63, 72, 114f.
Wassergeburt 61, 63, 72, 114f., 138f., 154
Wehen
  Atmung 101f.
  Austreibungsphase 164
  Braxton-Hicks-Kontraktionen 112
  Fußmassage 128f.
  Geburtspositionen/-haltungen 129ff.
  Herzton-Wehen-Überwachung 26ff., 159f.
  Hypertonie der Gebärmutter 24
  Hyperventilation 160
  in Gang setzen 144f.
  Körperbilder 112f.

  Kontraktionen beim Stillen 145
  langsam vorangehende Geburt 150ff.
  Müdigkeit 161f.
  Preßdrang 162ff.
  Schmerzen 18f.
  sexuelle Erregung und 144ff.
  Streß und 20
  Übergangsphase 156ff.
  Vorwehen 147
  Wehen, die kommen und wieder aufhören 152f.
»Wehenversuch« 50
Weltgesundheitsorganisation (WHO) 38
Wiederbelebung, Baby 53, 164, 171
Wiege 188
Wochenbett 178f.
»Wood-Schraubhandgriff« 169

y

Yoga 96, 98

z

Zangengeburt
  aktive Geburtsleitung 24ff.
  elektronische Herzton-Wehen-Überwachung und 159f.
  Periduralanästhesie (PDA) 30f.
  Steißlage 166f.
  Zunahme von 43, 52
»Zavanelli-Handgriff« 169
»Zeichnen« 172f.
zeitweise Herzton-Wehen-Überwachung 29f.
Zervixpolyp 172
Zucker, im Urin 91
Zwillingsschwangerschaft 62, 169ff., 174

Dank

Dank der Autorin

Ich danke all meinen Freunden und Kollegen in der internationalen Bewegung für natürliche Geburt, die mit mir zusammen verschiedene Aspekte im Zusammenhang mit den Themenkomplexen Hausgeburten und Geburtshäuser untersucht haben. Danke auch an meine Tochter Tess Mckenney, die sich um die Gestaltung und Betreuung meiner Homepage kümmert und mit mir zusammen Frauen unterstützt und berät, die sich hilfesuchend an das International Home Birth Movement wenden. Danke an Rachel Clark, Lorna Munroe und Michele Dodd für ihre Hilfe im Sekretariat. Dieses Buch hätte niemals geschrieben werden können ohne all die vielen Frauen, die mit mir über ihre eigenen Geburtserfahrungen gesprochen haben. Ich habe viel von ihnen gelernt. Danke!

Dank des Verlags

Dorling Kindersley dankt Anna Bedwell für die Bildrecherche, Jess Hughes, Claire Cross und Michelle Crane für die redaktionelle Hilfe, Liz Brown für die Hilfe bei der Gestaltung und Hilary Bird für das Register.

Bildnachweis

Der Herausgeber dankt den folgenden Personen und Unternehmen für die freundliche Genehmigung zum Abdruck ihrer Fotografien:

Bubbles: Franz Rombout 142.

Corbis Stock Market: LWA-Dann Tardiff 132.

Family Life Picture Library/Angela Hampton: 4, 86, 112, 116.

Sally & Richard Greenhill: 176.

Mother & Baby Picture Library/emap esprit: Ruth Jenkinson 2.

Science Photo Library: Ruth Jenkinson 76.

The Wellcome Institute Library, London: Anthea Sieveking 12, 58.

Uwe Kitzinger: 40.

Coverbild: Photonica: Ann Cutting

Alle anderen Bilder: Marcia May © Dorling Kindersley.
Weitere Informationen unter: www.dkimages.com